KB275581

사라진 문명의 치료지식을 찾아서

사라진 문명의 치료지식을 찾아서

기젤라 그라이헨 편저

박해영 옮김

이가서
Leegaseo publishing

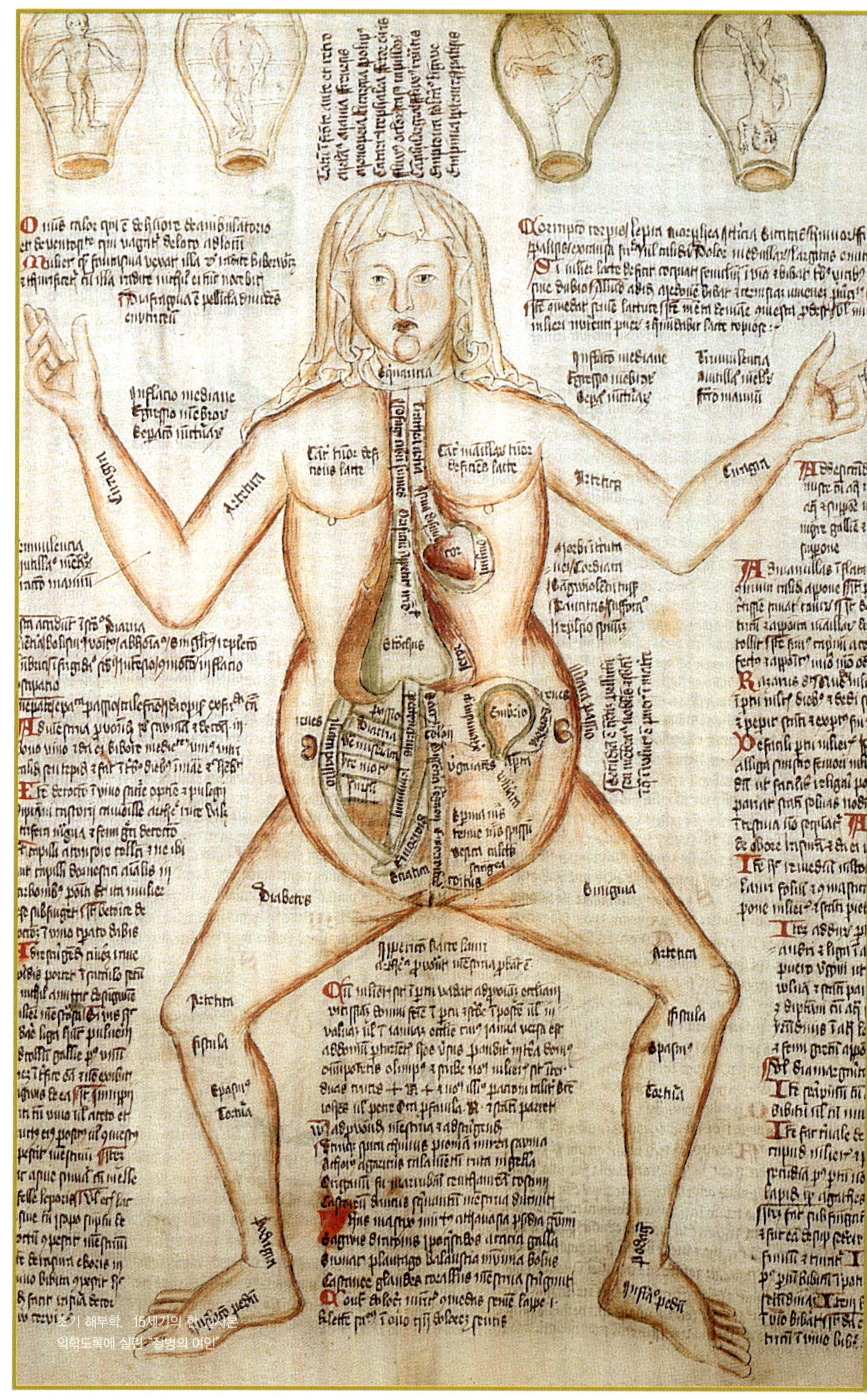

초기 해부학. 15세기의 한 필사본
의학도록에 실린 "질병의 여인"

사라진 문명의 치료지식을 찾아서

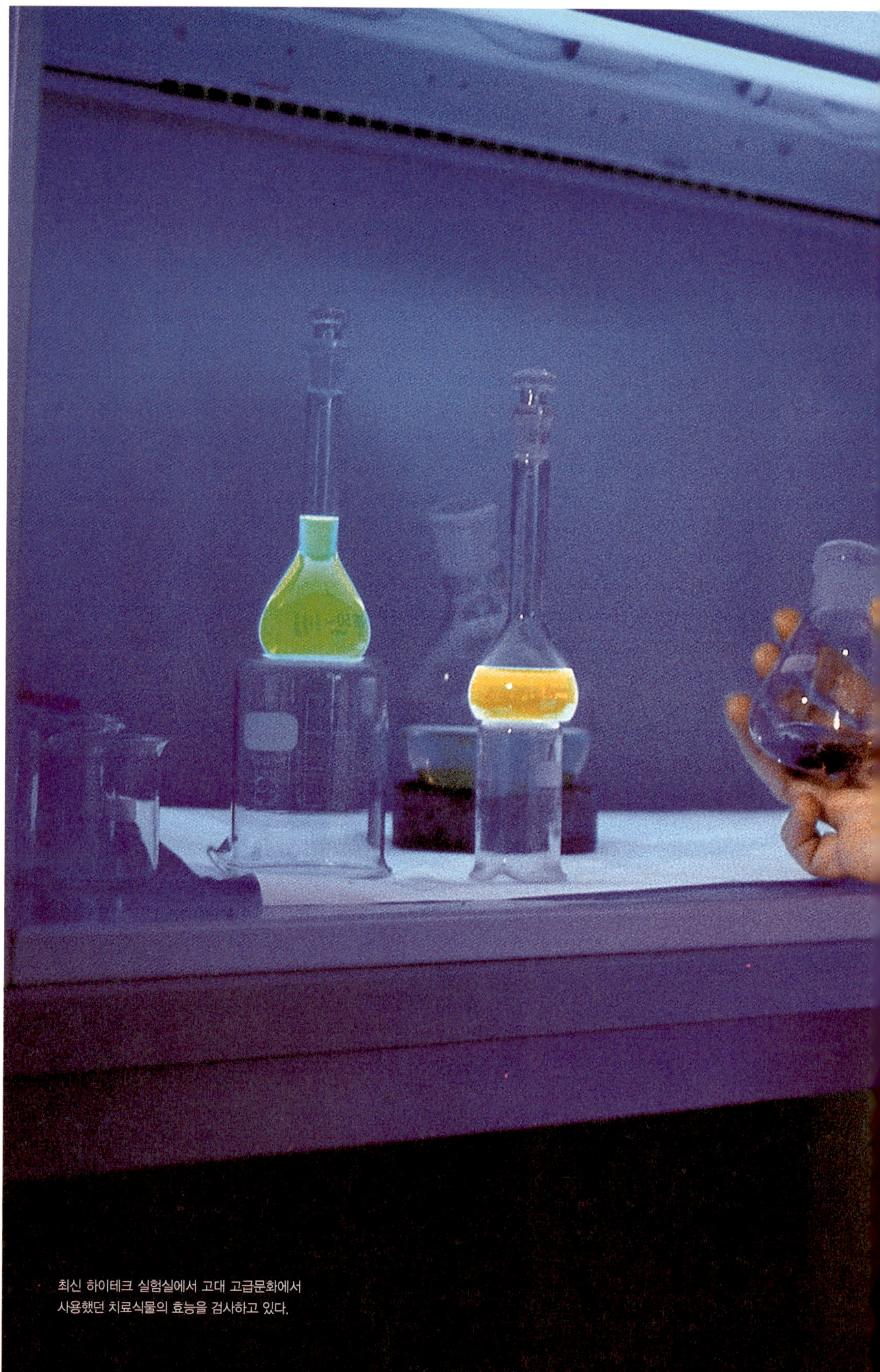

최신 하이테크 실험실에서 고대 고급문화에서
사용했던 치료식물의 효능을 검사하고 있다.

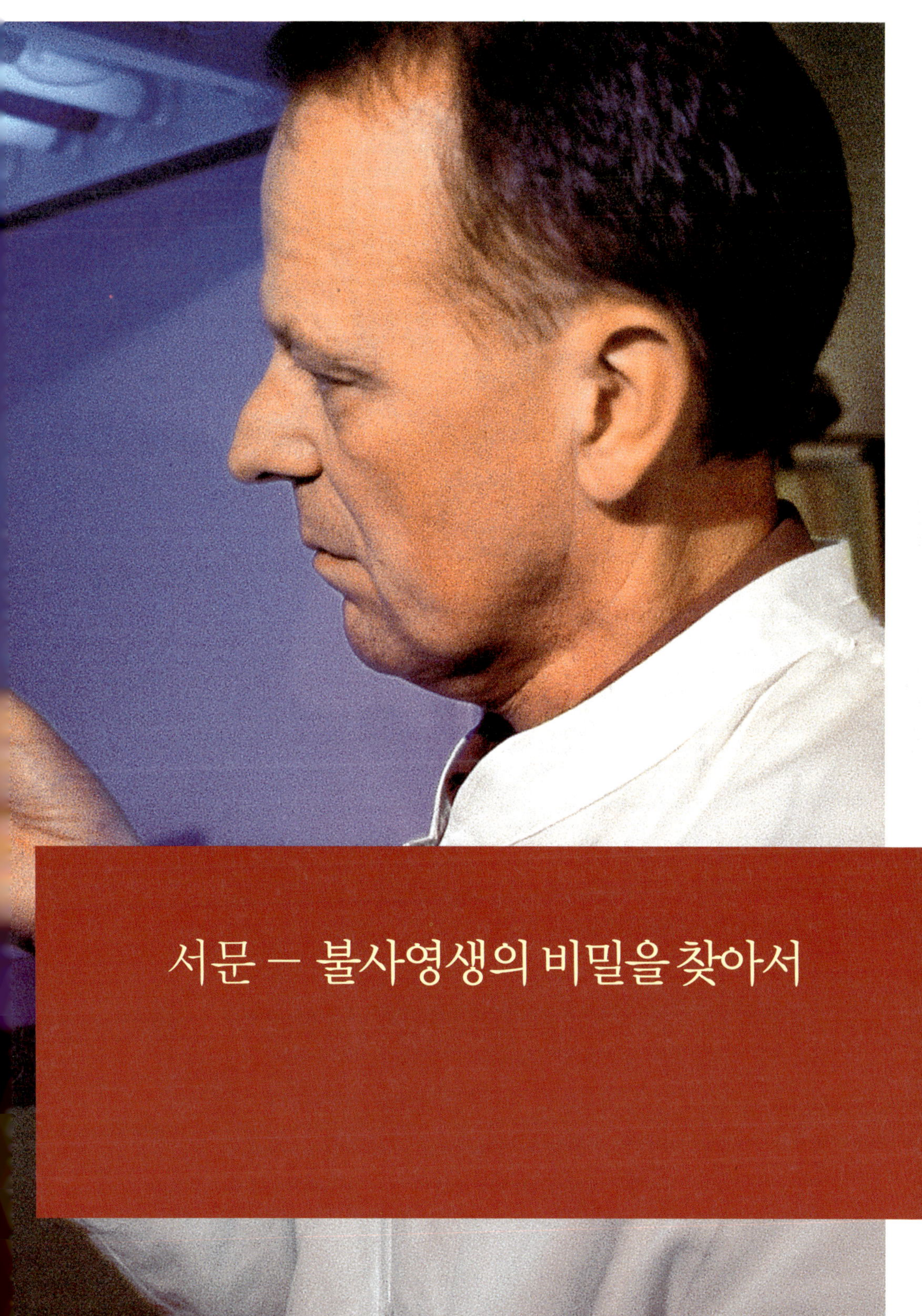
서문 − 불사영생의 비밀을 찾아서

세간에 떠도는 말을 듣거나 매체의 광고를 보게 되면
고칠 수 없는 병이 없다는 믿음을 갖게 된다.
병이 있는 사람들은 관련 잡지나 책자를 들척이며
자기만 제대로 된 약을 사용할 줄 모르고 있었다는
생각을 하게 된다.

독자들은 기도질환에는 예컨대 양(洋)아욱(*Pelargonium sidoides* − 옮긴이)의 뿌리가 바이러스뿐만 아니라 박테리아도 성공적으로 퇴치하기 때문에 항생제보다 낫다는 기사를 읽게 된다면 아마도 눈이 똥그래질 것이다. 또 모로코의 특정지역에서만 성장하는 아르간나무(*Argania spinosa* − 옮긴이)의 씨앗이 심지어 심장병·관절염·알츠하이머·암 같은 다양한 질병을 치료하는 데 사용될 수 있다는 말도 종종 듣게 된다.

양엉겅퀴(*Cynara scolymus* − 옮긴이)는 2003년에 올해의 약용식물로 선정되었고, 2004년에는 페퍼민트가 그 뒤를 이었다. 이런 일 자체가 나쁘다는 얘기는 아니다. 이런 식의 시상은 쉽게 잊혀지기 쉬운 치료효과를 환기시켜주기도 하니 말이다. 한 발 나가 알로에는 약삭빠른 제약사들에 의해 약용식물의 여제(女帝)로 임명되기까지 했다. 그런데 여기에서 현대과학을 알로에의 재발견 이전과 이후의 시기로 구분해서 보는 광고문안 작성자의 상상력을 접하고 나면 그저 경탄스러울 따름이다. 식물성 영약(靈藥)과 관련해서는 서슴없이 교황까지 언급하기도 한다. 왜냐하면 신비로운 파파야 추출물이 파킨슨병으로 고생하는 우리의 교부를 일시적이나마 다시 걸을 수 있게 해주었기 때문이다. 이때부터 약국에서는 파파야제제가 '교황정제'라

❀ ▶이미 옛날 사람들은 요한니에 수집된 약초들에 특별한 치료력이 있다고 생각했다.

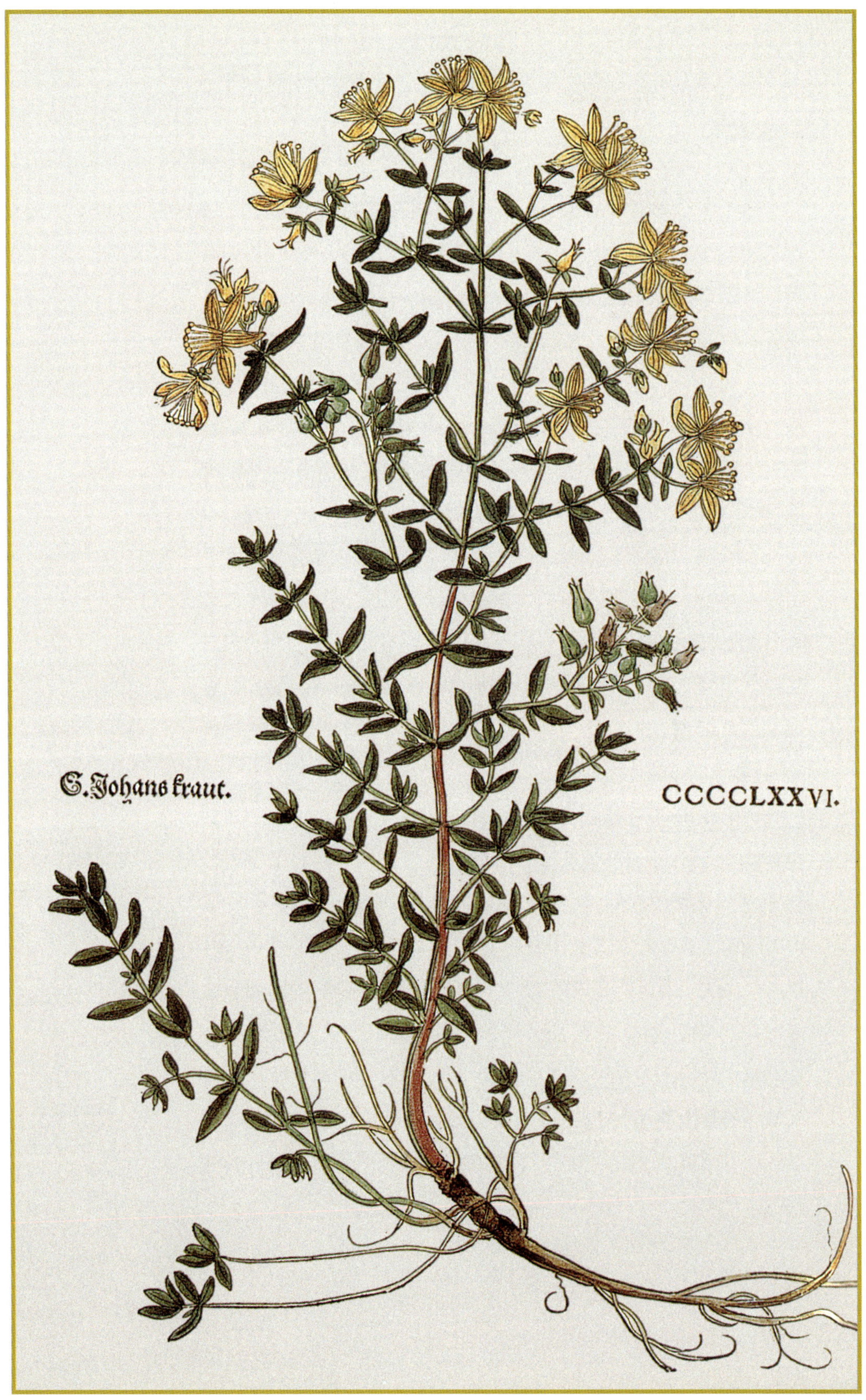

C. Johans kraut.
CCCCLXXVI.

는 이름으로 놀라운 매출을 올렸다. 건강은 정말 똑똑한 사람들의 몫인가 싶다.

꼭 비아그라가 아니더라도, 정력목(Petenzholz) 같은 고급 자연물질은 '늙어가는 남자'에게 도움이 된다. 클로스터프라우(Klosterfrau)라는 상표는 우리에게 "자연이 최선의 처방"이라고 약속하고 있고, 요하니스크라우트(Johanniskraut, *Hypericum perforatum L.* –옮긴이)는, 물론 옛날 사람들은 이미 알고 있던 것이지만, 우리의 영혼에 햇볕을 선사해주고 있다. 생강은 편두통과 방귀가 나오지 않아 생기는 복부팽만을 치료하고, 카카오는 코데인(Kodein)보다 기침에 더 도움이 되고, 커피는 담석을 막아주며, 담배는 유전공학적으로 변형되는 경우 암에 좋다. 미국의 약물잡지《하이 타임즈(High Times)》는 예수가 대마수지(Haschish)로 치료했다고 보고하고 있다. 초기 기독교도들이 사용한 기름에 대마(Cannabis)가 함유되어 있었다는 것이다. 대마수지에 함유되어 있는 THC라는 작용물질은 눈병만이 아니라 하반신 마비에도 도움이 된다고 한다. 병든 사람들에게 다양한 희망을 주는 것이 그렇게 슬프고 무책임한 일이 아니라면, '그래, 성경말씀이 맞아'라고 말할 수 있을 것이다.

그런데 당신이 만일 전혀 아프다고 느끼고 있지 않다면? 그래도 상관없다. 당신이 지금까지 모르고 있었던 숨은 병원(病原)을 물리칠 수 있는 저렴한 수단이 자연에 마련되어 있기 때문이다. 그런데 만약 이 녹색생명공장이 적합한 약초를 갖고 있지 않은 경우가 있다면 어떨까? 그래도 걱정할 필요는 없다. 건강을 증진시켜줄 다른 것들도 있기 때문이다. 건강 관련 대박사업이 흥성하고 있다. 극동의 치료술의 힘이 우리를 건강하게 만들어준다고 한다. 광고대로라면, "극동의 학자들은 수천 년 전부터 자연을 이용해서 다양한 병고에 효과적으로 대처했기 때문이다." "고대 로마인이나 이집트인들도 이미

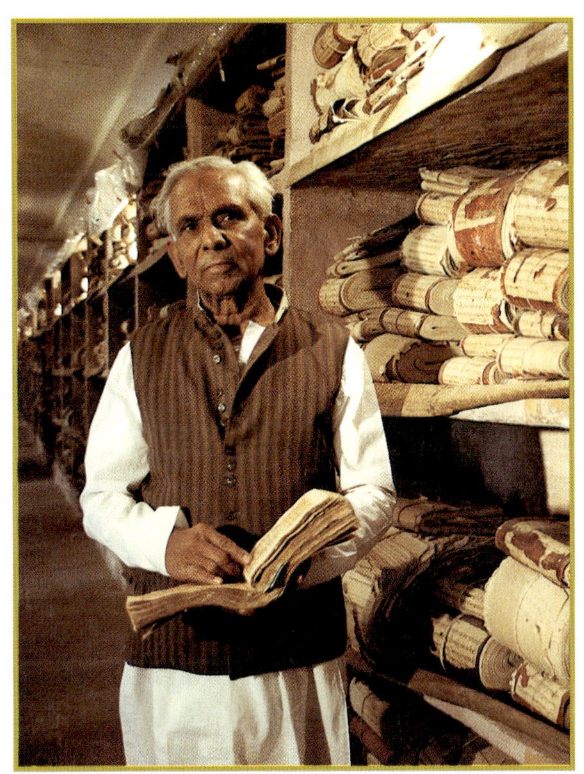

알고 있었다"는 식의 표현도 인기를 끈다. 때로는 고대 중국인이나 일본인들이 동원되기도 한다. 이 모든 걸 믿고 싶기는 하지만, 다만 검증된 지식이 없다는 게 문제다. 사치스러운 웰빙 사원(寺院)들이 스트레스를 받은 현대인에게 긴장완화를 약속할 뿐만 아니라, 네 발 달린 우리네 애완동물들에게도 건강식품의 파도가 거침없이 밀려오고 있다. 부드러운 아유르베다(Ayurveda, 인도의 100년에 이르는 수명에 관한 지식. 더 자세한 내용은 107페이지 이후 참조—옮긴이)와 레이키(Reiki, 영기(靈氣)—옮긴이)는 오늘날 자기 자신을 소중히 여기는 사람이라면 당연히 알아야 하는 개념들이다.

광고회사는 여러 고대문화의 약초를 이용한 치료술과 그 약초에 대한 마케팅 방법을 정확히 알고 있다. 하지만 소비자는 무엇이 건강을 위한 것이고, 무엇이 건강을 빙자한 협잡인지 어떻게 알 수 있을까? 맨발로 걷기, 숨쉬기, 각욕(脚浴)에 터무니없는 금액을 지불해야 하는 딱한 사람들보다는 오히려 업자들이 더 건강하다는 느낌이 가끔 들기 때문이다. 그래서 영국인 의사이자 작가인 아서 코난 도일(Arthur Conan Doyle)이 탐정 중의 탐정 셜록 홈스의 입을 통해 하는 말을 인용할 수 있을 것이다. "멍청이들은 발에 걸리는 모든 허섭스레기를 다 받아들이지. 그래서 결국 자신에게 쓸모가 있을지도 모를 지식은 나머지 것들에 밀려나게 되지.”

이 엄청난 건강 유행이 지닌 문제는 옛날 것과 새 것을 막론하고, 축복을 약속하는 그 어떤 용법에 대해서도 품질검사가 제대로 이루어지지 않고 있다는 데 있다. 따라서 최근 시사 주간지 《디 차이트 (Die Zeit)》가 웰빙에 관한 한 기사에서 “이것이 국민을 백치로 만들고 있다고 생각하는 사람들이 많다. 이 낱말을 어서 다시 없애버리자!”고 요구한 것도 놀랄 일이 아니다.

그 사이 이같은 ‘건강 유행’을 놓고 그 비판자들과 옹호자들이 격렬한 싸움을 벌이고 있다. 왜냐하면 다른 한편 화학적으로 생산된 약품들의 부작용으로 많은 사람들이 죽어가고 있다는 사실을 간단히 무시해버릴 수도 없기 때문이다. 연간 사망사례를 놓고 봤을 때, 그 수는 독일에서만도 (지금까지 가정되어 온) 2만에서 (최근의) 5만8000명 사이를 오간다. 병원균이 검증된 약제들에 대한 저항력을 키움으로써 이 약제들이 무가치하게 될 위험이 점증하고 있다는 기사를 우리는 신문에서 읽는다. 또한 사람의 목숨을 앗아가는 신종 유행병도 있다. 에이즈나 사스(SARS)만 생각해 보자. 이 병들 앞에서 약은 많은 경우 대책 없이 두 손을 놓고 있다. 그러나 이러한 불안한 추세에도 불구하고 약제연구는 제자리걸음을 하고 있는 것 같다. 신개발을 위한 경비는 증가하고, 허가 관청은 장애봉의 높이를 점점 더 높이고 있다. 연방제약회사연합회는 신약개발을 위한 평균비용지출을 5억에서 8억 유로에 이르는 것으로 산정하고 있다. 이에 덧붙여, 개발도상국들만 그런 게 아니라 많은 나라들이 이제 더 이상은 자국민을 위해 세계시장에서 비싼 특허약제를 구입할 처지가 되지 않는다는 것도 문제다. 우리의 의학이 막다른 길에 몰리게 된 것 같다. 그래서 효험이 있고 저렴한 새로운 치료제를 자연의 작용물질에서 개발할 수 있는 가능성을 찾아보자던 거의 절망적인 외침이 이제 갑자기 커다란 기회를 맞은 것처럼 들린다.

지난 몇년 동안 현대의학의 전능함에 대한 신뢰가 큰 타격을 입었기 때문에, 그 대안에 대한 욕구가 어마어마하다는 데는 이론의 여지가 없을 것이다. 그러나 하이테크 의학에 희망을 걸었다가 실망한 많은 사람들은 화려한 광고가 내거는 '약속'들의 정글 속에서 길을 잃을 위험이 더 크다. 고전적인 아유르베다가 부드러운 옷만 걸치고 다가오는 건 아니라는 사실을 누가 알겠는가? 요즘 많은 웰빙 프로그램에서 '사라진 문명의 지혜'라고 명명되어 판매되고 있는 것이 많은 경우 전통적인 자연의학과는 전혀 다르다는 것을 누가 알겠는가?

고대 치료술의 근원으로 진지하게 파고들어갈 때에만 우리는 과거의 지식 속에 우리 의학의 미래를 위한 기회가 있는가 하는 질문에 제대로 답할 수 있을 것이다. 이 세상의 정글과 사막과 바다 속에는 실제로 발견되지 않았거나 잊혀진 약용식물, 녹색 보물이 수도 없이 많이 자라고 있을 것이기 때문이다. 이 보물은 물론 진지하게 검사되어야 한다. 그리고 이는 오래된 문화들의 유산에도 그대로 적용되는데, 이 문화들에서는 우리가 오래 전에 잃어버렸던 '자연적인' 치료 지식을 각기 주변 환경과 밀접하게 접촉함으로써 유지할 수 있었다.

신들의 녹색 황금

그런데 그걸 어떻게 다시 발견할 수 있을까? 파라오나 칼리프(이슬람교의 창시자 마호메트의 후계자를 일컫는 말-옮긴이)의 의사들이 어떤 병에 대해 어떤 식물을 사용했는지 어떻게 알 수 있을까? 알 수 있다 하더라도 어느 정도까지 알 수 있을까? 이 식물들을 오늘날에도 확인하고 그 효능을 검사할 수 있을까? 아니면 고대이집트 의사들이나 마야 치료사들의 지식은 그들의 문화와 함께 몰락해 더 이상 되돌릴 수 없는 것일까? 고대인도인들의 지식, 즉 본래적인 아유르베다와 중세아랍인 의사들의 치료학은 이미 현대의학에 흡수되었을까?

궁극적인 원천으로 파고들어가는 것은 힘든 탐정의 작업이다. 약초 사용에 관한 고대 지식의 핵심 속으로 파고들어가기 위해서는 다양한 분야에서의 지난한 연구 작업이 필수다. 그것은 동화에나 나올 법한 학자 이야기처럼 그렇게 단순하지 않다. 그러니까 학자가 먼지가 소복이 쌓인 오래된 파피루스 두루마리와 필사본과 책 위에 앉아 연구하다가 오늘날에는 알려져 있지 않은 어떤 식물의 그림을 발견하고, 큰 위험을 무릅쓰고 마침내 원시림에서 그 식물을 찾아내고, 병들어 누워 있는, 대개 사랑하는 사람을 상대로 극적인 실험을 해서 효능을 시험하는데, 그것이 하느님이 보우하사 효험을 보이게 되고, 의학에는 새로운 기적의 약초가 하나 더 채워진다는 둥 말이다.

안타깝게도 현실은 달라 보인다. 전 세계적으로 다양한 연구소에서 의학사를 전공하는 사학과 교수, 식물학자와 화학자와 의학자, 고고학자와 인종학자 등 수많은 학자들이 과거 문화의 의술 연구에 몰두하고 있다. 이 연구영역은 지리적으로뿐만 아니라 역사적으로도 엄청나게 포괄적인데, 선사시대 인간의 실제 의술행위에서부터

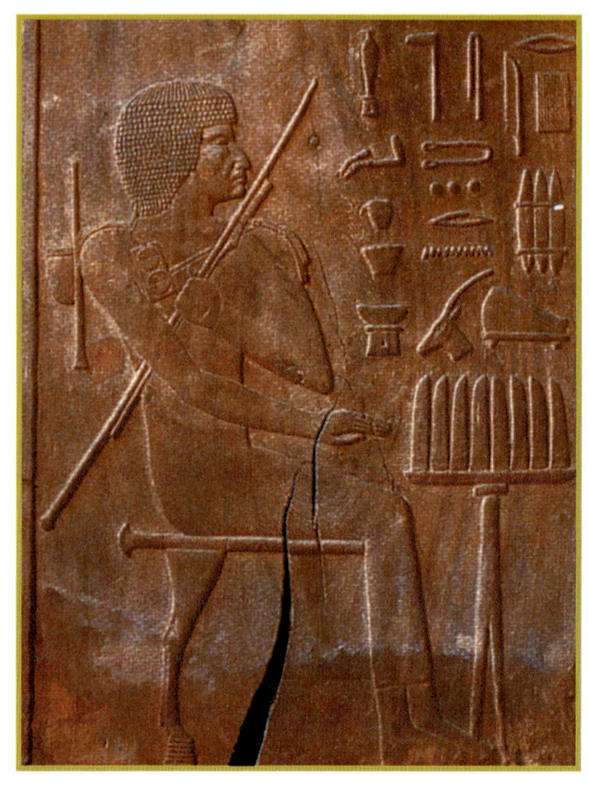

✿기원전 2650년경, 사카라의 '수석치과의사' 였던 헤시레.

고대의 고급문화를 거쳐 중세에까지 이른다.

개별 학자들이 작업하고 있는 원전 자료도 아주 다양하다. 초기 문화들에서는 아직 문자가 존재하지 않았던 터라, 여기에서는 오직 고고학적 대상물만이 있을 수 있는 의술행위에 관한 정보를 제공할 수 있다. 이 대상물이라는 건 무엇보다도 유골, 즉 소위 환자들 자신이다.

컴퓨터 단층촬영을 하면 뼈들에서 당시의 해당 생활공간에서 있었던 어떤 질병들이 인식될 수 있다. 시행되었을지 모를 의술행위를 거꾸로 추론할 수 있게 해주는 부상도 상처가 아무는 과정을 정확히 검사하면 분명해진다. 선사시대에 이미 행해졌던 외과시술의 특수 사례로 예컨대 관추술(冠錐術, Trepanation)이라는 게 있다. 즉 살아 있는 사람의 두개관에 구멍을 뚫는 것이다. 이것이 특별한 병의 의학적 치료였는지, 혹은 말하자면 사람을 엄습한 마귀를 두개골을 엶으로써 쫓아낼 수 있다는 식의 생각에서 이루어진 종교적인 천공의식이 있었는지 오늘날에는 확인할 길이 없다.

특히 문자를 가지고 있지 않았던 문화들을 연구할 때, 당시의 주술사들이 환자들에게 약초나 심지어는 마취제까지도 투여했는지 어떻게 알 수 있을까? 오늘날의 법의학에서는 뼈나 조직의 잔여물에서 극히 작은 화학적 이물질까지도 검출할 수 있는 분석절차가 개발되었다. 미라가 완전하게 보존되어 있다면, 학자들에게는 그보다 더 좋은 조건이 없을 것이다. 이때 인간이 개입되지 않은, 예컨대 특별히 호의적인 기후조건을 통해서 생긴 자연적인 미라들을 일단 구별해낸다. 안데스산맥의 고지에서 나온 남아메리카 미라들이 여기에 속하는데, 지난 몇년 동안 아시아 건조지대에서도 학자들이 발굴한 게 있었다. 이와 반대로 인공적인 미라의 경우 그 육체가 보존될 수 있었던 것은 무엇보다 고대이집트인들이 실행했던 정묘한 방부처리

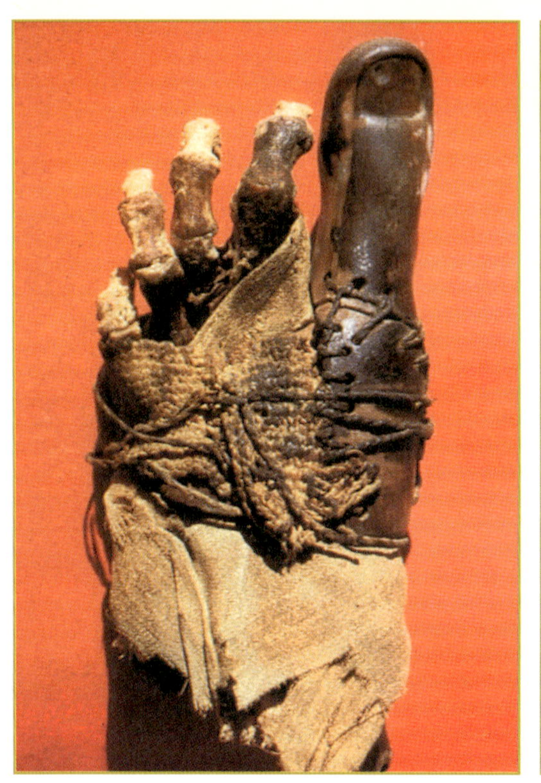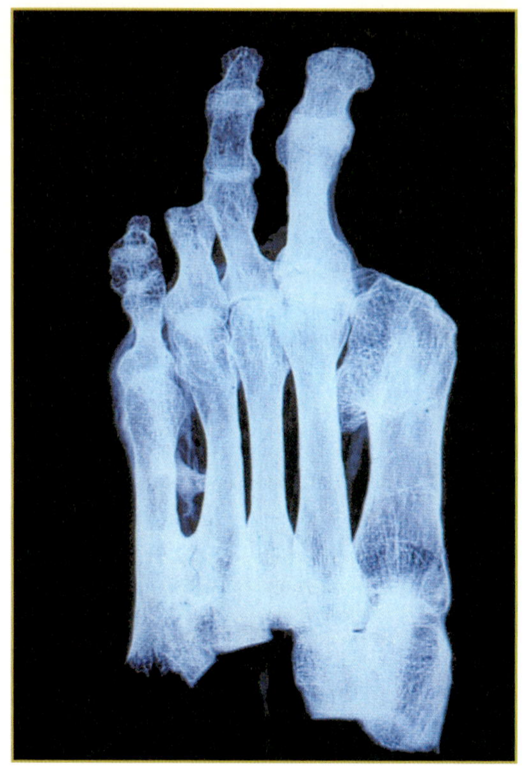

법 때문이다. 이런 경우들이 연구자들이 작업하기 위한 이상적인 전제조건이다.

　미라조직에서는 두개골에 아무런 변화도 가져오지 않은 질병까지도 DNA 분석을 이용해 검출할 수 있다. 여기에서는 특히 이미 수천 년 전에 널리 퍼져 있던 질병인 말라리아와 초기 단계의 결핵을 언급할 수 있다. 예컨대 오늘날까지도 아시아와 아프리카에서는 위험한 기생충질환인 주혈흡충병(*Schistosomiasis*-옮긴이)은 미라 자료 속의 항체 확인을 통해서 식별할 수 있다.

　이런 연구들을 통해서 현대 의학사가들은 지난 시대의 의사들이 근본적으로 어떤 질병들을 다뤄야 했는지 상상할 수 있게 된다. 그런데 미라에서는 예컨대 골절 바로잡기라든지 출산도움 또는 절단술 같은 외과수술과 같은 의료행위의 흔적까지도 목격된다. 고고학자의 발굴의 행운을 통해서 이미 우리는 고대이집트 시대에 엄지발가락의 의지(義肢)를 만들었었다는 것을 입증할 수 있게 되었다.

메디쿠스의 비밀

그러나 환자를 밝혀내는 것만이 의학사적 연구에 속하는 것은 아니다. 당시 사회에서의 메디쿠스(Medicus, 의사)의 지위를 조사하는 것 또한 이에 속한다. 그는 주술사나 사제였을까, 아니면 세속적이고 과학적인 교육을 받은 치료사였을까? 이 질문에 답하기 위해서는 해당 문화의 정신세계 속으로 파고들어가야 한다. 당시 의사들이 환자를 치료할 때 사용한 개개의 식물이 지니고 있을지 모르는 치료력까지 판정하려고 한다면, 이는 특히 중요하다. 식물의 선별기준은 그것이 실제로 인간의 몸에 일으킨 약리적 작용을 관찰한 데 의거했을까? 예컨대 기독교의학에서는 그리스도의 수난과 관련이 있었던 몇 개 식물에 특별한 치료작용이 있다고 간주되었다. 또 이집트에는 사후 재생이나 저승의 삶에로의 부활을 상징하는 식물들이 있었다. 대표적으로 수련(睡蓮)을 들 수 있는데, 이 꽃은 매일 저녁 닫혔다가 다음날 아침 다시 열린다.

오늘날에는 의료행위에 더 이상 사용되지 않는 약제 형태의 효능을 이해하고 판별하는 데는 다음의 질문들도 결정적인 도움이 된다. 의사가 병발의 원인을 무엇이라고 생각했는가? 그는 갑자기 열이나 발진이 일어난 인체 내에서 무엇이 진행되고 있다고 생각했을까? 직접 몸속을 들여다볼 수 있었을까, 아니면 종교적 터부가 의사로 하여금 내부기관을 보다 정확히 아는 것을 불가능하게 만들었을까? 이 모든 의문이 하나하나 고려될 때에야 비로소 오래전에 지나가버

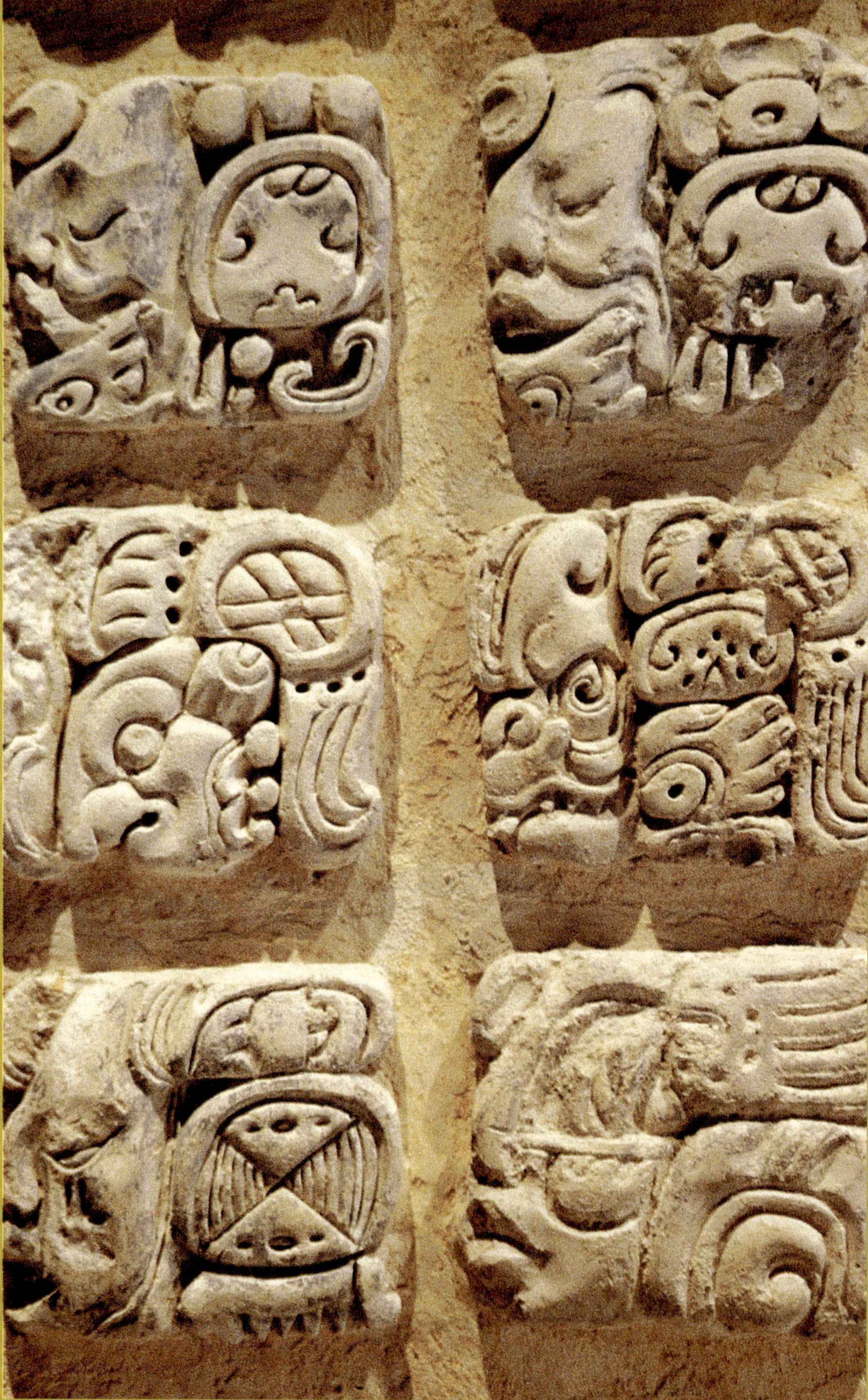

린 문화에서 사용된 약초의 효과적 사용가능성과 질병이해에 관한 명확한 그림이 수많은 조각 단면으로부터 그려질 수 있다.

당연히 학자들에게는 몰락한 고급문화의 기록이 중요한 도움이 된다. 하지만 두 강 사이에 있는 지역인 메소포타미아의 쐐기문자와 이집트인들의 상형문자, 그리고 마야문자의 암호를 풀 수 있었던 것도 그리 오래 전 일이 아니다. 언어의 이해, 특히 의학 원전의 이해는 그저 느리게만 축적되고, 부분적으로 해당 학문은 여전히 초기 단계에 있다. 고대 원전을 언어적으로 정확하게 번역하여 제공하고, 그리고 이 전승이 실제로 어디에 확실히 보존되어 있는지, 기록자가 당시 실제로 표현하려고 했던 것에 관한 희미한 추측이나마 어느 구절에서 찾아볼 수 있는지를 의학사가에게 제시하는 것이 문헌학자의 과제다. 그리고 바로 여기에서 첫번째 문제가 드러나는데, 왜냐하면 고대 원전들에는 아주 드문 경우에만 그림으로 추가설명이 이루어지고 있기 때문이다.

이 고대이집트어 낱말이 가리키는 식물은 무엇인가? 이 그리스어나 아랍어 낱말은 또 어떤 식물을 가리키는가? 예컨대 고대이집트어의 식물명 마테트(Matet)는 이미 최초의 의학 원전이 작성되었던 피라미드 건축 시기에 셀러리를 두고 사용된 말이었을까, 아니면 그로부터 2000년 이상이 지난 뒤 최초의 그리스 의사들이 이집트

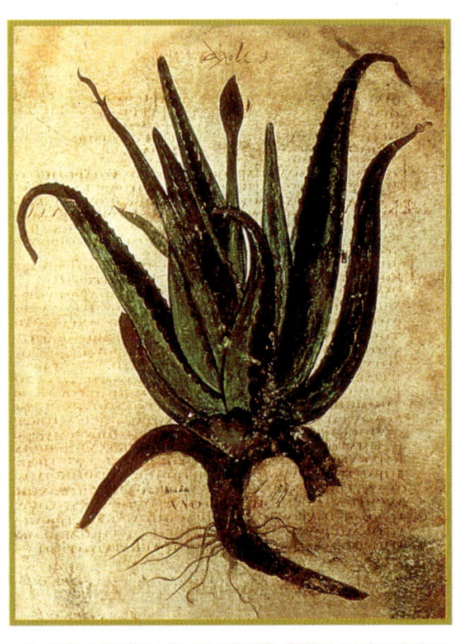

❊ 디오스쿠리데스의 식물도감은 후대의 의사들에게 중요한 문헌이었다.

로 가서 관찰한 것을 기록했을 때에야 비로소 그렇게 사용된 것일까? 이는 훗날의 문헌분석에서도 골치 아프게 만든 난점이다. 예컨대 그리스 의사 디오스쿠리데스(Dioskurides, 서기 1세기)의 책들이 아랍의 위대한 의사 아비케나(Avicenna, 서기 980~1037년)에게는 약초 사용을 위한 중요한 원전이었다. 그런데 아비케나는 디오스쿠리데스가 그 옛날에 어떤 식물을 염두에 두고 있었는지, 거의 1000년이 지난 뒤에도 정말로 정확하게 알고 있었을까? 이 유명한 칼리프의 주치의의 경우, 지리적 요소가 문제를 더 어렵게 만든다. 중세의 아랍제국은 페르시아에서 스페인에까지 이르렀다. 그런데 어디에서나 같은 식물들이 자라지는 않았다. 약초와 관련해서 아랍 의사들은 지중해 동부지대에서 탄생했던 문헌의 규정들을 정확히 지켰을까, 아니면 손쉽게 고향에 있는 비슷해 보이는 식물을 사용했을까?

아주 힘들긴 하지만 아무튼 의학 원전을 언어적으로 정확하게 번역할 수 있다면, 어떤 약초를 사용하면서 어떤 의학이론적 사고를 근거로 그 사용을 설명했는지는 그 효능을 판단하는 데 결정적이다. 의사는 예컨대 "동일한 것이 동일한 것을 치료한다"(동종요법–옮긴이)고 하는 원칙에 따라 치료했을까? 아무런 약리적 효능이 없음에도 불구하고 외견상의 유사성 때문에 황달에 노란색 꽃을 사용했을까? 해당 문화의 의사들의 치료방법은 '오직' 개개 식물의 작용을 관찰한 경험에만 기초했을까, 아니면 그들도 병이 어떻게 사람에게 생기는지에 관한 이론을 발전시켰을까? 예컨대 고대이집트의 의사들은 인체를—나일강 지형에 딱 맞게—운하, 즉 혈관에 의해 관통되는 것으로 보았다. 이것이 막히면 육체의 열린 구멍 중 하나를 통해 제거되어야 하는 병원균이 생긴다. 그리스의학의 계속적인 발전도상에 있었던 아랍의학에서는 다양한 체액들이 조화로운 균형을 유지하고 있어야 한다고 했다 한다. 차가움과 뜨거움도 마찬가지다. 이게 사실이었다면, 한쪽으로 기우는 걸 바로잡기 위해 따뜻하게 만드는, 혹은 차게 해주는 약초를 처방했을 것이다.

신들의 영약

이 정도의 예로 열거하기에는 연구자들이 맞닥뜨렸던 어려움들이 너무나 많다. 수천 년이 흐르는 동안 인간은 재배식물의 보급을 통해서나 자연의 식물을 축출함으로써 자연 속으로, 식물세계 속으로 깊숙이 침투해 들어갔다. 따라서 전해져 남아 있는 식물 잔해의 실체

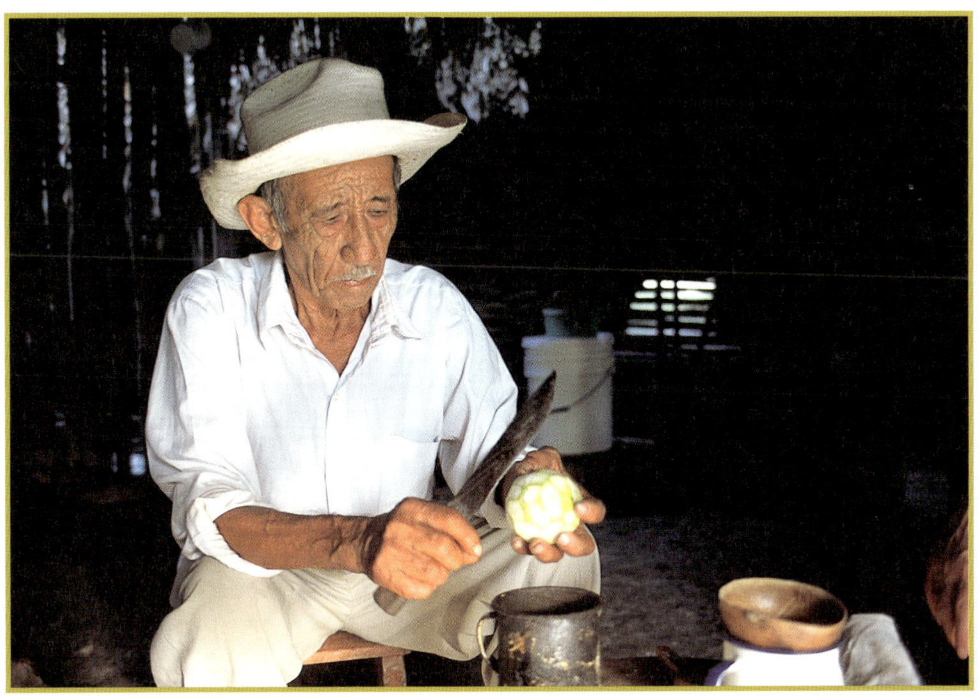

확인을 통해서 당시 의사가 이용할 수 있었던 약초에 어떤 것들이 있었는지를 확인해내는 것이 고고식물학자의 과제다. 대개의 경우 의

사의 '약가방'이 보존되어 있지 않기 때문에, 이 식물 잔해들은 대부분 고고학적 발굴 과정에서 노출된 가정쓰레기나 자연적 식물층으로 이루어져 있다.

이런 식으로 해당 문화에서 약제로 사용했을 수 있는 식물군의 경계가 한정되면, 그 다음에는 식물에 있는 화합물들을 화학적으로 분석하게 된다. 예컨대 아주까리(피마자)의 경우, 오늘날 우리는 그 기름의 강력한 하제작용만 알고 있지만 고대의학에서는 높은 가치를 지녔던 만큼 그 잎에 어떤 함유물질이 들어 있는지 기술적으로 아주 복잡한 과정을 통해 천착되고 있다. 실험실의 컴퓨터마다에서 내용물질에 관한 긴 화학식들을 쏟아내고 있지만, 그러나 그중 어떤 것들이 정말로 약리학적 효능이 있는 것인지를 결정하기란 쉽지 않다.

여기에 이제 고고식물학자의 연구에 대단히 중요한 요인이 작용한다. 그것은 바로 해당지역의 민간요법이다. 많은 나라들에서 수백 년에 걸쳐, 혹은 부분적으로는 수천 년에 걸쳐 보존되어온 고대의 치료지식이 특히 개발도상국들에서 무서운 속도로 사라져가고 있다. 대개는 그렇지 않지만 설령 식물의 보고가 보존되어 있는 경우라 할지라도 치료의 힘, 의학적 효력에 관한 지식은 사라지고 있다. 연구 목적을 위해 민간의학의 전통을 이용하려는 연구자에게는 이제 한시도 지체할 시간이 없게 되었다. 그러나 즉시 효용을 보이지 않는 이 지난한 작업을 위해 필요한 돈은 특히 서구의 제약기업에서 충원되고 있다. 그러다 보니 중앙아메리카의 몇몇 나라들에서는 국가가 자국의 약초에 대해 전 세계적으로 특허를 신청하는 결과를 낳게 되었고, 더 이상 이파리 하나도 독립적인 연구를 목적으로 외부로 유출되어서는 안 된다. 그러나 식물이란 것이 정말 그에 대한 특허를 제약회사에 팔 수 있는 국가의 전유물이라고 할 수 있는가? 약용식물을 보호해서 병자가 그것을 사용할 수 있도록 하는 것이 옳은 길인가? 이에 대한 대답은 그렇게 간단하지 않다. 풍부한 식물의 보고인 많은 가난한 나라들에서는 제약기업을 현대적 식민주의라고 비난하고 있기 때문이다.

이러한 시스템에 관여하려 하지 않는 과학자들에게 있어서 원시림에서부터 사막에 이르기까지 약용식물을 찾아나서, 현지의 치료자 한 사람 한 사람에게 물어물어 몰락한 문화의 지식에로 이어지는 수고스러운 원호를 긋기 위해 남는 것은 오로지 고된 탐험밖에 없다. 이 연구자들의 작업은 수천 년 묵은 치료지식의 재발견 내지 보존을 보장해주고, 아마도 우리 세대와 다음 세대들에게 유용하게 될지 모르는 다른 연구들을 위한 기초가 될 것이다. 누구나 한 번쯤은 진정한 자연치료제가 얼마나 건강에 좋을 수 있는지를 경험해 보지 않았던가? 우리는 그저 '초록의 보물'을 발굴하기 위해 애쓸 따름이다. 그리고 그 어떤 유행에도 흔들리지 않으면서, 쓸모없거나 심지어 유해하기까지 한 '악마의 영약'과, 대부분 아직 발견되지 않았거나 이미 잊혀졌다고 생각되는 '신들의 영약'을 구별해내려고 한다. 어쩌면 정말로 모든 것이 신들의 녹색약국에서 자라고 있을지도 모르기 때문이다. 종국에는 우리가 유사 이래 찾고 있는 불사영생의 식물까지도 찾을 수 있을지 모르는 일 아닌가?

나일 강과 고대이집트의 오아시스, 인도의 고산지, 마야의 정글, 그리고 아비케나의 중세아랍 세계에 있던 네 개의 몰락한 문화들로 여행하면서 우리는 다양한 전공분야의 저명한 과학자들과 협력해서 바로 이 보물을 발굴하기 위해 시도했다. 이 여행, 녹색 신들에 주문 걸린 이 탐험은 우리가 짐작했던 것보다 훨씬 더 힘들었다.

— 기젤라 그라이헨

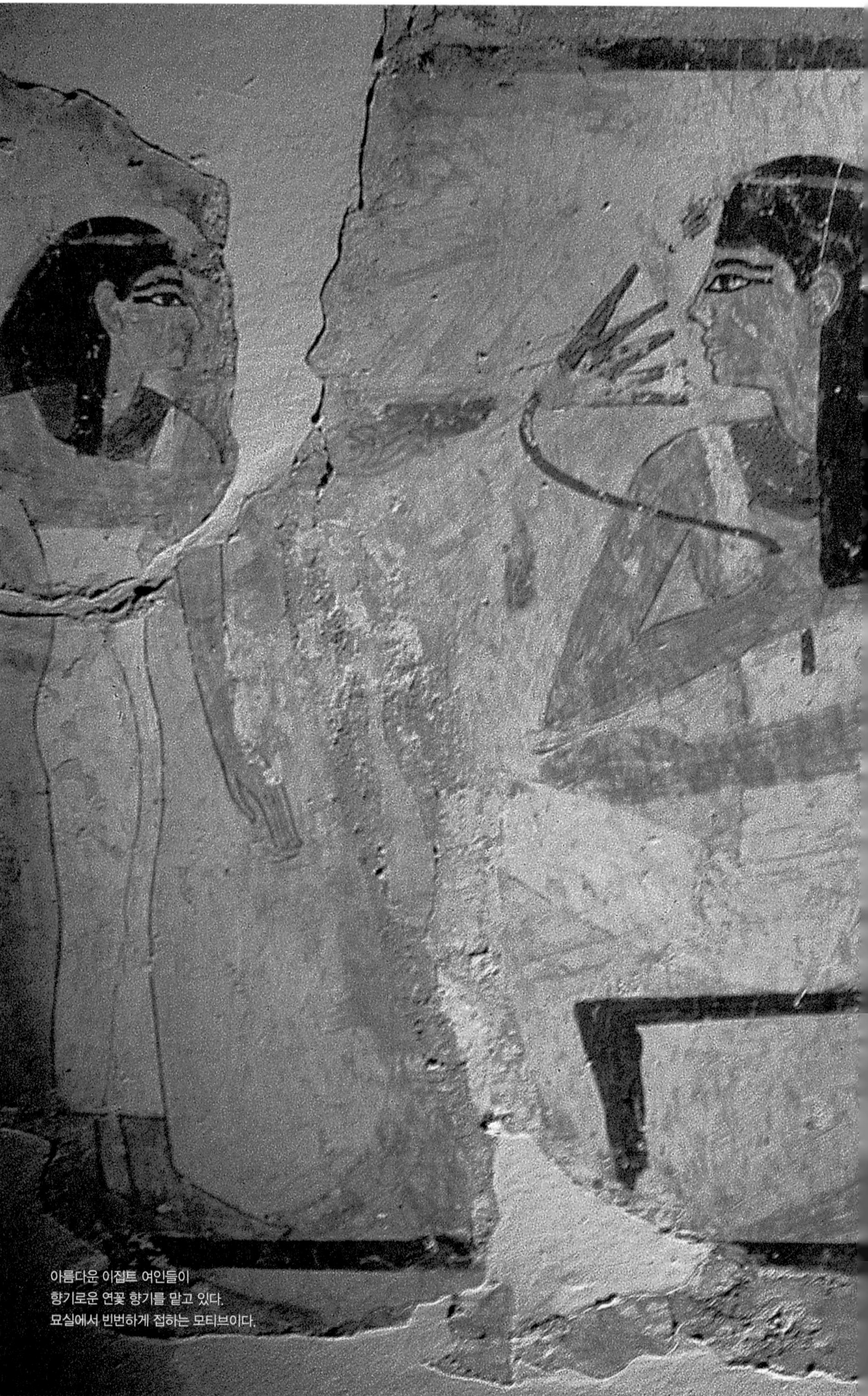

아름다운 이집트 여인들이
향기로운 연꽃 향기를 맡고 있다.
묘실에서 빈번하게 접하는 모티브이다.

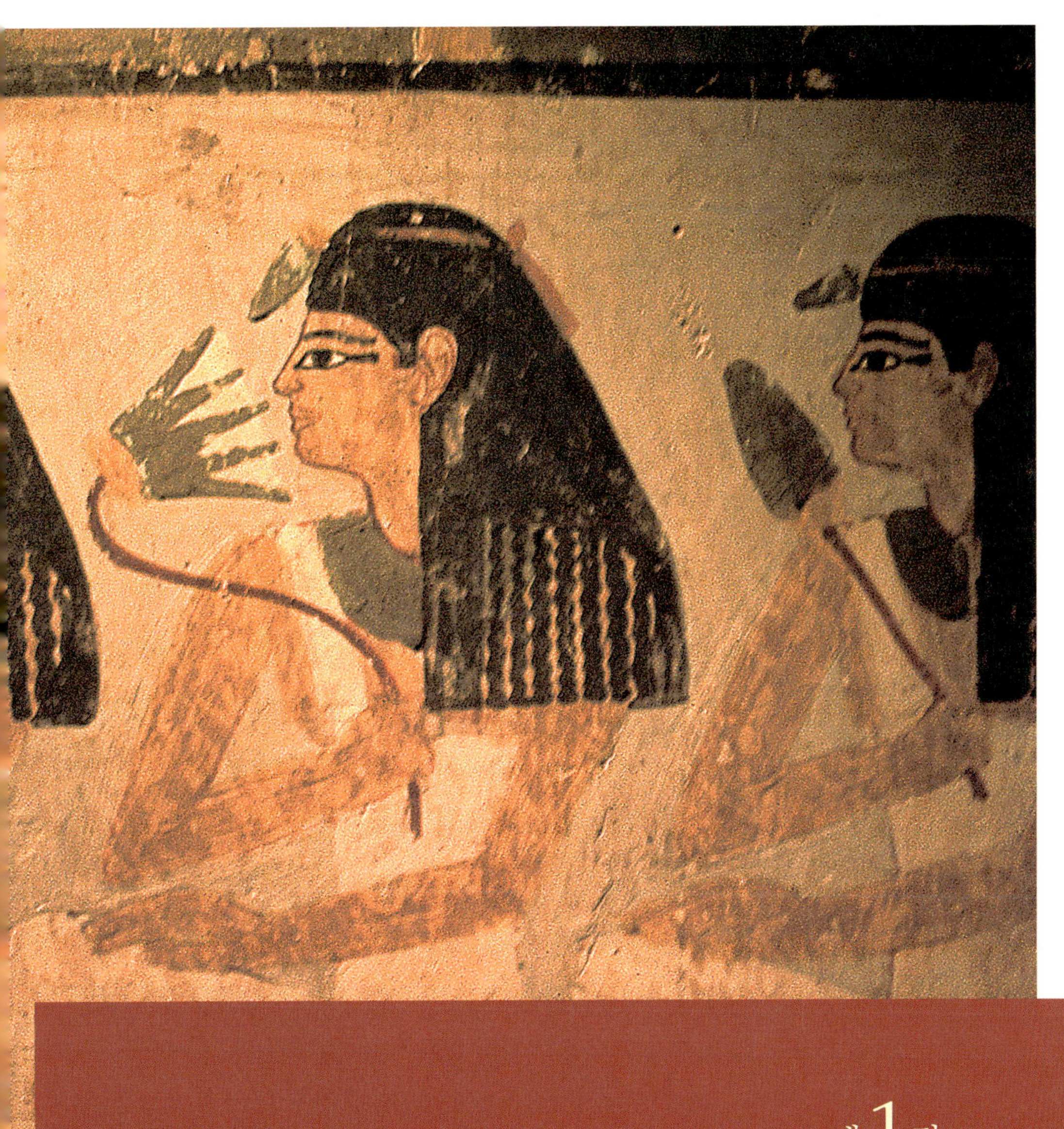

제 1 장
파라오의 장명영약

기원전 1213년, 한참 전부터 궁정의사들이
예상해왔던 바로 그 사건이 일어났다. 위대한 파라오
람세스 2세가 위독했던 것이다. 80년 이상 이 땅에
머물렀지만, 그는 이제 곧 자기 백성들 곁을 떠나 오시리스, 하계의 신 앞에
나서게 될 것이다. 평생 시의들의 보살핌을 받아왔고,
그들의 의술 때문에 다른 모든 왕들의 부러움을 샀던 람세스,
그에게 이제 더 이상 희망은 없었다.

의사들이 지금 그에게 해줄 수 있는 유일한 것은 지배자의 마지막 가는 길을 편하게 해주는 일이었다. 인간은 생명의 숨을 코로 들이마시는 터, 그들은 생기를 불어넣기 위해 람세스에게 강한 향을 지닌 물질을 투여했고, 유향·몰약·테르펜틴(Terpentin) 같은 방향성 식물수지를 태웠으며, 카모밀라 꽃이 든 방향성 연고로 왕의 가슴을 문질렀다. 의사들은 먼 나라 인도에서 온 기적의 식물, 후추도 마련해두고 있었다.

당시 알려진 세계에서만큼은 최고의 의사였던 이들은 얼마 전만 해도 자신들이 알고 있던 것을 람세스에게 전혀 다른 방식으로 적용해볼 수 있었다. 뼈마디가 굳어진다고 호소하던 지배자가 그래도 여전히 놀라울 정도로 잘 움직일 수 있었던 것이 그들의 공적이었다. 그들은 관절에 '따뜻함'을 만들어주는 여러 식물의 씨를 첨가해 만든 기름진 연고를 계속해서 무릎과 팔꿈치와 골반에다 발라주었던 것이다. 위대한 파라오의 정력과 관련해서도 그들의 치료방법은 성공적이었다. 지배자는 후궁의 여인들에게서 서른 명이 넘는 아들을 생산해냈다. 스트레스를 많이 받았을 이 남자가 당시 비아그라를 손에 넣을 수는 없었겠지만, 그 대신 의사들은 애정업무를 용이하게 해주는 신비한 약초와 뿌리를 알고 있었다. 오늘날에도 나일 강가에

❋ ▶시의들은 풍부한 국내의 약초 보고에서 선별해 조제한 혼합 약제를 파라오에게 처방했다.

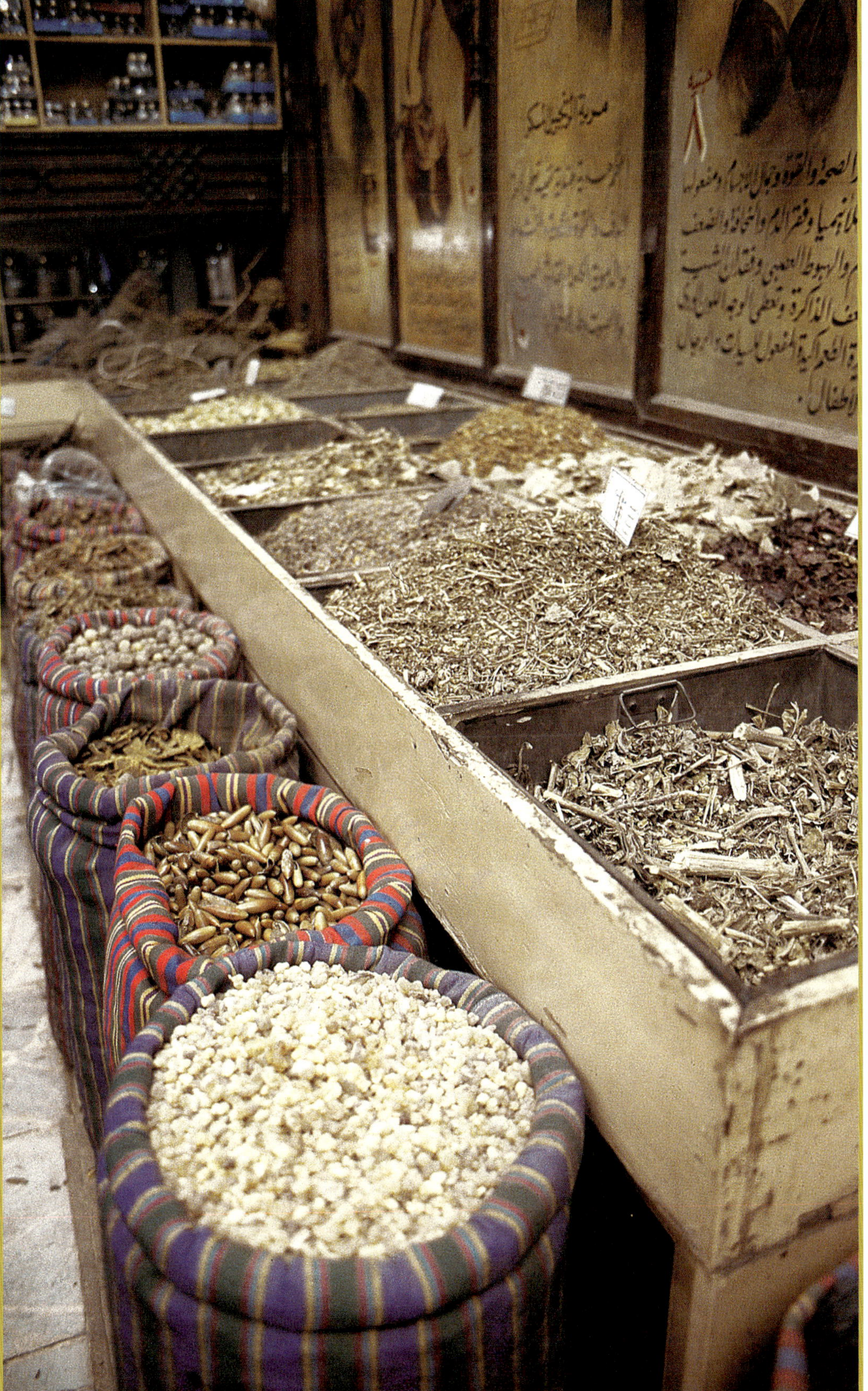

는 저 미국산 초강력 알약과 유사한 기적을 파란 수련이 일으킨다는
소문이 사람들의 입에 오르내리고 있다.

　몇해 전부터 점점 더 심해지는 파라오의 치통에 대해서만 유일하

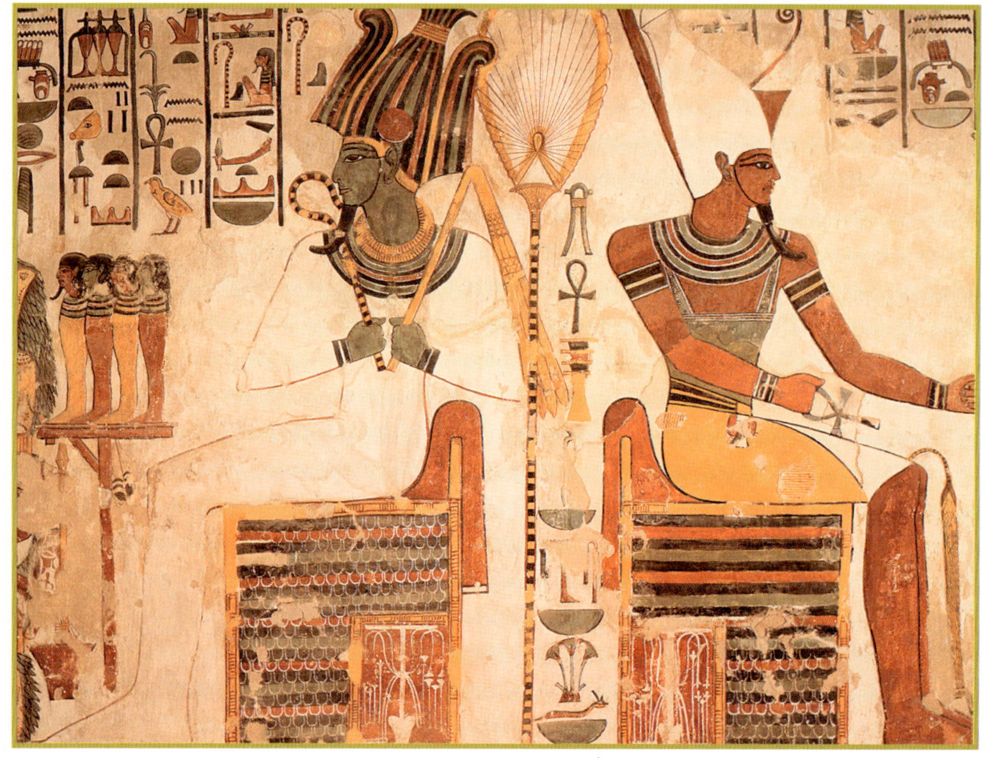

게 약이 없는 것처럼 보였다. 처음에 의사들은 그에게 씹는 몰약을
주었지만, 이를 통해 농양은 일시적으로 약간 후퇴했을 따름이었다.
치주염 때문에 흔들거리고, 부분적으로는 이미 깨지기도 한 치아가
신왕에게는 점점 골칫거리가 되고 있었다. 여기에서 의사들은 더 이
상 효과적인 도움을 주지 못하고 그저 사리풀·만드라고라·수면체
리(*Withania somnifera L.* 혹은 *Slanaceae*－옮긴이)가 든 진통 완화용 물약만
처방해줄 수 있을 따름이었다. 그러다 지금 자기 시대의 가장 막강한
인물 중 한 명의 목숨이 결국 마지막을 향해 기울게 되었다. 의사들

은 곧 방부처리사들에게 자리를 내
주게 될 것이다. 고대이집트에게
는 청천벽력이었지만, 그러나 후
세를 위해서는 하나의 축복이었다.
왜냐하면 기원전 1278~1212년까
지 지배했던 람세스 2세의 미라
가 보존됨으로써 파라오는
'꼼짝 못하는 환자'가 되
었기 때문이다. 왕의 신
체는 센티미터 단위로
조사되고, 빛으로 투사되
고, 분석되었다. 그의 빨간
색 머리카락, 그리고 동맥
경화와 관절염에 의한 통증
과 마찬가지로 그의 치아손
상도 문서로 기록되었다.

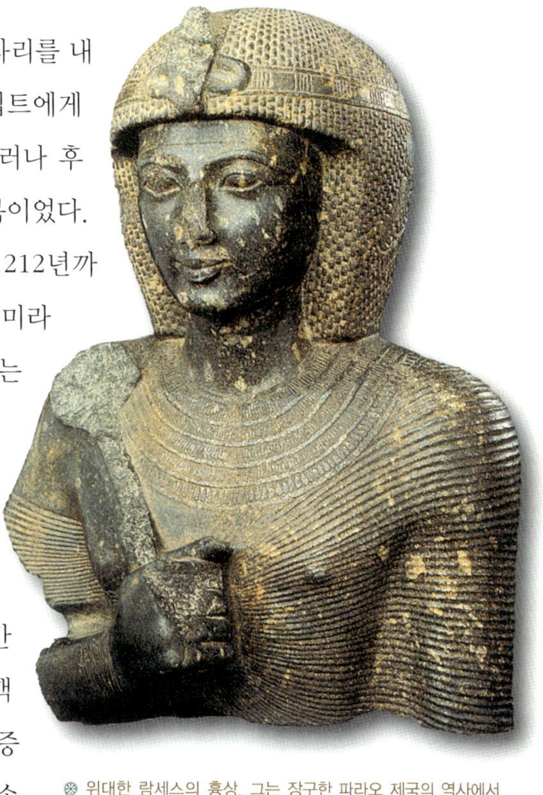

❊ 위대한 람세스의 흉상. 그는 장구한 파라오 제국의 역사에서 가장 막강한 지배자 중 한 명이었다.

　　미라로 방부처리된 시신을 검사하면서 학자들은 왕의 코 안에서
후추알갱이를 발견하고는 이를 기이하게 여겼다. 레나테 게르머
(Renate Germer)를 감전시켜버린 발굴물이었다. 이 여성 고고학자는
고대이집트를 전공했고, 함부르크 대학의 이집트학 연구소에서 가
르치며 생물학 석사학위도 소지하고 있다. 이런 흔치 않은 결합이 그
에게 독일의 그 누구보다도 파라오시대의 이집트 의학과 치료식물
의 연구에 전념할 수 있게 해주었다. 이 여성 과학자는 소실된 파라
오 시의들의 치료지식을 재발견한다는 높은 목표를 세워두고 있었
다. 그리고 후추알갱이들은 말년의 파라오를 괴롭혔던 병고 중 한 가
지의 치료에 대한 최초의 단서일 수 있는 것이다. 왜냐하면 람세스 2

세의 환자기록부가 충분히 채워져 있으면서도, 어떤 치료 조처들이 행해졌는지에 대해서는 여전히 아무것도 모르고 있기 때문이다.

데이터뱅크, 미라

옛날에 널리 퍼졌던 질병들을 조사하는 데 있어서 고대이집트는 금 광이나 다를 바 없다. 당시 행해진, 자연적으로도 방부작용을 하는 기후와 결합된 주검의 방부보존을 통해 많은 인체가 후세에 남겨지 게 되었다. 그리고 오늘날엔 최신의 과학적 방법을 통해 이 사람들의 생명책을 열어, 3000년 혹은 4000년 된 '환자'를 한 번 더 검사하는 게 가능하다. 신체를 해부하기 위해 이전에는 교묘하게 감싼 아마포 를 뜯어내야 했던 반면, 새로운 방법은 아무것도 손상시키지 않는 다. 이런 형태의 분석은 이미 100년도 더 된 것이다. 1896년 발터 쾨 니히(Walter König)가 프랑크푸르트에서 엑스레이로 최초의 이집트 미 라를 촬영했었기 때문이다. 그러나 정작 레나테 게르머 같은 연구자 들이 고대이집트에서의 삶과 질병과 죽음에 관해 가능한 한 정확한 이미지를 얻는 데 필요한 값진 정보들을 밝혀낼 수 있게 해준 것은 1971년 갓프리 하운스필드(Godfrey Hounsfield)가 개발한 컴퓨터 단층 촬영이다.

베를린의 박물관섬(Museumsinsel)에는 이집트박물관 보관소가 있는 데, 이곳에 특수 보안이 이루어지고 온도가 조절되는 수천 년 된 환 자의 '대기실', 즉 미라의 방이 만들어졌다. 레나테 게르머는 방부 처리된 신체 중 몇개를 좀더 자세히 살펴보기를 원했고, 분석을 위 해 이 귀한 유물을 병원으로 이송해도 좋다는 허가를 얻었다. 이전부 터 장의사는 가장 신뢰할 만한 운송업자였다. "그들이야말로 결국

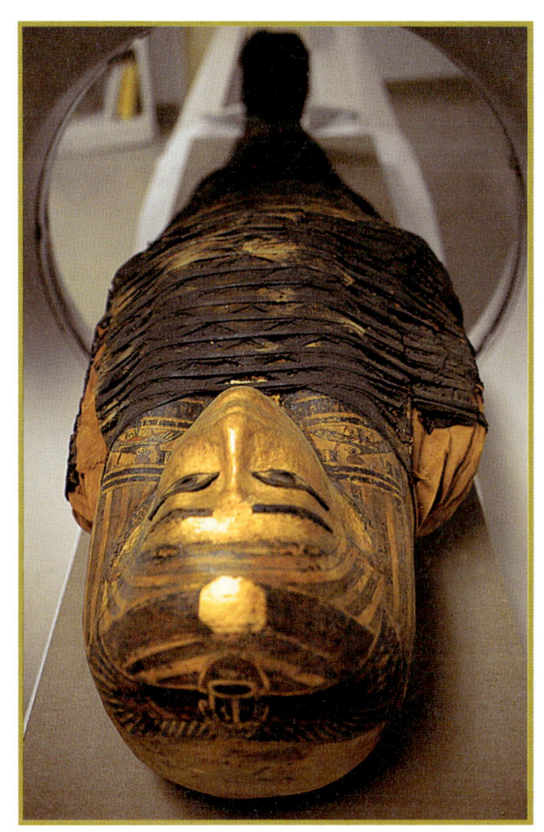

주검과 제일 많은 경험을 하잖아요."
이 여성 연구자의 실용적인 생각이다.

주검 숭배는 이집트인들에게 아주 중요한 역할을 했다. 주술의 힘과 최상으로 보존된 신체는 저승에서의 '생존'을 보장한다고 믿었다. 그래서 방부처리사는 죽은 사람을 "아름다운 집"으로 가져가서, 거기에서 신체의 왼쪽을 열어 폐와 간을 제거했다. 주검 안에는 심장만 남겨지는데, 사자(死者) 세계에서 저울질될 수 있기 위함이었다. 마찬가지로 뇌도 제거되었고, 그렇게 해서 생긴 빈 공간은 말린 잎이나 대팻밥으로 채워졌다.

신체 전체는 아마포로 감싸 고정되었고, 두터운 소금층이 부패과정을 막아주었다. 그러니까 여기까지가 '기본처리'였다. 죽은 사람의 지위가 높을수록 방부처리는 더 까다로웠고, 시신은 이어서 금박과 데스마스크로 치장되어 세공된 관 속에 눕혀졌다. 이집트인들의 이런 고도의 주검 방부처리기술은 내부기관의 제거를 전제하는 것이었기에, 컴퓨터 단층촬영의 병리학적 소견은 대부분 뼈와 치아에서의 변화에만 국한된다. 뼈의 퇴행적 변화 이외의 다른 질병들이 진단되는 '환자'는 특별히 운이 좋은 사례이다. 레나테 게르머가 이집트박물관의 보관소로부터 오스카 치이텐(Oskar-Ziethen) 병원의 마인하르트 뤼닝(Meinhard Lüning) 교수에게 싣고 간 인 엠 아쉐트(In-em-achet) 미라의 경우가 그렇다.

상류층에 속한 사람으로 추정되는 중왕국시대(기원전 2040~1650년)의 이 남자는, 컴퓨터사진이 아주 분명하게 보여주듯이, 양쪽 하퇴에 심한 동맥경화를 앓았다. 동맥은 이미 괴멸되고 없었지만, 의사들은 화면에서 아직도 뼈에 관(管) 모양으로 석회 침착이 있다는 것을 알아보았다.

이뿐만이 아니다. 그들은 발가락뼈에서 카리에스(Caries/골저－옮긴이)를, 왼쪽 정강이뼈에서는 중심에 석회 침착이 일어난 뼛속 지방종을 진단한다. 진전된 당뇨를 암시하는 병상(病狀)이다. 인 엠 아쉐트에게는 고통이었던 것이 연구자들에게는 축복이 되었다. 말하자면 파라오시대의 이집트에서는 뼈 손상을 가져오는 병이 많지 않았기 때문에, 컴퓨터 단층촬영을 통해서도 인식될 수 없기 때문이다. 여기에는 다른 방법들이 동원되어야 할 것이다.

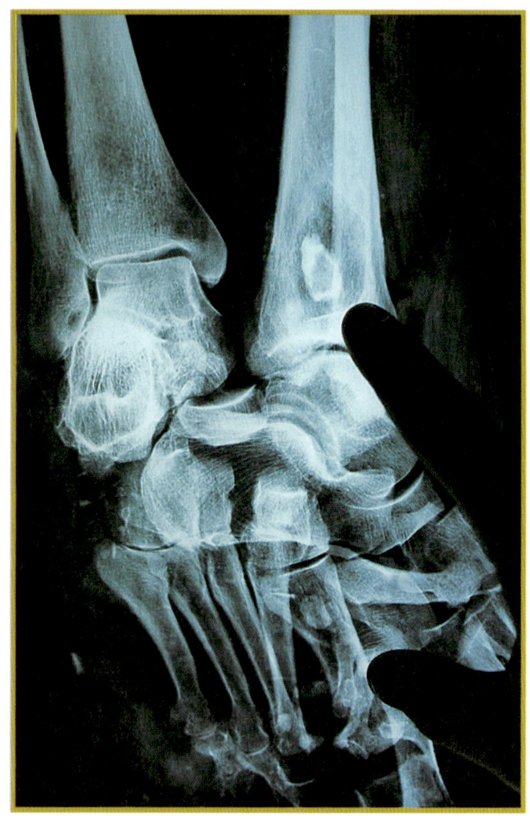

❋ 전문가는 에스레이 사진에서 뼈 구조의 병적인 변형을 알아본다. 예컨대 이 고대이집트인은 당뇨를 앓았음을 알 수 있다.

미라조직의 DNA 분석

안드레아스 네를리히 교수/알베르트 칭크 박사(뮌헨 보겐하우젠 병원 병리학연구소)

인간의 뼈와 미라의 분자를 검사해 봄으로써 우리는 지나간 역사 속 사람들의 삶과 고통의 특정한 부분영역들을 들여다볼 수 있을 뿐만 아니라, 이 검사야말로 많은 경우 유일하게 이용할 수 있는 확실한 정보원이기도 하다. 역사적 인물의 실체 확인이나 친척관계의 확정이 과거에는 그저 우연을 통해서만 가능한 일이었다면, 현대의 기술을 통해서는 풀리지 않을 것 같은 사례들도 구명될 수 있는 기회를 얻는다.

친척관계를 분석하는 일은 고고학적으로 볼 때 특히 장례의식을 조사하는 경우에 흥미 있는 반면, 분자 차원에서 병원체를 파악하는 것은 인구의 변화를 깊이 들여다볼 수 있

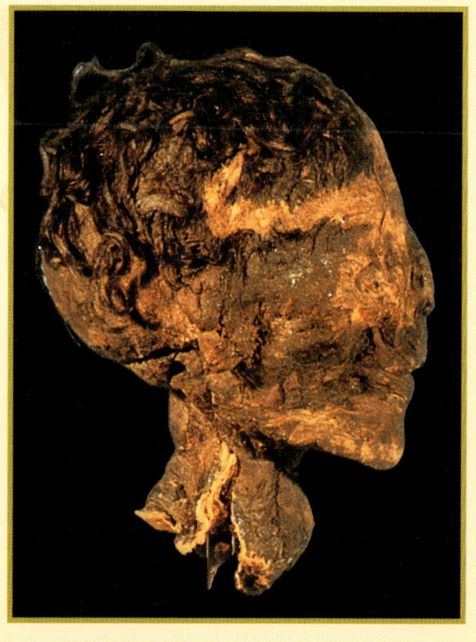

❀ 미라조직의 검사를 통해 사자의 성별과 혹시 있었을지 모를 질병을 거꾸로 추론해 갈 수 있다.

게 해준다. 인구는 전 세계적으로 수천 년 동안 매우 천천히 증가했다. 그 근본적인 이유는 만성적 염증질환과 전염병이었을 것인데, 이상적인 경우 DNA 분석을 통해서 검증될 수 있다. 이를 위해서는 우선 작은 조직시료를 채취해야 한다. 고고학적 연구의 틀에서는 뼈 시료, 그리고 몇몇 특수사례에서는 미라의 조직 시료도, 즉 피부 및 유연한 부분의 조직이나 심지어 간·폐·심장·장 또는 신장 같은 특정 기관까지도 출발자료로서 사용된다. 예컨대 소다염을 사용해서 바짝 말림으로써 시신을 인위적으로 보존 가능하게 하는 것은 생물분자를 얻는 일을 용이하게 해주고, 그럼으로써 특정 DNA 배열이 검증가능하게 된다. 물론 추가로 수지나 역청 같은 기름을 이집트 미라에 사용하는 데는 기술적 어려움이 있다. 왜냐하면 이 물질들이 DNA 분자가 해체되는 데 영향을 주고 중합을 통한 복제반응을 억지할 수 있기 때문이다.

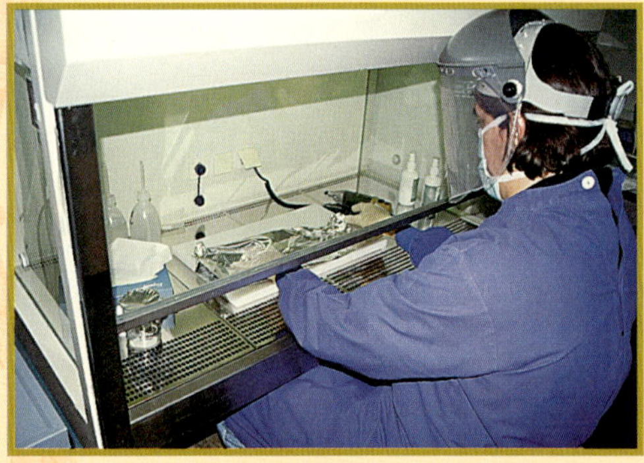

🌸 DNA는 살균환경에서 세정되고, 특정 효소의 도움으로 복제된다.

　뼈나 조직의 시료로부터 고대 DNA(ancient DNA, aDNA)를 분석하는 데는 충분한 양의 검사 가능한 DNA가 전제된다. aDNA는 대개 수백 년에서 수천 년에 이르는 기간 동안 저장된 탓에 완만한 분해과정을 통해 상당히 변형되었기 때문에, 누워 있었던 기간이 길수록 그리고 열악한 외부 조건에서는 검증 가능한 aDNA 분자의 수가 지속적으로 줄어든다. 충분히 정결한 aDNA 분자들이 발견된다면, '현대의' DNA와 섞이지 않도록 하기 위해서 우선은 살균환경 속에서 기계적이고 화학적으로 세정된다. 이어서 이 물질은 특정 효소, 즉 중합효소(Polymerase)와 DNA 탐침의 도움으로 복제된다. 이렇게 해서 소수의 보존된 aDNA 분자로부터 수백만 개의 복제물이 생산될 수 있고, 그런 다음 이것들은 크기와 올바른 염기쌍 배열순서에 따라 검사될 수 있다. 이 경우, 특정 DNA 배열이 있는지 검증할 수 있을 뿐만 아니라, 이 유전자가 변형되었는지 — 이것이 바로 속일 수 없는 질병의 표시이다 — 검사될 수도 있다.

심하게 훼손된 미라의 성별 또한 이 방법으로 명확하게 규정할 수 있고, 박테리아·바이러스 또는 진균의 유전인자를 조사할 수 있다.

병원체에 대한 최근의 aDNA 분석 결과

현재로서는 서로 다른 출처의 다수의 미라에서 확인된 폐결핵 염증의 해명에 특별한 무게중심을 두고 있다. 이미 약 20년 전에 최초로, 페루에서 발굴된 한 남아메리카 미라에게서 하나의 독특한 폐결핵 병원체의 aDNA 배열을 규정하는 데 성공했다. 그간 마침 수많은 고대이집트 미라를 대상으로 이루어진 우리의 독자적인 분석 또한 고대이집트인도 이 병을 앓았다는 사실을 밝힐 수 있었다. 흥미롭게도 다양한 시기의 미라 연구조사는, 감염률은 거의 차이를 보이지 않고 고왕국시기(기원전 2650~2160년)부터 이미 놀라울 정도로 높았음을 증명해주었다. 폐결핵 같은 만성적 염증질환이 확산되어 있었다는 사실은 고대이집트의 낮은 기대수명에 대해 결정적인 의미를 지니는 것이다. 당시 인구의 대부분은 20세에서 40세 사이에 사망했기 때문이다.

그 이외의 분석들을 통해서 그동안 폐결핵병원체를 연구하는 발달생물학에 어느 정도 빛을 비춰주는 것도 가능하게 되었다. 지금까지는 결핵이 동물사육의 과정에서, 그리고 기원전 7000년경에 있었던 가축화의 과정에서 동물(소/양)로부터 인간에게로 '넘어왔다'고 가정한 반면, 새로운 연구들은 소의 전형적인 폐결핵병원균(Mycobacterium bovis)이 아니라 인간의 병원균 집합에서 유래하는 결핵균 계통(Mycobacterium tuberculosis와 Mycobacterium africanum)이 널리 퍼져 있었음을 암시해준다.

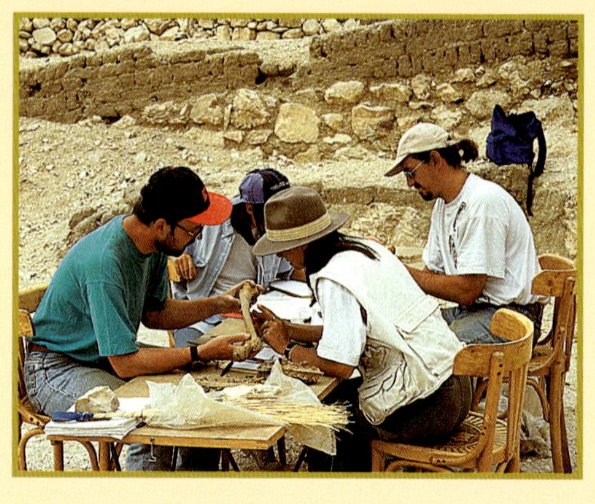

결핵 외에도 감염성 장질환 병원균(Escherichia coli, 대장균-옮긴이)과 디프테리아도 검출되었다. 물론 인구 내 감염률을 거꾸로 추론할 수 있게 해주는 집단검진은 아직 이루어지지 않고 있다. 반면 성서시대에 고대이집트에서도 만연했던 것으로 추정되는 다른 감염질환, 예컨대 나균(Mycobacterium leprae 또는 한센균-옮긴이)의 검출 같은 단서 찾기 작업은 아직까지는 성과가 없고, 말라리아나 주혈흡충병의 발현은 지금까지 전혀 분석된 적이 없다. 따라서 이 분야에 있어서 미래 연구계획의 영역은 아직 아주 넓다고 할 수 있다.

❋ 뼈와 조직의 시료 분석은 학자들이 인구구조를 파악할 수도 있게 해준다.

수수께끼투성이의 투탕카멘

미라의 병리검사가 레나테 게르머에게는 중요한 정보를 제공한다.
하지만 특정 병상(病狀)을 전제하고, 그것이 식물성 부장품과 과학적
가치를 지니는 어떤 연관이 있는지를 알아낼 수 있을 때까지 길은 멀
다. 베를린 식물학박물관이 그에게는 단서 찾기를 위해 가장 중요한
출발지 중 한 곳이다. 이곳에는 19세기 최초의 이집트 파라오의 무
덤 학술탐사에 동행했던 유명한 식물학자들의 유품들이 보관되어
있다. "식물성 부장품은 몰락한 나일 강변의 고등문화와 지식에 관
해서 황금으로 된 여러 가지 물건들보다 우리에게 더 많은 것을 알려
주는 값진 보물이죠." 레나테 게르머의 설명이다.

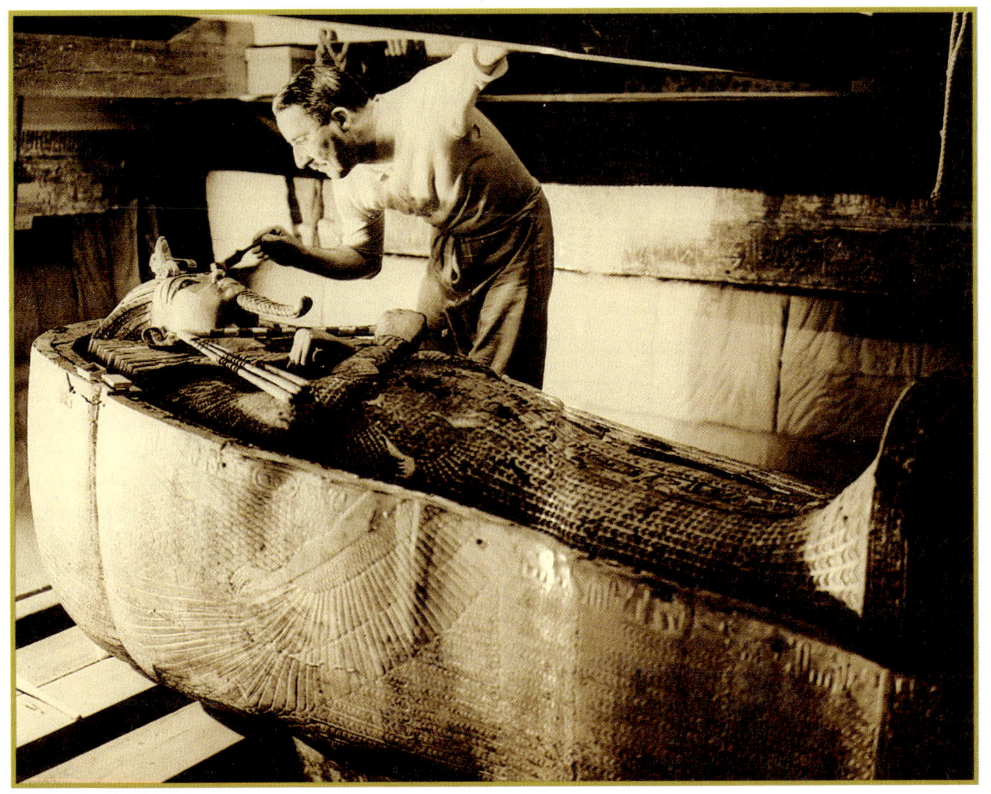

❀ 1922년 하워드 카터는 고고학사에서 가장 극적인 발견을 할 수 있었다. 훼손되지 않는 투탕카멘의 무덤.

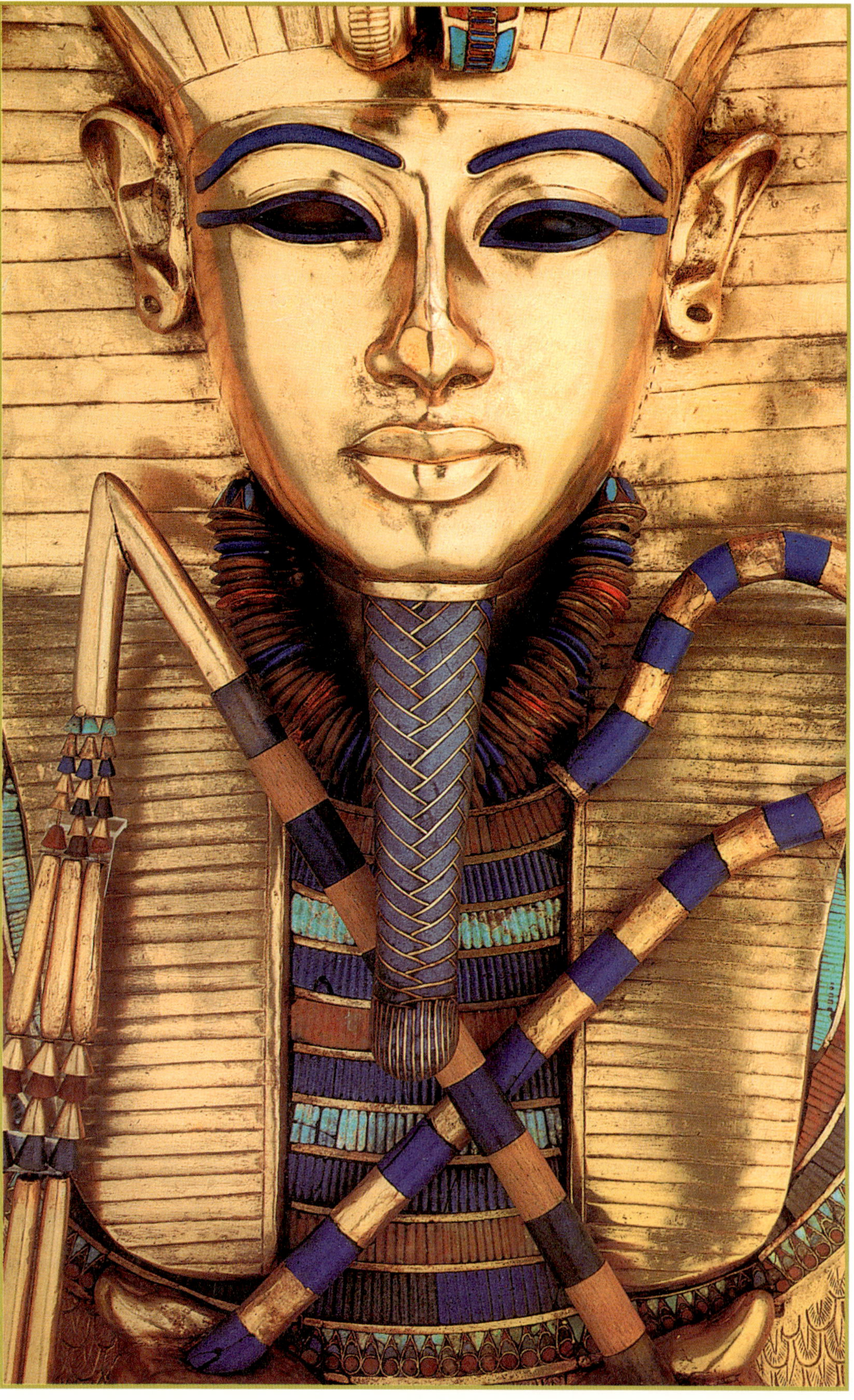

이 함부르크 출신 여성은 일반인들에게는 별로 주목받지 못하는 이 식물학박물관의 전시장을 둘러보다가 갑자기 어리둥절해 했다. 이전에는 한 번도 본 적이 없는 전시물이 있었던 것이다. 싱싱한 초록과 빛나는 빨강으로 이루어진 화려한 식물장식환. 한때 투탕카멘의 무덤에서 발견되었던 옷깃용 꽃장식을 섬세한 부분까지 정확히 재구성해 놓은 것이었다.

자신의 황금 데스마스크가 전 세계에 전시되었던 이 신왕의 개인 신상에 관한 것은 아직도 수수께끼로 가득하다. 가장 큰 의문은 갓 아홉 살의 나이로 기원전 1333년, 이크나톤(Echnaton)과 네페르티티(Nefertiti)를 이어 이집트의 왕좌에 올랐고, 기원전 1325년 채 스무 살도 되기 전에 죽었던 이 제18왕조의 지배자의 요절에 관한 것이다. 거의 훼손되지 않은 투탕카멘의 무덤이 1922년 왕들의 계곡에서 발견되었다. 하워드 카터(Howard Carter)를 중심으로 한 고고학자들은 경이에 찬 시선으로 주목하고 있는 일반인들에게 금으로 상감된 관들, 값진 부장품들, 그 유명한 황금 데스마스크와 신왕의 미라를 공개했다. 나중에 시신을 검사해 보았지만 수수께끼 같은 파라오의 죽음에 대해서는 그 어떤 병리학적 역추론도 가능하지 않아, 살인이었을 것이라는 추측에까지 이르는 갖은 억측들이 있다. 물론 지금까지도 이를 입증할 만한 결정적인 증거는 나오지 않았다. 레나테 게르머는 투탕카멘의 미라 곁에서 발견된 식물들이 이 왕의 삶과 죽음에 관해 새로운 사실을 알려줄 수 있기를 희망하고 있다.

왕 무덤의 두 개의 발굴물 군(群)에서 카터는 여러 가지 화환을 접하게 되었는데, 그 가운데 파피루스 잎에 꿰매 만든 꽃장식 옷깃들이 있었다. 그 옷깃들은 장례식 향응의 조객들이 걸고 있다가 의식에 맞춰 묘지 앞의 한 구덩이에 묻었던 것들이다. 베를린 식물학박물관의 전문가들이 화려한 색깔을 복원하기 위해 본으로 사용한 이 꽃 옷깃 중 세 개는 지금 뉴욕의 메트로폴리탄 박물관에 있다. 카터는 묘실 속 투탕카멘의 관과 미라 위에서 또 다른 유사한 목장식 한 개와 다른 많은 화환들을 발견했다. 이 영국 고고학자는 이 경이로운 발굴물을 장식하고 있는 엄청난 양의 황금에는 전혀 관심을 보이지 않고, 식물장식물의 일견 보잘 것 없어 보이는 식물학적 조성에 관해 글을 발표했다. 묘실에서 나온 이 목장식이 더 이상 보존되어 있지 않은 것이 고고식물학자들에게는 유감이 아닐 수 없다. 하지만 카터의 기록은 아직까지 보존되고 있는 뉴욕의 화환들과 일치하고, 사용된 식물들은 전반적으로 동일하다.

레나테 게르머는 예사롭지 않은 투탕카멘의 장례식 화환을 넋 놓고 바라보았다. 지금까지 가정되었듯, 화환에 사용된 식물들은 정말 단지 장식적인 관점에서만 선별되어진 것일까? 우리는 부장품들이 사자가 저승으로 넘어가는 것을 쉽게 해주고 그곳의 삶을 편안하게 만들어주는 것이었음을 알고 있다. 투탕카멘의 경우 특히 (모두 순금으로 된) 왕좌 하나, 침대 한 개, 수레 한 대와 함께 자신의 왕릉 안에 묻혔다.

고대이집트인의 의학이 무엇보다 본초치료학에 기초를 두고 있었기 때문에, 의식에 따라 매장된 꽃과 잎들은 죽음을 넘어 특별한 의미를 지녔을 수 있다. 이 함부르크의 연구자는 식물학적 세심함을 동원해서 파라오의 장례식 화환들의 재고조사에 착수했다. 오늘날 극히 희귀한 미무소프스(Mimusops, *Mimusops Laurifolia*)와 올리브나무의 잎들이 옷깃 장식의 초록색 기본요소이다. 옷깃은 그 첫줄에는 짙은 초록으로 반짝이는 윗면이 보이도록, 두번째 줄에는 윤기 없는 은색의 아랫면이 보이도록 배열되어 있다. 그 사이에 끼워 넣어진 셀러리의 꽃잎과 잎들이 이 의학적 형사사건의 첫 단서이다. '형사반장' 게르머는 이집트에서 야생으로 자라는 셀러리에 약리작용이 있다는 것을 알고 있다. 그 방향유에는 이뇨와 자궁수축 작용이 있다. 그 씨를 달여 마시면 류머티즘과 관절염에 도움이 된다. 보존된 고대이집트의 의학 관련 문서두루마리 중 가장 중요한, 3500년 이상 된 에버스(Ebers) 파피루스에는 여러 가지 처방에서 그것의 치료작용이 기술되어 있다.

그러나 그밖에 다른 '장식용' 식물공예품에 대해서도 약리작용이 입증될 수 있을까? 화환 엮는 사람들은 오랫동안 이집트 민간의학에서 가벼운 마취제로 사용했던 수면체리(*Withania somnifera*−옮긴이)의 반짝이는 빨간색 열매를 청색 파이앙스진주에 색채대비용으로 사용했다. 이것이 말하자면 꽃을 통해 암살되었을지도 모른다는 암살론에 대한 범죄학적 암시일까? 어린 파라오가 먼저 마취된 뒤 외적인 폭력의 작용 없이 살해되었다?

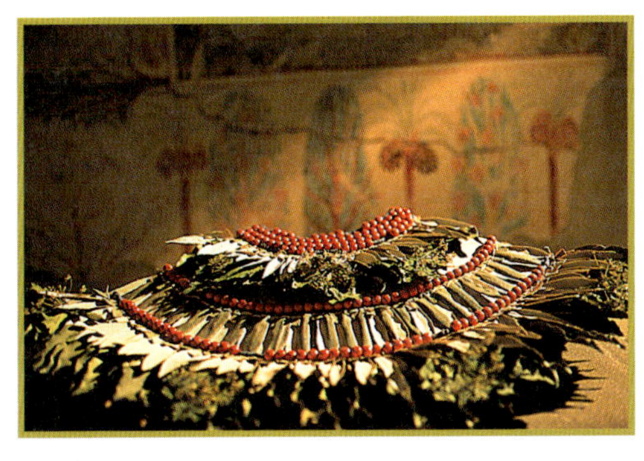

✿ 투탕카멘의 무덤에서 나온 장례식 화환은 베를린 식물학박물관에서 세부까지 정확하게 재구성되었다.

레나테 게르머는 "모든 게 추단"이라며 손사래를 친다. "이 의학적 수수께끼에서 죽음은 종지부에 지나지 않아요. 우린 우선 화환에 사용된 식물들이 어떤 의미를 지녔는지를 밝혀내야 해요. 그리고 그것만도 간단치 않아요. 수면체리가 사용되었다는 것을 의학 관련 두루마리문서에서 검토하기 위해서는 그것의 고대이집트 이름이 확인되어야 하는데, 그것도 지금까지 되지 않고 있으니 말이죠." 재구성된 투탕카멘 무덤의 이 꽃장식을 다시 살펴보면 쇠서나물(*Picris*)의 노란색 꽃과 근동의 수레국화(*Centaurea cyanus*)의 파란색 꽃만이 아니라 수련의 흰색과 파란색 꽃잎들도 끼워져 있음을 알 수 있다. 가득 채워진 수첩을 들고 식물학박물관을 나서는 레나테 게르머에게는 할 일이 많아졌다.

파라오의 의사들

식물 발굴물들을 과학적으로 평가할 때마다 게르머는 늘 고대이집트의 의사들에 관해서는 오늘날까지 비교적 알려진 것이 적다는 사실을 깨닫게 된다. 옛날에 그들은 동업종에서 최고가는 사람들이었지만, 그러나 그들이 어떻게 양성되었는지, 특히 그들이 어떤 치료 방법을 적용했는지, 이에 관해서는 지금까지 확실하게 알려진 것이 거의 없다.

훗날의 그리스에서처럼 직업의 전통이 아버지에서 아들로 이어지는 뚜렷한 의사 가문은 없었던 것 같다. 이집트학 전문가들은, 실용의학은 오히려 이른바 '생명의 집'이라는 곳에서 이루어진 학업과 관련된 하나의 가르침이었다고 추측한다. 의학 파피루스가 보관되기도 했던 이 지식의 처소는 사원에 속하는 일종의 다기능 학술원이었다. 사제 기능도 동시에 한 의사들은 학업 기간 중 한 분야를 전공으로 삼았다. "치료술은 몇 갈래로 나뉘어져 있다. 의사는 각기 특정 질병만 치료하는데…… 눈을 위한 의사, 머리, 치아, 몸, 그리고 내부질환을 위한 의사가 있다"고 그리스 역사 서술가 헤로도토스(Herodotos, 기원전 490년에서 대략 425/420년까지)는 적고 있다.

이 체제가 제대로 기능했다는 것은 아주 분명해 보인다. 이를테면 외국의 군왕들까지도 파라오에게 특히 자기 가족의 건강문제로 의사를 파견해줄 것을 요청했었기 때문이다. 이런 사례는 람세스 2세와 히타이트의 왕 하투실리(Hatuschili) 사이의 서신왕래를 보고 알게 되었다. 오늘날의 터키의 메마른 고산지대를 지배하고 있던 이 막강한 나라의 왕은 가장 훌륭한 설형문자를 이용해서 아이를 낳지 못하는 자기 누이를 위한 의료지원을 요청하고 있다. 위대한 람세스의 대

❀ 양식화된 연꽃. 이집트인들에게 아주 귀하게 여겨졌던 이 식물로 어린 파라오의 묘실이 장식되었다.

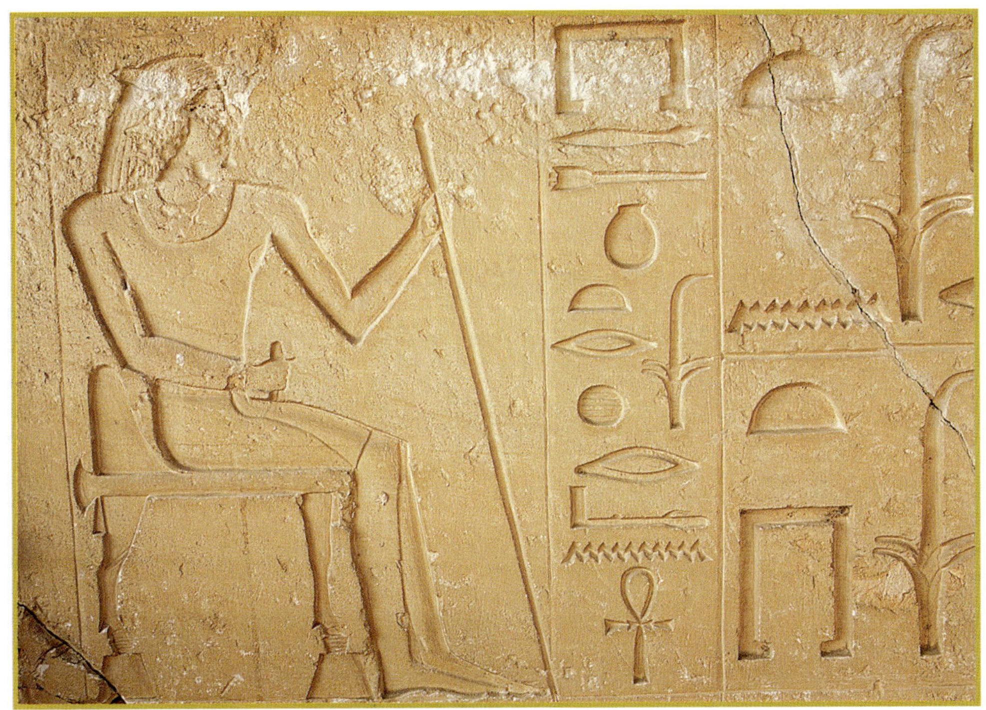

답은 간결했다. "그대의 누이는 60세로 아이를 낳기에는 너무 늙었으니, 내 아래 있는 최고 명의도 아무런 도움이 되지 못할 것이오." 그리고 테베에 있는 기원전 1400년경의 의사 네바문(Nabanmun)의 무덤에는 의사의 도움을 요청하는 것처럼 보이는 한 시리아 군주가 방문하는 장면도 재현되어 있다.

행정공무원·사제·서기 등 다른 모든 직업군과 마찬가지로 고대 이집트의 의사 직업에도 위계질서가 있었다. 맨 아래 단계에는 이집트어로 '수누(sunu)'라고 불리는 평범한 의사가 있었고, 그에 이어 궁정 시의를 상관으로 둔 의사장이 왔다. 마지막으로 피라미드의 꼭대기에는 시의들의 장이 있었다. 일부 주요 가문 출신이기도 했던 의사들은 특히 파라오의 궁정과 귀족의 영지, 그리고 대규모 국가 건설현장에서 일했다. 현재 학계에 그 이름이 알려져 있는 의사는 130

명 정도인데, 그 가운데는 이 나라의 몇 안 되는 의사가문의 후손 프타 호텝(Ptah-hotep)도 있다. 제6왕조(기원전 2320~2160년)의 국가 고위관료였던 그의 아버지 세쳄 네페르(Seschem-nefer)는 궁정 내에서의 탁월한 지위 덕분에 기제(Gizeh)의 왕의 묘지 내 체오프(Cheop)의 피라미드 바로 옆에 큰 무덤을 세울 자격도 있는 사람이었다. 프타 호텝의 아들도 자기 아버지의 묘혈에 있는 묘의 상판에 벌써부터 궁정 시의로 그려져 있는데, 이는 실제로도 그가 넘어선 지위였다. 안타깝게도 심하게 손상되어버린 그의 무덤의 거짓 문 위의 비문에서 알 수 있듯이, 그는 '궁정 시의의 장'에까지 올랐다.

우리가 이런 '주임의사'를 대면할 수 있는 것은 고고학적 행운이 가져다준 결과이다. 기제의 피라미드들의 발치에서 발굴작업을 하던 고고학자들은 프타 호텝의 무덤 바로 뒤에 있는 한 묘에서 멋진 조각상을 발견했다. 그것은 파괴된, 필경 도굴되었을 무덤의 잔해 속에서 온전하게 보존되어 있었다. '궁정 시의들의 장'인 니안치 레(Ni-anch-Re)가 글 쓰는 사람의 앉은 자세로 묘사되어 있는 것이다. 조각상의 대좌 위에서는 추밀관이라든가 다수의 사제 칭호 같은 또 다른 높은 직함들이 발견되었다. 전문가들의 견해로는, 이러한 '관직 축적'이 궁정에서만이 아니라 저승에서도 격에 맞는 생활보장과 높은 지위를 그에게 보장해주었다.

다른 의사 무덤들 중에서는 묘지의 거짓 문만 남아 있는 경우가 허다하다. 그

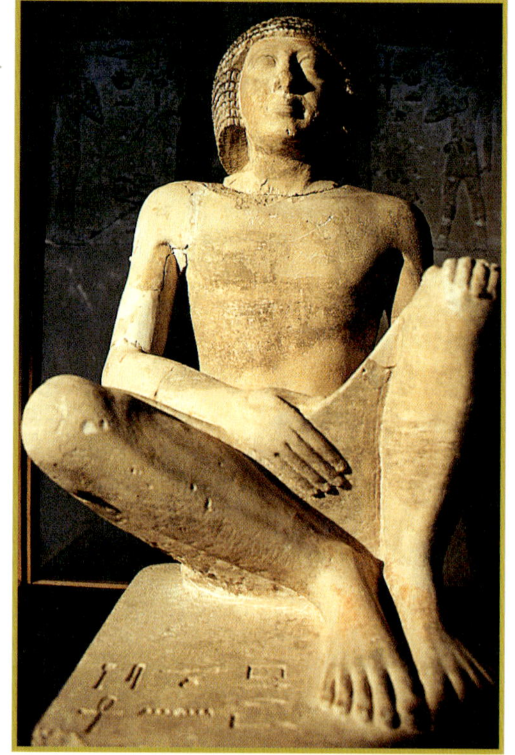

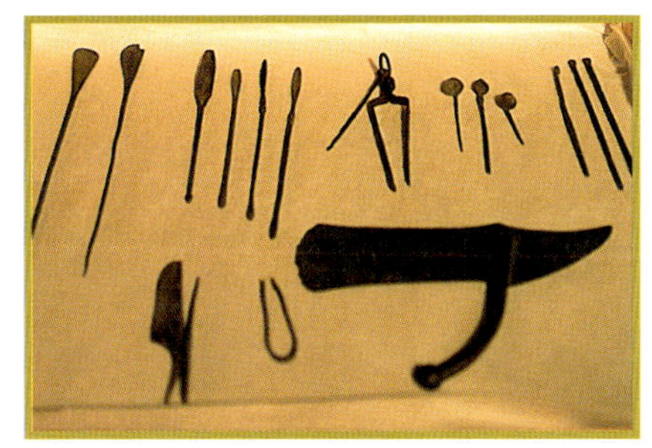

중 몇개는 카이로 이집트박물관에서 볼 수 있다. 상형문자가 새겨져 있는, 윤곽만 남은 이 석조 문들에는 어김없이 사자들의 직함이 기록되어 있다. 레나테 게르머 같은 고고학자들에게 이것은 헤로도토스의 기록과 더불어 기원전 2400년경 이집트에 이미 치료지식에 해박한 전문가들이 있었다는 데 대한 또 다른 증거가 된다. 안과의, 치과의, 심지어는 '항문 수문장' 까지도 언급되고 있기 때문이다.

그리고 한 발굴작업에서 발견된 한 벌의 외과용 기구는 비교적 높은 수준의 외과시술이 행해졌음을 입증해준다. 미라의 엑스레이 사진들을 보면 골절이 잘 처리되었다는 것을 확인할 수 있다. 그렇지만 고대이집트의 의사들이 환자들에게 어떤 약초 즙을 투여했는가 하는 질문에 대한 답은 여전히 발견할 수 없다. 왜냐하면 아직까지 의사의 '약가방' 이 발견되지 않았기 때문이다. 따라서 실종된 치료지식을 찾는 일은 결국 수많은 작은 조각들로 합성해야 하는 퍼즐과도 같다.

녹색 부장품의 비밀

이 퍼즐조각들 중 레나테 게르머에게 가장 중요한 것은, 무덤들에서 발견된 저승에서 사자의 생활을 보장하기 위해 부장품으로 함께 넣어준 식물소재들이나, 이집트인들이 방부 처리된 가족의 신체를 장식하는 데 사용한 수많은 미라 장식물들이다. 이 식물들 중 다수가 오늘날까지도 이집트 민간요법에서 그 나름의 확고한 자리를 차지하고 있다. 이것이야말로 파라오시대의 약리작용에 대한 중요한 표지이자 유사한 효용을 알려줄 수 있는 단서가 아닐 수 없다.

전래되어 온 이 식물들 가운데는 그리스도의 가시관을 만드는 데 사용되었던 팔레스티나 대추나무(*Zizyphus spina christi*)와 과육이 특히 맛있는 발라니테스(*Balanites aegyptiaca*) 나무의 열매도 있다. 아주까리(피마자) 씨와 마찬가지로 이 열매들의 씨로는 기름을 만들 수 있었다. 아주까리기름이 오늘날 우리에게 우선은 하제로 알려져 있는 반면, 이집트 여인들은 피부 관리용으로 사용했다.

고고학적 발굴품들은 미무소프스나무의 열매가 가장 중요한 식물 부장품에 속했음을 입증한다. 그 잎은 이집트의 화환제작자들에게는 거의 모든 미라 장식물의 초록색 기본요소였다. 이 나뭇잎 이음줄에는 이어서 다양한 색의 꽃과 꽃잎들이 끼워 넣어졌고, 그 중에서도 파란색과 흰색의 연꽃이 제일 많이 사용되었지만 석류의 꽃도 사용되었다. 신왕국 시기(기원전 1552~1070년)에 처음으로 팔레스타인에서 이집트로 온 이 재배식물은 오늘날에도 여전히 치료식물로 사용되고 있다. 이 과실나무의 껍질에서 얻은 즙은 고대이집트인들 역시 괴롭혔던 기생충인 촌충을 없애는 특효약이다.

그런데 이집트 장의사들은 수면체리의 열매를 왜 장식물과 옷깃에 끼워 넣었을까? 이것은 보존된 몇 안 되는 유물만 가지고는 아직까지 해결할 수 없는 수수께끼다. 왜냐하면 작용물질들을, 설령 그런 게 있었다 하더라도, 수천 년이 지나 말라비틀어진 열매에서 추출해내는 것이 아주 힘들기 때문이다. 그래서 식물학 석사 레나테 게르머는 현지에서의 단서 찾기에 큰 희망을 걸었다.

최초의 연구자들

이집트로 떠나기 전에 게르머는 베를린 식물학박물관에서 독일의 가장 유명한 식물학자 중 한 명의 유물을 공부했다. 게오르크 슈바인푸르트(Georg Schweinfurt, 1836~1925년)는 고대이집트 식물들 중 특별한 보물에 관심을 두었던 최초의 인물이다. 나일 강을 따라 올라가면서 아프리카 내부와 홍해에 이르기까지 그곳의 식물계를 연구하기 위해 수많은 탐사를 한 것 외에도 그는 특히 파라오시대의 고고학에 관심을 가졌다. 슈바인푸르트는 지난 세기 말 많은 대규모 발굴지를 방문했고, 1898년에는 그중 프랑스인 빅토르 로레(Victor Loret)의 발굴지를 찾아갔다. 이 고고학자는 때마침 왕들의 계곡에서 아메노피스 2세(Amenophis II, 기원전 1438~1412년)의 무덤을 파헤쳤고, 나중에 그 바로 옆에서 아홉 구의 다른 파라오 미라가 발견되었다.

슈바인푸르트는 현재 그 일부가 베를린의 박물관에 보관되고 있는 아메노피스 2세의 미라 꽃장식을 확보했다. 세심하게 제목이 붙여진 이 식물학자의 작은 상자들 속에서 레나테 게르머는 씨앗과 열매와 나뭇잎들을 발견했다. 수천 년에 걸쳐 시들어 말라버리긴 했지만, 그에게 있어서 이것들은 이집트에서 가장 막강했던 자들에게 사자의 세계로 가는 길을 가볍게 해주는 신비에 찬 식물세계로 직접 접근하도록 인도하는 과학적 보물이 아닐 수 없다.

당시 이집트에서 명망이 높았던 슈바인푸르트는 고미술품관리국 국장 가스통 마스페로(Gaston Maspero)에게서, 왕들의 계곡에서 나온 바로 저 아홉 구의 왕의 미라와 아문(Amun)의 대사제들 및 그 가족들의 방부 처리된 시신들이 들어 있던, 1881년 발견된 이른바 데이르 엘 바하리(Deir el Bahari)의 로얄 캬세트(Royal Cachette, 황실 은닉처—옮긴이)에서 나온 꽃장식물 전체를 받았다.

사제들은 도굴의 위험에 특히 더 노출되었던 투트모시스 3세(Thutmosis III), 세토스 1세(Sethos I), 람세스 2세 같은 아주 중요한 파라오들의 미라를 기원전 1000년경 그곳에다 감춰두었었다. 게오르크 슈바인푸르트는 3000년도 더 된 이 인상적인 꽃장식물을 표본으로 만들어서 목록화 했고, 현재 일부는 베를린에 일부는 카이로 독일 고고학연구소의 문서보관소에 보관되어 있다. 이 원본 식물잔재 말고도 슈바인푸르트는 또한 방대한 양의 수집품들과 예술성이 가득한 스케치들도 후세에 남겨주었다.

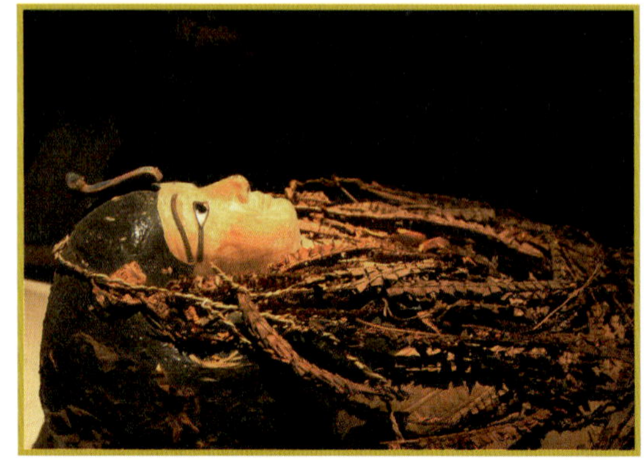

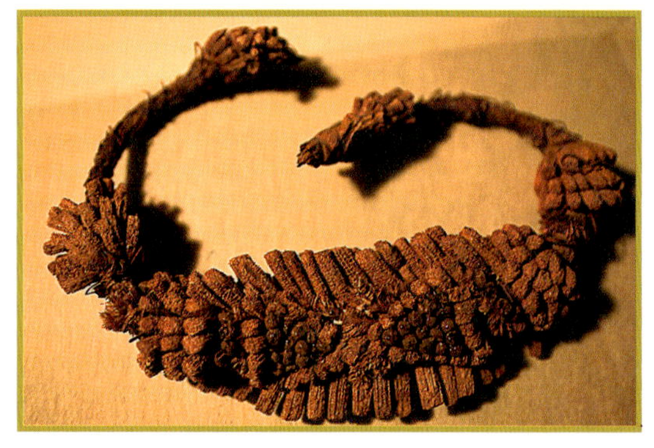

두 연구소의 방들에서 위대한 선배의 유물을 수개월 동안 연구한 레나테 게르머는 특히 미무소프스 나무에 관한 슈바인푸르트의 메모에 관심을 가졌다. 미라 장식물의 초록색 잎들은 당시 이집트에서 생장한 어떤 나무에도 맞아떨어지는 것 같지 않았다. 이는 미무소프스가 그 옛날 널리 분포되어 있었던 다른 많은 식물들과 함께 나눴던 운명이다. 나일 강을 따라 울창했던 파피루스가 19세기 말에 이미 극히 일부분만 남기고 멸종한 것이 그렇고, 수많은 벽화 속에 남겨진 아름다운 연꽃이 희귀해져버린 것이 또 그렇다.

아라비아반도 남부를 탐사했을 때 처음으로 슈바인푸르트는 이 '장식물 나무' 의 실체를 식물학적으로 확인할 수 있었다. 미무소프스 라우리폴리아(*Mimusops laurifolia*). 이 식물학자는 씨앗과 꺾꽂이를

카이로로 가져와서 이집트박물관 정원에 심게 했다. 이곳에는 아직
도 박물관 건립자 아우구스테 마리에테(Auguste Mariette)의 무덤가에
건장한 표본 한 그루가 서 있다. 오늘날 이집트학 학자와 식물학자들
은 옛날에 그 열매와 아름다운 나무로 인해 나라 전체에서 높이 평가
되었던 이 나무를 다시 재배하기 위해 함께 노력하고 있다.

위대한 임호테프의 자취를 찾아서

레나테 게르머의 첫 행보는 카이로 고고학박물관이었다. 곰팡내 나
는 전시실들은 이미 수도 없이 돌아본 곳인데도 그는 방문할 때마다
매번 자신의 탐색을 진척시켜주는 새로운 무엇인가를 발견했다. 이
번에는 세계적으로 유명한 이 박물관의 현관 앞에서 그런 중요한 체
험을 하게 되었다. 슈바인푸르트가 심은 미무소프스 나무를 자세히
관찰하고 있는데 한 이집트인이 그에게 다가와 조용한 목소리로 나
무에 관심이 있느냐고 물었다. "물론이죠, 이건 아주 특별한 나무거
든요." 이집트인은 음모를 꾸미는 듯한 표정으로 고개를 끄덕이며
박물관 관리소에서 나무의 열매를 수집하지 못하게 했다고 설명해
주었다. 이유는 알지 못한다는 말도 했다. 영문을 몰라 하는 식물학
자의 눈길에 그는 자신의 바지호주머니 속을 뒤지는 것으로 답했다.
그러면서 레나테 게르머의 손에 미무소프스 씨앗 몇개를 쥐어주고
는 눈을 찡긋해 보이며 사라졌다. 뭔가 성공을 기약하는 시작인 것
같았다.

　몇 시간이 지난 뒤 우리의 여성 식물학자는 한 파피루스에서 이
특효식물을 쓰는 조제법을 발견했다. 고대이집트 의사들은 이 나무
의 수액을 끓여서 화상을 치료했다. 순수한 경험에 의거해서 이런 식

으로 사용했다는 점에서 파라오시대의 의료
인들은 우리보다 훨씬 앞서 있는 것이다. 귀
국한 뒤 게르머 교수는 이 미무소프스종(種)
의 치료효능이 현대의 화학적 검사에서도 입
증될 수 있는지를 밝혀보도록 할 작정이다.

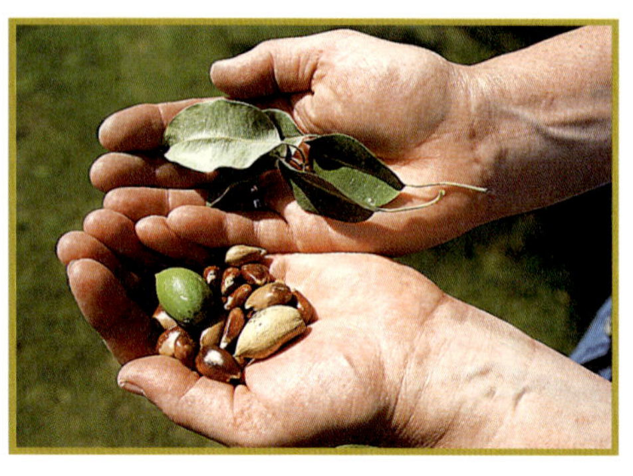

❋ 미무소프스 나무의 씨앗
과 잎은 투탕카멘의 사자
장식물의 중요한 구성요소
였다.

　이 과학자가 기제의 웅장한 건축물들을
지나 사카라(Sakkara)를 향해 남쪽 방향으로
가면서 수백만 인구의 메트로폴리스 카이로를 벗어났을 때는 여전
히 어두웠다. 그곳에서, 즉 인류 역사의 최초의 피라미드 위에서 일
출을 체험하는 것이란 노련한 이집트학 학자에게도 아주 특별한 것
이 아닐 수 없었다. 고요, 빛, 사카라의 독특한 계단모양의 피라미
드. 웬만해선 누구도 피할 수 없을 것 같은 깊은 마력이 지역 전체에
퍼져 있었다. 오직 행상인들만이 완벽하게 그렇게 해낼 수 있는 것처
럼 보였다. 땅에서 솟아난 듯 갑자기 여러 명의 남자들이 카프탄
(Caftan/Kaftan, 터키인이나 동유럽 유태인들이 입는 소매가 넓고 긴 남자용 웃옷—옮긴
이)을 너울거리며 나타나서 이 여성 고고학자에게 기념품을 팔기 위
해 장황한 말을 떠벌였다. 마침 정리하고 철수하려는 참이던 게르머
는 한 노인의 손에 들린 검은 흑단(黑檀) 좌상을 유심히 살펴보았다.
아니 이건? "사카라의 수호성인이고, 피라미드 건축자이자 의사들
의 신인 위대한 임호테프(Imhotep)죠." 상인이 자랑스레 설명했다.

　관심을 보인 이 여성 학자는 아무 움직임도 보이지 않았다. 종종
파피루스와 함께 있거나 글씨를 쓰는— 이것은 그의 지혜의 상징이
다— 모습으로 그려진 이 유명한 사람에 관해서 그는 이미 많은 걸 읽
었다. 약 4500년 전 그는 자신의 파라오였던 드조세르(Djoser)를 위해
최초의 피라미드 형태의 석조 능 건축물을 설계함으로써 오늘날까지
도 편재하는 나일 강변 고등문화의 상징의 탄생을 울려 퍼뜨렸다.

피라미드의 그 마술적 형태는 당시와 마찬가지로 오늘날에도 여전히 보는 사람을 사로잡는다. 이 천재적 업적을 이룰 수 있었던 저 사람은 고대이집트에서 가장 뛰어난 인물 중 한 사람으로 통했고, 지혜의 화신으로 숭상되었다. 모든 기록자들이 파피루스에 기록하기 전 첫 세 방울의 잉크를 그에게 바쳤다. 임호테프의 방대한 지식은 건축학적 섬세함에만 국한되지 않았다. 그가 죽고 1000년 이상이 지난 뒤, 신왕국(기원전 1550~1070년)에서 그는 특별히 사람들이 의학적인 문제가 있을 때 불러내는 반신(半神)의 지위로 치켜 올려졌다.

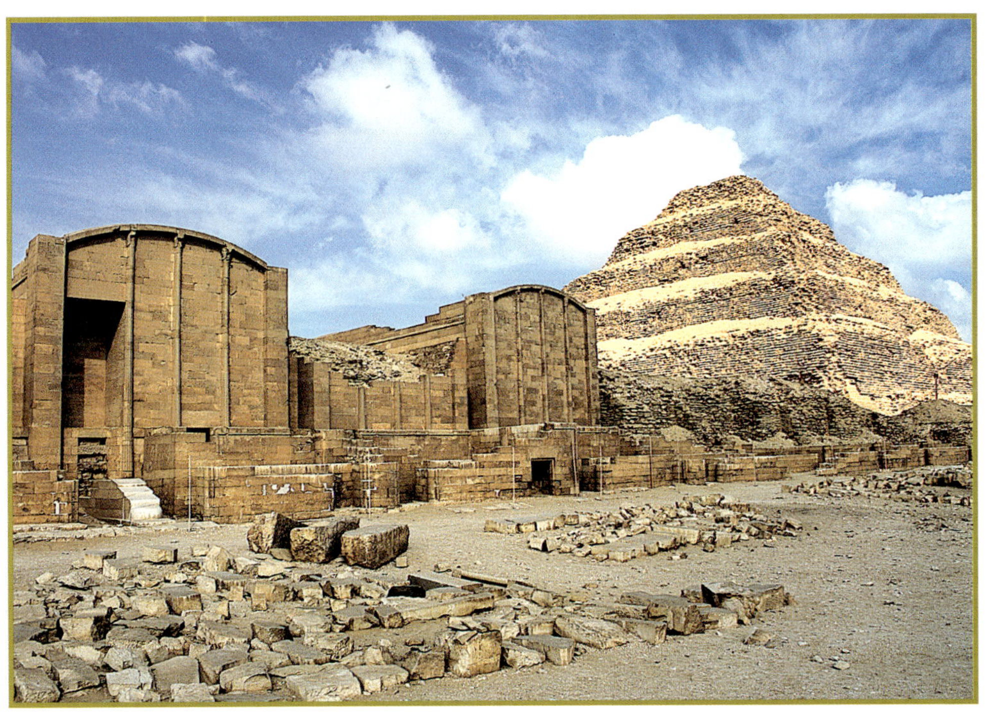

※ 세계 최초의 피라미드. 훗날 심지어 신으로 숭앙되기까지 한 지혜로운 의사 임호테프가 이 인상적인 사카라의 계단식 건축물을 설계했다.

신인 프타(Ptah)와 지상의 어머니인 체르두 안치(Cherdu-Anch)의 아들로서 그는 질병이 있을 때나 후손이 없을 때 중개자이자 구원자가 되어주었다.

기원전 332년에서 30년까지 프톨레마이오스(Ptolemaios) 왕조 아래

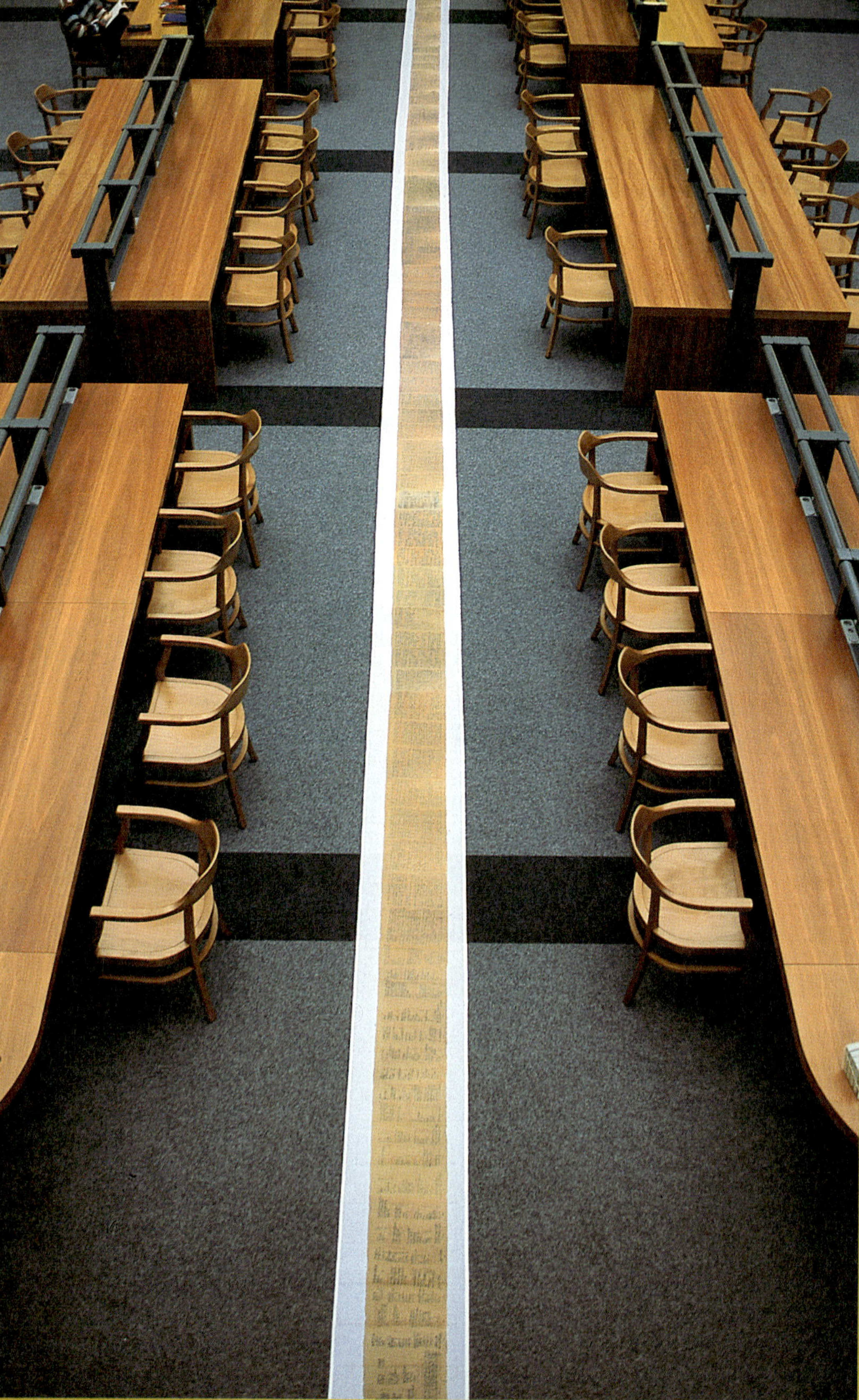

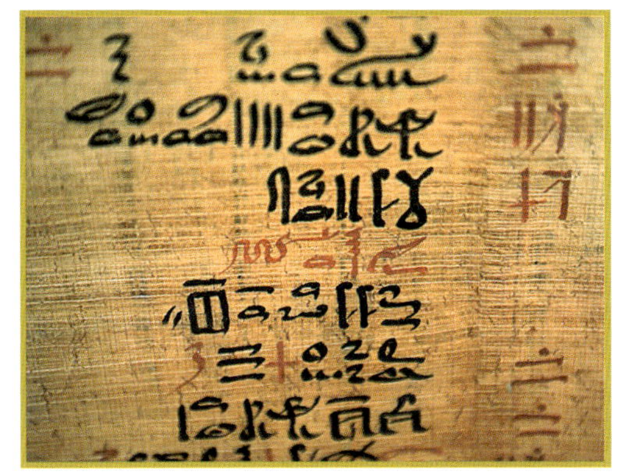

이집트를 지배했던 그리스인들은 임호테프를 그들의 치유의 신인 아스클레피오스(Asklepios)와 동등한 지위에 놓고, 두 인물을 융합했다. 프톨레마이오스 왕가에 서조차도 이 현인은 심지어 신탁과 꿈 속 현현을 통해 작용하는 완전한 신으로까지 만들어졌다.

아직까지 발견되고 있지 않은 그의 무덤 또한 있을 것이라고들 하는 사카라에서 수도 없이 많이 발굴된 봉헌용 작은 청동입상들이, 아라비아시대에 이르기까지 유지되었던 임호테프의 큰 인기를 증명해주고 있다. 여전히 사카라에서는 지역 성인으로 숭배되고 있고 상인들에게는 좋은 장삿거리를 제공하는 임호테프의 신화가 레나테 게르머를 가만히 내버려두지 않았다. 이 고대이집트 의사들의 아이콘들은 어떤 지식을 무덤 속으로 갖고 들어갔을까? 고문서에서 임호테프의 지혜와 그의 동료들의 치료학적 능력에 대한 실마리를 발견할 수 있을까?

에버스 파피루스

수없이 많은 파피루스 두루마리와 책들이 한때는 고대이집트의 도서관들을 가득 채웠을 게 분명하다. 그러나 지금은 이 의미 있는 유산 중 아주 작은 편린만이 보존되고 있다. 당시 의사들의 전공서적을 들여다볼 수 있게 해주는 이 값진 단편들 중 하나가 바로 에버스(Ebers) 파피루스이다. 라이프치히 대학도서관의 견고한 철제금고 안에 보관되어 있는 이 전무후무한 발굴품은 과거 고급문화의 치료지

식에 관한, 그리고 질병의 발생과 치료가
능성—바로 이것이 레나테 게르머 같은
학자에게는 특히 중요하다—에 관한 생각
들에 대해 포괄적인 증거를 제시해준다.

독일의 이집트학 학자 게오르크 에버스
(Georg Ebers)는 이 파피루스를 1873년 룩소
르의 고미술품상에서 입수했다고 하는데,
아쉽게도 발굴 정황에 대해서는 알 수가 없
다. 하지만 우리는 이 의학참고서의 나이를
알고 있다. 파피루스의 뒷면에 "파라오 아
메노피스 1세의 치세 제9년"이라는 메모가
있는데, 유럽식 시간계산으로 하면 기원전
1517년이다. 원래는 48개의 낱장이 붙여져
이루어진 18미터가 넘는 이 문서두루마리

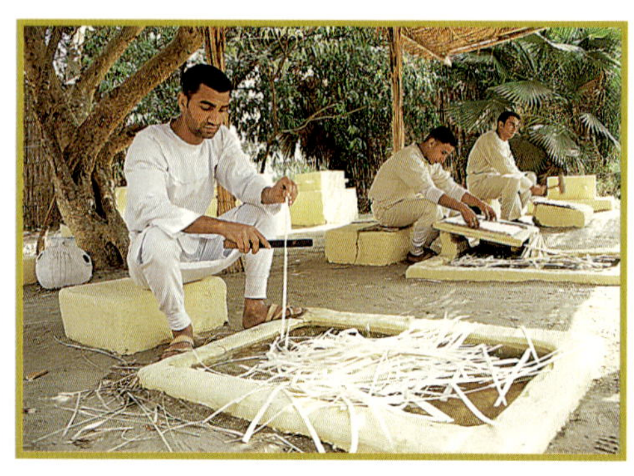

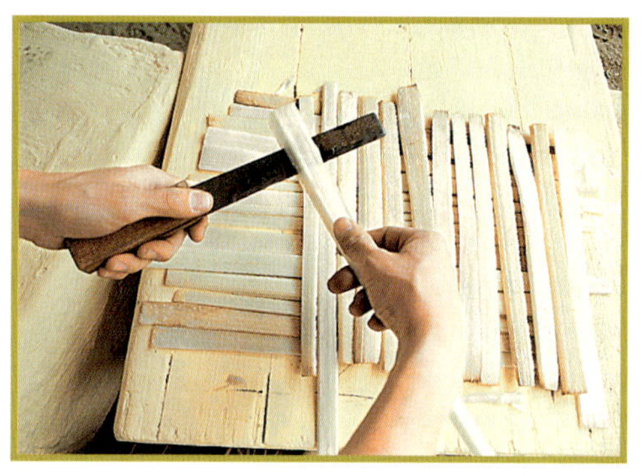

는 다양한 질병의 치료를 위한 879개의 처방전을 알려주고 있으며,
기울임체 상형문자인 고대이집트의 사제용 성문자(聖文字)로 기록되
어 있다.

레나테 게르머는 성문자를 조간신문 읽듯 유창하게 읽을 줄 안다.
하지만 읽는 것과 이해하는 것 사이에 신은 학자의 땀을 아주 많이
놔두었다. 파피루스가 발견된 이래 수많은 이집트학 학자들과 고문
서 학자들이 원전 해독에 전념해왔다. 그들은 지금까지 에버스 파피
루스 속의 처방전이 다음과 같은 구성요소들로 이루어져 있다는 것
을 알아냈다. 해당 장애에 관한 간략한 기술, 즉 질병 진단이 있고,
그 다음에는 혼합되어야 할 여러 가지 치료제의 열거가 이어진다. 그
리고 마지막으로는 자주 치료진행과정에 관한 예측이 세워진다. 처
방제제의 거의 대부분이 식물성이라는 데는 놀라울 게 없다.

그런데 난제는 여기에서부터 시작된다. 처방전에 예컨대 아무런 다른 설명 없이 'nebes' 같은 이집트어 명칭만이 적혀 있다면, 학자들은 이에 해당하는 치료식물을 찾아내야 하는, 말 그대로 풀 수 없는 과제 앞에 서게 되는 것이다. 왜냐하면 파피루스에는 명시된 성분들에 대한 그 어떤 그림도 없기 때문이다. 이것이 레나테 게르머와 그의 동료들에게 가장 큰 고충이다.

고고식물학자들의 희망은 앞으로의 발굴에 있다. 어쩌면 깜짝 놀랄 만한 발굴물이 있을지도 모르는 일이기 때문이다. 이를테면 치료식물의 그림이 담긴 의학 관련 파피루스 같은 것 말이다. "우리가 중세 본초서적으로부터 알고 있는 그 정도의 도해라도 있다면, 나로서는 그것만으로도 만족할 겁니다. 하지만 지금까지는 이 의학의 현인

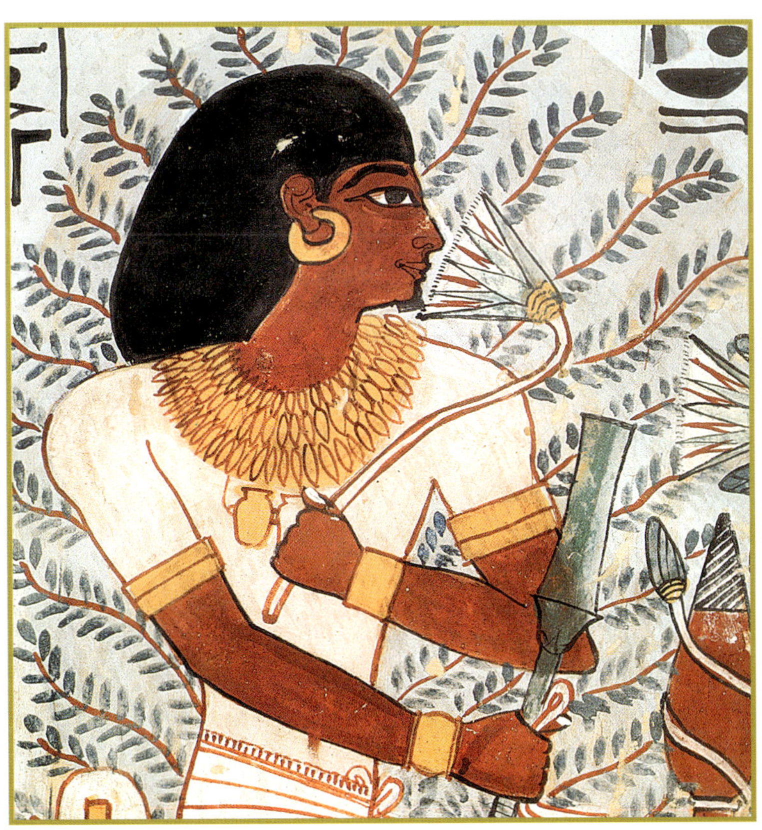

의 돌이 발견되지 않았어요." 게르머가 낙담하며 하는 말이다. "이집
트어 원전들에 적어도 정확한 식물묘사가 한 개라도 있다면, 그것만
으로도 우리 작업은 엄청나게 쉬워질 거예요."

그러나 극히 예외적인 경우들에서만 몇 안 되는 식물들에 대해 예
컨대 "이것은 땅으로 긴다"라든가 "잎은 이집트무화과(*Ficus sycomorus
L.* –옮긴이)의 그것과 비슷하다" 같은 극히 사소한 암시들이 덧붙여져
있다. 이따금 식물명을 기술하는 문자들이 단초를 제공하는 경우도
있다. 만약 예컨대 이름이 나무기호로 규정되어 있는 경우라면, 해
독전문가는 이로부터 또한 그것이 나무를 말하는 게 틀림없다고 추
론할 수 있다.

가능한 실체 확인에 대한 그 외의 단서들은 어떤 경우에는 식물의
사용방식으로부터 유추될 수 있다. 예컨대 기름이 씨앗에서 짜내지
는, 혹은 그 식물이 방향성수지를 제공하는지. 드문 경우이긴 하지
만 무덤 발굴물이 식물명을 거꾸로 추적할 수 있게 해주기도 한다.
이렇게 해서 'nebes'를 팔레스티나 산 대추나무의 이집트어 이름으
로, 'uan'을 노간주나무열매(*Juniperus oxicedurs L.*)의 이름으로, 'inehe-
men'을 석류의 이름으로, 그리고 'nehet'을 이집트무화과의 이름
으로 정할 수 있었다. "그러나 전반적으로 의학 관련 파피루스에 적
혀 있는 약초이름들의 해독은 여전히 풀지 못한 큰 수수께끼예요."
레나테 게르머의 설명이다.

식물의 보고

보존된 의학 파피루스에서 거명된 거의 200개의 식물성 치료제 중에
서 지금까지 실체가 확인된 것은 4분의 1도 안 된다. 그중 두 개가 고

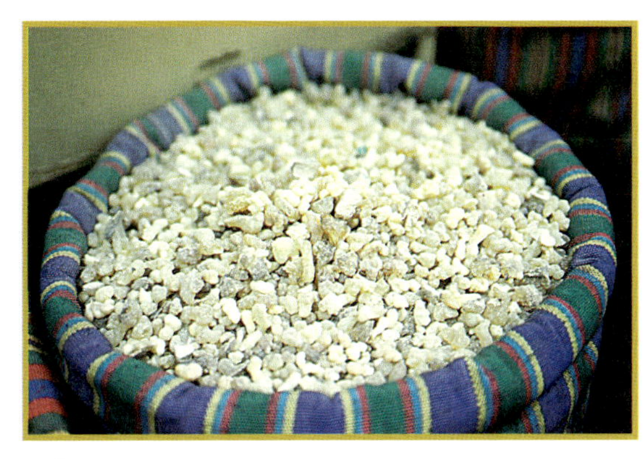

대이집트 의사들이 특히 소중히 여겼던 방향성수지인 몰약과 유향이다. 유향은 처방전에서 그 무엇보다도 자주 거명되는 식물생산품이다. "유향이 없으면 의사는 마치 약물혼합이 완전하지 않다는 느낌을 가졌던 것 같다는 인상이 들 정도죠." 레나테 게르머의 설명이다.

훗날 세 명의 동방박사가 짐 속에 챙겨온 이 기적의 약물을 둘러싸고 이미 파라오시대부터 수많은 이야기와 전설이 뒤엉켜 있었다. 쉽게 설사를 하게 만들고 상처를 낳게 해주는 이 값진 약물은 이집트 남부에 위치한 전설의 나라 푼트(Punt)에서 수입되었다고 한다. 여러 세대에 걸쳐 학자들은 이 신화의 장소를 찾았는데, 그 사이 푼트가 오늘날까지도 유향수지가 수확되고 있는 예멘을 가리킨 것이라는 게 비교적 확실하다고 인정되고 있다.

팔레스타인으로부터는 다른 치료제들이 이집트로 들어왔다. 역시 마찬가지로 상처치료에 사용되는 침엽수 수지, 촌충 퇴치용 석류, 그리고 소변생산을 자극하고 "뱃속의 아이 지우기"에 사용되는 노간주나무열매 등.

"이 외국산 치료제들은 그것들이 지닌 실제 약리작용 말고도 필경 그 귀중함 때문만으로도 높은 위약(僞藥) 효과를 지녔을 겁니다." 레나테 게르머의 생각이다. 그러나 의사가 처방해준 약제식물 대부분은 채집되었거나 아니면 별도의 약초 정원에서 재배된 토착 산물이었다. 나일 강변의 치료식물로는 아카시아, 위성류(渭城柳, *Tamaricaceae*)와 수양버들 등의 나무들, 팔레스티나산 대추나무, 무화과와 이집트무화과 등의 과실나무들의 잎과 열매와 수지, 그리고 모링가

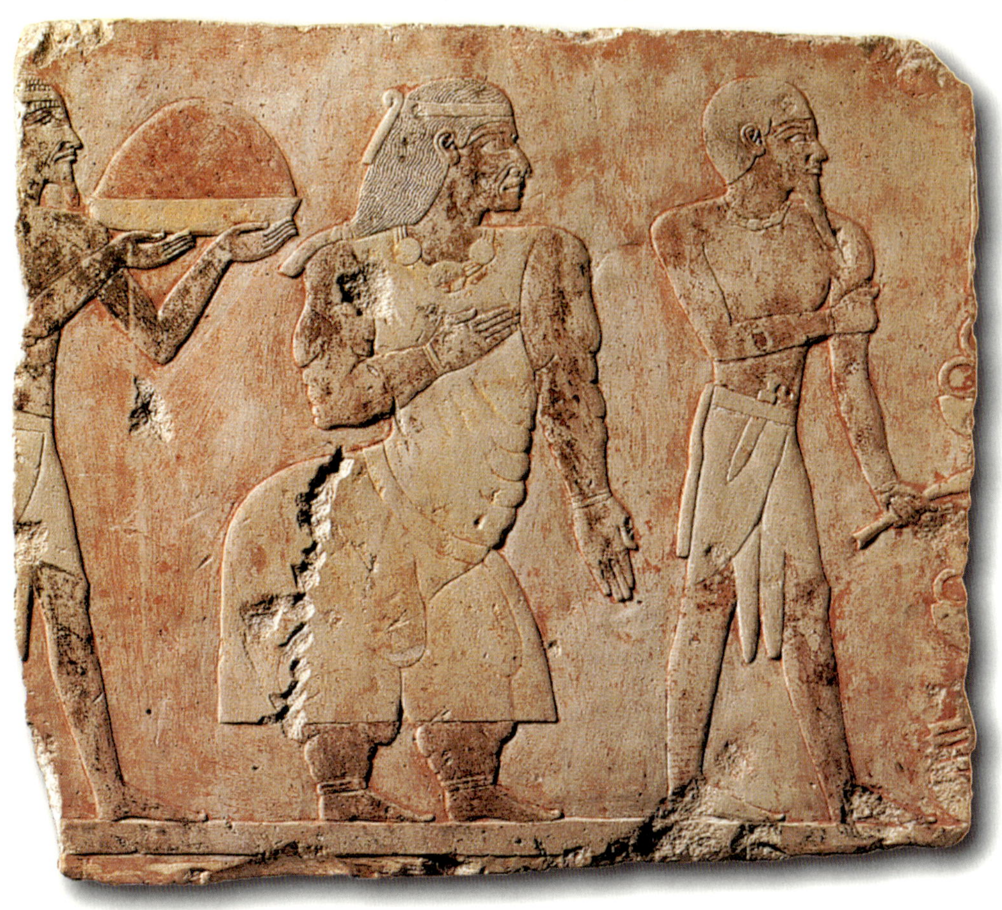

나무(*Moringa peregrina Fiori*), 발라니테스나무(*Balanites aegyptiaca*), 아주까리관목의 씨에서 짠 기름이 있다. 채소밭에서 나오는 것 중에서 고대이집트인들은 특히 양파를 높이 평가했는데, 약리학자들은 여기에서 약한 항생작용을 검증할 수 있었다.

실체가 확인된 10개의 가장 중요한 고대이집트 치료식물과 그 작용방식

치료식물	확산과 사용	내용물질	고대이집트에서의 의학적 사용
아주까리 / 피마자 *(Ricinus communis L.)* degem	크고 손 모양으로 축 늘어진 잎을 가지고 3미터에서 5미터까지 자라는 이 관목은 운하의 물가와 강안, 그리고 들의 가장자리에서 자란다. 씨에서 아주까리기름을 얻는다.	씨에는 50퍼센트까지가 지방인, 강한 하제작용을 하는 기름이 들어 있고, 또한 심장을 자극하는 유독성 알칼로이드 리신이 함유되어 있다.	씨는 강력한 하제로 사용되었고, 그 기름은 피부질환 치료에, 뿌리는 두통에, 그리고 잎은 상처를 아물게 하는 데 사용되었다.
나일강 아카시아 *(Acacia nilotica (L.) Del.)* schenedjet	나일강 아카시아는 나일 강변을 따라서, 그리고 물이 없는 하상(河床)에서 발견된다. 깍지는 유피제로 사용되고, 고무수지는 농후제 및 접착제로 사용된다.	특히 깍지와 수피, 적은 규모로는 잎 또한 유피제(鞣皮劑)를 함유하고 있다. 고무수지는 아라빅산의 염으로 이루어져 있다.	잎은 '뱃속'에 아픔이 있을 때 내복용으로, 그리고 모든 종류의 염증에 외용으로 사용되었다. 의사들은 고무수지를 약물의 기초로서 외용, 내복용으로 사용한다.
무화과 *(Ficus carica L.),* **이집트무화과** *(Ficus sycomorus L.)* dab, nehet	이 과실나무의 재배는 옛날에 널리 퍼져 있었고, 달콤한 그 열매가 중요하게 여겨졌었다. 오늘날 이집트무화과는 가지가 돌출되어 있고, 잎이 커서 그늘을 만들어주는 나무로 사용된다. 열매는 거의 먹지 않는다.	두 무화과 종의 열매에 당분이 많이 들어 있어 약한 하제 효과를 보인다.	달콤한 무화과 열매와 이집트무화과 열매는 약물 기초로서 선호되었는데, 좋지 않은 맛을 내는 다른 물질들과 혼합해서 사용되었다. 하제 작용 또한 있는 것으로 인정되었다.
팔레스티나 대추나무 *(Zizyphus spina christi (L.) Willd.)* nebes	팔레스티나 대추나무는 이집트 식물군에 속한다. 체리 크기에 작은 사과처럼 보이는 그 열매는 약간 신맛이 난다.	팔레스티나 대추나무의 열매에는 점액물질과 설탕이 있고, 잎과 수피에는 유피제가 있다.	잎은 의학에서 염증이 생긴 상처와 골절상을 치료하는 데 사용되었다.

치료식물	확산과 사용	내용물질	고대이집트에서의 의학적 사용
몰약 (*Commiphora sp.*), **유향** (*Boswellia sp.*) antiu, senetscher	이집트의 남쪽에 있는 지역들과 아라비아반도 남부에서 몰약과 유향을 제공하는 관목과 나무들이 자란다. 오늘날까지도 그 각각의 수지는 높이 평가되는 방향제이다.	몰약과 유향에는 항박테리아 및 염증 억제의 특성이 있고, 유향은 관절염에도 좋다.	몰약과 유향은 가장 중요한 식물성 치료제였다. 값비싼 이유로 위약(僞藥) 효과도 지녔었지만, 모든 종류의 상처에 치료효능도 가지고 있었다. 이밖에도 유향은 하제로도 사용되었다.
노간주나무 (*Juniperus oxicedrus L.*) uan	이집트인들은 노간주나무 열매를 이미 선사시대 때부터 팔레스타인으로부터 수입했다. 이것을 우리는 미라를 묶을 때 끼어들어가는 부장품으로 알고 있는데, 아마도 강한 냄새 때문인 것 같다.	노간주나무 열매에는 수많은 방향유가 함유되어 있다. 이뇨작용을 하며, 임신시 사용할 경우 유산을 초래할 수 있다.	노간주나무의 열매가 지니는 배뇨 특성이 이용되었다. 어떤 처방에서는 '아이를 배에서 지우기 위해서' 노간주나무 열매를 음부 삽입제로 쓰라고 한다.
셀러리 (*Apium graveolens L.*) matet	이집트에서 야생으로 자라는 셀러리는 특히 염분이 있는 지중해 연안지대에서 볼 수 있다. 파라오시대에 의학적인 목적 이외에 미라장식물을 만들기 위해 그 잎을 사용했다.	이 식물 전체에는 방향유, 특히 아피올이 풍부하게 들어 있다. 이것은 이뇨작용과 복부 내 가스를 몰아내는 작용을 한다.	많은 처방전에서 셀러리가 언급되고 있다. 복부 내 문제가 있을 때와 배뇨 조절용으로 복용하고, 상처와 염증에 외용으로 사용되었다.
십자캐러웨이 / 커민 (*Cuminum cyminum L.*) tepennen	이집트인들은 커민 재배를 제18왕조시대에 동지중해지역으로부터 받아들였다.	이 식물의 방향유는 위장 부위의 경련을 풀어주고, 소화를 촉진해준다. 외용으로 사용할 경우 피부를 자극하고 소독효과를 보인다.	커민은 다수 병증에 대해 수많은 내복용 처방에서 나타난다. 외용의 경우에도 어떤 치료에 중점을 두는지 명확하게 드러나지 않는다.

치료식물	확산과 사용	내용물질	고대이집트에서의 의학적 사용
양파 (*Allium cepa L.*) hedju	고대이집트에서 가장 중요한 재배야채 중 하나가 양파였다. 그 경작과 수확이 많은 묘에 그림으로 재현되어 있다.	양파는 가벼운 항생작용을 지니고 있고, 방향유와 알린 때문에 강한 냄새를 풍긴다.	양파는 여러 가지 종창과 특히 뱀에 물린 데 인기 있는 외용제로 사용되었다. 마력을 지니고 있어서 뱀을 쫓아냈다고 한다.
모링가나무 (*Moringa peregrina Fiori*) bak	오늘날 모링가나무는 이집트 사막지대에서 아주 드물게 볼 수 있다. 고대이집트에서 그 씨는 중요한 기름공급원이었다.	씨의 기름에는 높은 함량의 불포화지방산이 함유되어 있고, 빨리 부패하지 않는다.	의사들은 모링가 기름에서 다른 제품들과 섞을 수 있는 이상적인 성유를 보았다. 이것은 관장을 위해서도 빈번히 사용되었다.

파라오시대에 이미 사용된 것으로 추정되지만
그 이집트 명칭들은 아직까지 확인되지 않은, 10개의 치료식물

치료식물	확산과 사용	내용물질	고대이집트에서의 의학적 사용
소돔의 사과 (*Calotropis procera Ait.*)	3미터에서 5미터까지 자라는 이 관목에는 크고 계란모양의 열매가 쌍으로 열린다. 씨의 털은 베갯속으로 사용된다. 식물의 모든 부위에 유미(乳糜)가 들어 있다.	이 식물의 유미 속에는 심장에 작용하는 배당체(Glycoside)와 알칼로이드가 있고, 그것은 화살독으로도 사용된다. 나아가서 구충효소도 함유되어 있다.	이 식물의 모든 부위가 약제로 사용되는데, 유미는 외용으로, 잎은 구충제로서 내복용으로, 그리고 잎 추출물은 심장질환에 사용된다.
수면체리 (*Withania somnifera L. Dunal*)	고대이집트인들 사이에서 반짝이는 빨간색 수면체리는 미라 장식과 축제 때 치장용으로 사용되는 목걸이용 화환을 만드는 데 즐겨 사용되는 구성성분이었다.	몇 가지 알칼로이드 이외에도 이 식물에서는 살균성 및 항암성을 지니는 스테로이드 락톤이 검출되었다.	수면체리는 특히 가벼운 마취제로 사용되고, 잎과 뿌리는 화상, 뱀에 물린 데, 스코르피온에 쏘인 데를 치료하기 위해 사용된다.

치료식물	확산과 사용	내용물질	고대이집트에서의 의학적 사용
만드라고라 (*Mandragora officinalis L.*)	수많은 무덤 그림들에 만드라고라가 그려져 있는데, 파라오시대의 이집트에서는 관상용 정원과 약초 정원에서만 자랐다.	특히 뿌리에 알칼로이드 히오스키아민, 스코폴라민 그리고 아트로핀이 함유되어 있고, 이것들이 도취상태를 가져온다.	고대로부터 뿌리는 마법에서 큰 역할을 하고, 마취제로도 사용되며, 열매는 일부에서 흥분제로 사용하기도 한다.
콜로신스 (*Citrullus colocynthis (L.) Schrad.*)	줄기가 땅 위로 기면서 자라는 이 식물에는 둥글고 사과 크기의 열매가 열린다. 해면질의 과육에는 납작하고 계란 모양의 기름을 함유한 씨가 많다.	열매의 껍질에는 여러 가지 배당체, 알칼로이드, 수지가 들어 있다. 껍질을 달인 물은 강력한 하제 작용을 한다.	콜로신스 껍질은 무엇보다도 하제로서 사용되며, 달인 물은 피부질환에 외용으로 사용되고, 뿌리 반죽은 뱀에 물렸을 때나 스코르피온에 쏘였을 때 사용된다.
세스바니아 (*Sesbania sesban (L.) Merrill*)	운하의 물가와 들의 가장자리에서 발견되는 세스바니아는 노란색 나비꽃과 20센티미터까지 이르는 깍지를 가지고 있다. 꽃은 미라 장식물의 구성요소이기도 하다.	세스바니아에는 가래를 녹이는 작용을 하는 사포닌이 함유되어 있다.	잎과 씨는 오늘날에도 기도질환과 천식에 널리 통용되는 치료제이다.
코리안더 (*Coriandrum sativum L.*)	아마도 이집트인들은 이 향료식물의 재배를 선사시대부터 지중해 동부지역으로부터 받아들였던 것 같다.	코리안더 식물, 특히 그 열매에는 많은 다양한 방향유가 들어 있다.	코리안더 열매는 특히 위장병과 고혈압에 처방된다.

치료식물	확산과 사용	내용물질	고대이집트에서의 의학적 사용
사리풀 *(Hyoscyamus muticus L. & H. albus L.)*	두 종의 사리풀이 이집트의 토착식물에 속하며, 건조한 입지에서 자란다.	잎과 씨에 함유된 알칼로이드 히오스키아민은 복용 시 환각을 동반하는 도취 상태를 만들어준다.	사리풀을 차 형태 혹은 그 잎을 피는 형태로 사용하는 목적은 통증을 경감시키거나 도취상태에 이르기 위함이다.
발라니테스 / 사막대추야자 *(Balanites aegyptiaca Del.)*	이 나무는 현재 오아시스와 사막 변두리 지역에서 그저 흩어진 채로만 있다. 자두 같은 노란 핵과는 달콤한 과육과 기름을 함유한 씨를 지니고 있다.	모든 식물 부위에 특히 달팽이와 생선에 강한 독성을 나타내는 사포닌이 함유되어 있다. 추출물은 살균성이 있다.	열매와 뿌리는 하제 및 구충제로 사용되고, 잎을 달인 물은 상처치료에 외용으로, 간과 비장질환에는 내복용으로 사용된다.
향부자 *(Cyperus rotundus L.)*	향부자는 흔히 들에서 잡초로 발견된다. 타원형의 근경덩이가 얇은 포복경으로 확산된다.	근경덩이 속에는 수많은 방향유가 있는데, 그중 몇개는 말라리아에 도움이 될 수 있다.	소화장애, 신장 결석 및 방광 결석, 열병에 주로 사용된다.
해총(나리과의 해초의 비늘줄기) *(Urgina maritima (L.) Baker)*	길고 가는 잎과 1.5미터까지 자라는 꽃차례를 가진 해총은 이집트의 지중해 해안에서 생장한다. 그 알뿌리의 직경은 10센티미터 이상에 이른다.	알뿌리는 심장에 작용하고, 이뇨와 낙태 효과를 지니는 배당체(글리코사이드)가 함유되어 있다.	알뿌리의 껍질은 기침·천식·심장질환에 사용되고, 상처치료에도 사용되는데, 부분적으로는 쥐약으로도 사용된다.

이집트 민간의학 – 과거의 거울

비록 지난 몇년 간 의학 관련 파피루스와 몇몇 부장품의 도움으로 식물 몇 가지가 확인될 수 있었다고는 해도, 파라오시대 의사들의 녹색 보물은 아직 전혀 발굴되지 않은 상태이다. "우리에게는 무엇보다도 파라오시대의 의사들에게 엄청난 명성을 얻도록 해주었던 처방식물들에 관한 확실한 지식이 없어요. 우리가 이 보물을 기어코 캐낼 수 있게 된다면, 그건 오로지 우리 자신에게 이득이 될 수 있는 겁니다. 왜냐하면 이집트인들의 의학체계처럼 2000년 이상 존속하는 것, 전체 고대세계에서 탁월한 명성을 얻었던 그런 것은 오늘날의 우리에게도 틀림없이 이득을 줄 수 있을 테니까요." 레나테 게르머의 말이다.

❀ 카이로. 수백만 인구의 번잡한 도시의 주변 도로를 벗어나면 바로 기제의 피라미드에까지 이르게 된다.

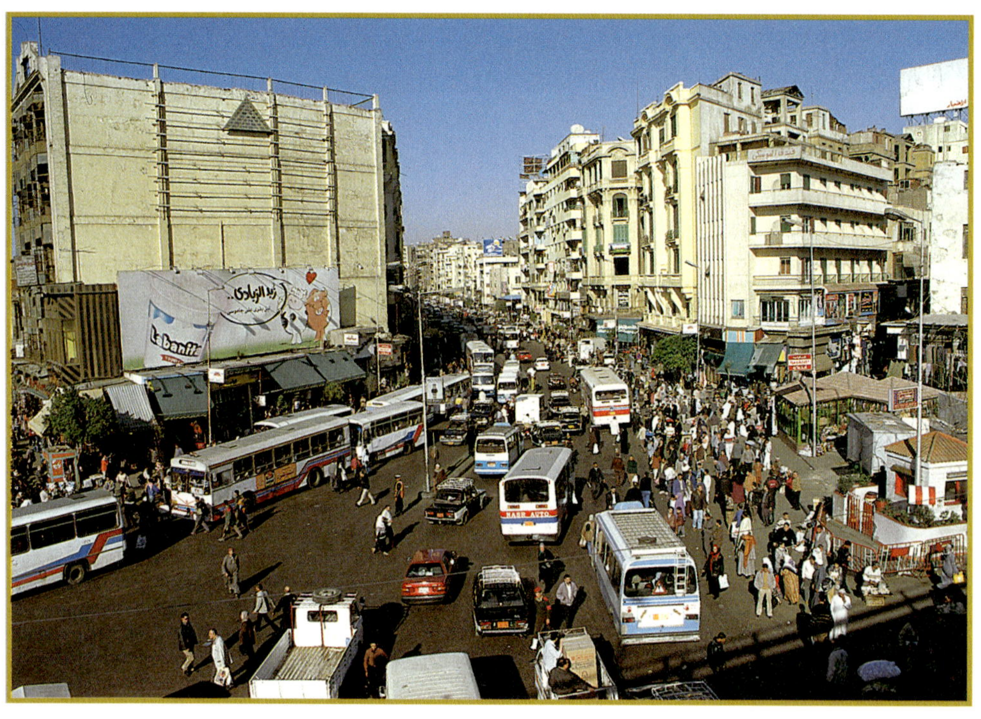

꼭 의학 파피루스에 의해서만 실체 확인에 성공할 수 있는 건 아니라는 것을 과거가 입증해주었다. 그래서 새로운 단초와 방법이 요구되는 것이다. 이 약초 전문가는 오늘날의 이집트 민간의학 연구에서 한 가지 가능성을 보았다. "이집트인들의 치료지식은 종교적인 토대 위에 있지 않았기 때문에, 훗날 이슬람교로 동화되었을 때나 마찬가지로 기독교가 도입될 때에도 살아남게 되었어요." 게르머의 확언이다. 그러나 그는 지난 몇년 동안 많은 식물들의 출현과 그 치료효능에 대한 이집트 국민들의 지식이 극적으로 후퇴하고 있다는 사실을 확인하며 놀라지 않을 수 없었다.

이 고고식물학자는 실종된 지식의 뿌리를 찾기 위한 탐사를 카이로 부근에서 시작했다. 수백만 인구의 메트로폴리스에 인접한 나일 강변의 마을들에는 현재 약초를 채집하고 그 보존에 신경을 쓰는 사람이 거의 없다. 누구에게 말을 건네건, 고대의 약용작물에 대한 그의 물음에 대한 대답은 상냥한 고개저음뿐이다. 나일 강의 한 주변 수로에서 그는 우연히 아주까리관목을 발견했다. 그리고 막 제방의 둑을 평평하게 하려고 하는 굴착기 한 대도. 이 가녀린 식물은 전혀 아랑곳하지 않고 잡초는 모조리 뽑아버려야 한다는 말이 그나마 몇 개의 꺾꽂이라도 구하고 싶어하는 레나테 게르머에게 돌아온 퉁명스런 대답이었다.

아주까리의 치료효능에 관해서는 에버스 파피루스에 하나의 독립된 논문이 작성되어 있다. 파라오시대에는 이 식물의 기름 이외에 씨와 뿌리도 가정상비약으로서 나름대로 확고한 자리를 차지하고 있었다. 상처를 아마포 띠로 조심스레 동여매기 전에 의사들은 관목에서 막 따낸 큰 이파리를 이상적인 봉합제로 삼았다. 그러나 오늘날 아주까리기름은 관장용으로 투여하는 데에만 그 의학적 사용이 한정되고 있다.

수백 년이 지나면서 아주까리의 여러 부분들의 효능에 관한 지식을 잃어버렸기 때문에, 오늘날 이집트인들은 이 아주 값진 식물을 보호할 필요를 거의 느끼지 못한다.

한때 엄청난 보유량을 자랑했던 아름다운 연꽃도 마찬가지로 하천 직선화 및 둑 강화작업에 희생되었다. 연꽃은 마취효과를 보이는 성분을 함유하고 있는 것 같다. 다만 화학분석이 아직 이루어지지 않았을 따름이다. 위협을 받고 있는 것은 발라니테스(사막대추야자)나무도 마찬가지이다. 이 나무는 달콤한 과실의 주공급원이었고, 이집트인들은 그 씨로부터 기름을 얻었다. 발라니테스 열매는 사자들을 위한 식료품으로 가장 빈번하게 사용되는 부장품에 속했다. 고대이집트 민간의학에서는 이 식물의 모든 구성성분들이 높이 평가되었고, 하제나 해충제거제로 사용되었다. 그 뿌리로 만든 차는 심지어 말라리아에 걸렸을 때도 도움이 된다고 한다.

최근에는 발라니테스의 식물부들이 달팽이를 퇴치하는 특수한 독을 함유하고 있다는 것이 발견되었다. 이것이 마침내 나일 강변에서 만연하고, 때로는 심지어 죽음으로 끝나기도 하는 주혈흡충병의 퇴치를 위한 열쇠가 될 수 있을지도 모른다. 이 병은 죽을 정도로 발라니테스를 견뎌내지 못하는 바로 물달팽이에 의해 전염된다. 그러나 이집트 내에서 이 나무는 사막의 가장자리에서 아주 드물게

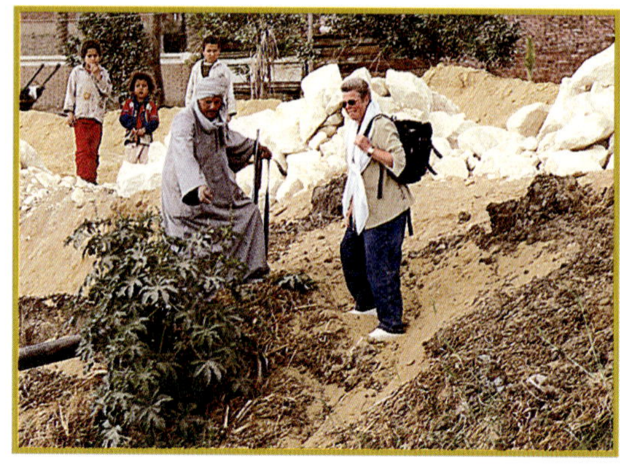

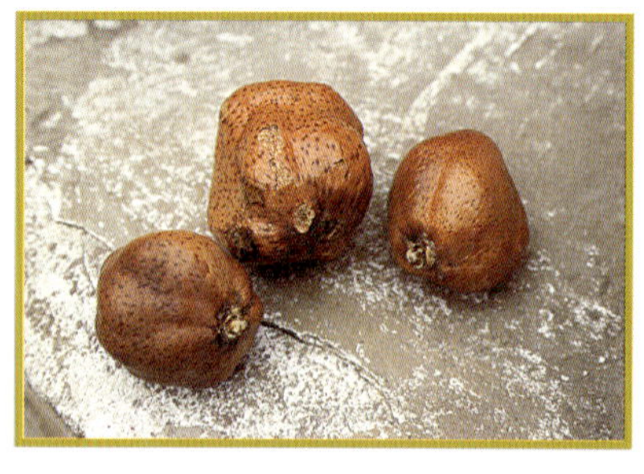

❀ 파라오들의 약국에 있던 발라니테스. 위험한 주혈흡충병에 대한 특효약.

나타날 정도로 줄어들었기 때문에 서둘러야 한다.

이집트종려나무도 오늘날에는 그렇게 높은 가치를 인정받지 못하고 있다. 달고 과육이 많은 대추야자나무의 재배가 딱딱하고 렙쿡헨(Lebkuchen, 시럽이나 꿀과 많은 향신료를 넣고 구운 독일 과자―옮긴이) 맛이 나는 이집트종려나무의 열매보다 더 많은 수확을 가져다주기 때문이다. "우리는 이집트 종려나무에 바로 현대의 문명병인 고혈압 퇴치를 위한 약리학적 보물이 감춰져 있다는 단서를 가지고 있어요." 레나테 게르머의 설명이다. "투탕카멘의 주검 장식물에 끼어졌던 식물, 즉 미무소프스에 대해서 만큼이나 여기에서도 연구수요는 커요. 이집트에서 이제 이 나무는 자연환경에서는 거의 나타나지 않고 있어요. 그 이집트인이 내게 선물했던 씨앗을 받고 더욱 기뻤던 게 바로 그 때문이죠. 화환의 다른 구성요소들, 예컨대 수면체리에 관해서는 현지에서 자취를 찾는 과정에서 밝혀지게 될 것을 기다려봐야겠지요."

사막으로의 탐사

카이로 주변 지역에는 요즘 나일 강을 따라 현대적으로 경작되는 곡식밭이 점점 더 많이 확장되고 있기 때문에 예부터 사용되었던 치료식물을 야생으로 접할 수 있는 희망이 거의 없다. 그러나 레나테 게르머는 고대이집트 의사들이 그곳으로부터만 치료식물들을 공급받은 것은 아니라는 것을 알고 있었다. "물 없는 바다", 나일 강 계곡의 서쪽에 인접해 있는 열기 어른거리는 넓은 사막과 그 오아시스들에서 식물계는 아직 정상적일지 모른다.

슈바인푸르트의 유물의 부분들 또한 보존되고 있는 카이로의 독일고고학연구소 도서관에서 게르머는 고대이집트어 원전들에서 단서들을 찾아냈다. 즉, 이름부터가 말해주듯 뱀에 물린 데를 의학적으로 치료하는 것과 관련된 내용이 거의 전부인 '뱀 파피루스'에는 사막에서 자라는 '사목(蛇木)'의 뿌리가 특효약으로 언급되고 있었다. 그 유명한 에버스 파피루스의 한 팩시밀리 사본에서는 '사막의

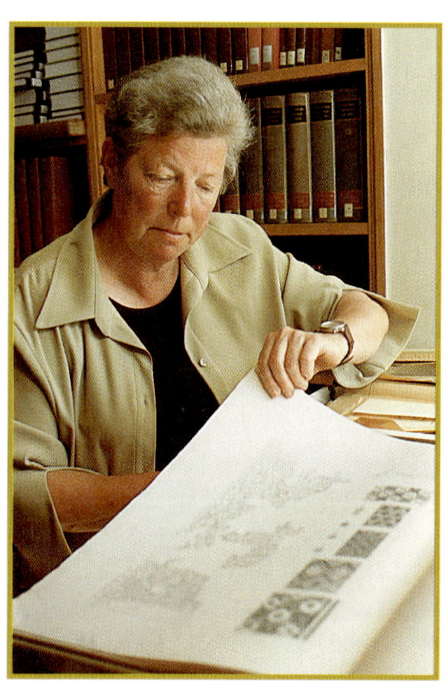

꽃 카이로 독일고고학연구소의 도서관에서 원전연구에 몰두하고 있는 레나테 게르머. 여기에서 그는 사막으로 인도하는 중요한 실마리에 맞닥뜨린다.

셀러리'를 발견했고, 중왕국 말기(대략 기원전 1650년경)에 작성된 또 다른 고대 이집트 저술에서는 '달변의 오아시스 남자' 이야기에 맞닥뜨렸다. 다섯 장의 파피루스로 보존되고 있는 이 사본에서 게르머는 한 오아시스 주민이 수많은 오아시스 산물을 실은 나귀를 나일 강 계곡의 다음 시장으로 끌고 가는 이야기를 사로잡힌 듯 읽어 내려갔다. 그는 이미 여러 의학 관련 파피루스를 통해 이 남자가 팔려고 내놓은 식물들이 치료식물인 줄 알았다. 그리고 오아시스의 이름인 바하리자(Baharija)도 포도주와 무화과, 이집트무화과 같은 과일의 공급처로 익히 알고 있었다.

포도주는 고대이집트 의학에서 빈번히 치료음료의 기초로 사용되었고, 무화과는 부드러운 배변촉진작용 때문에 귀하게 여겨졌다. 오아시스의 의미에 관해 강조해주는 또 다른 표시는 투트모시스 3세

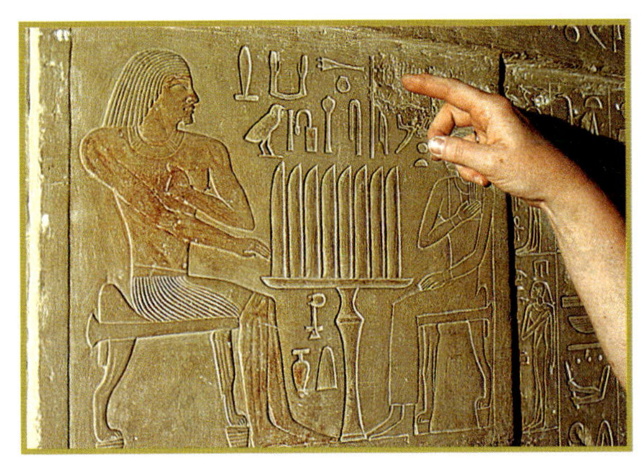

의 치세기간(기원전 1504~1450년)에 아문(Amun)의 두번째 예언자인 푸이엠 레(Pui-em-Re)의 무덤에서 발견되었다. 한 그림설명이 "북쪽 오아시스의 위대한 사람들이"— 북쪽 오아시스는 무엇보다도 바하리자를 의미하지만, 인접한 작은 오아시스 파라프라(Farafra)를 뜻하기도 한다— 그들 고향의 산물들을 파라오의 궁정에 바치는 모습을 인상 깊게 증거하고 있었다. 이 "위대한 사람들" 중 두 명은 왕의 서기관 앞에서 정중하게 엎드린 반면, 다른 이들은 그들이 바치는 조세의 목록을 작성하고 있다. 또 그들 뒤에는 공물을 든 운반인들이 서 있는데, 그 중에는 식물도 여러 개 보인다. 레나테 게르머는 이 식물들의 실체를 명확하게 확인할 수 없어서 그림을 복사했다. 어쩌면 현지에 단서가 있을지도 모르기 때문이다.

황금미라의 계곡

시내와 교외를 잇는 3차선 도로는 신축건물 지역을 지나갔다. 이곳은 몇년 전에야 땅을 다져 만든 시구(市區)이다. 무엇이든지 집어삼키는 이른바 화신(火神)인 카이로는 중단 없이 계속해서 사막을 삼켜먹었고, 기제의 피라미드도 이미 이 메트로폴리스에 에워싸여져 있다. 1시간이나 차를 타고 가서야 비로소 삭막한 건물의 행렬이 끝나고, 건드려지지 않은 광대한 모래바다가 시작되었다.

그러나 우리는 금세 낭만적인 꿈에서 깨어났다. 고속도로와 유사

하게 말뚝으로 표시된 선이 사막구
역을 열어주었고, 도로 가장자리는
문명의 쓰레기 천지였다. 눈길이
닿는 모든 곳에 녹슨 자동차, 기름
통, 공장시설들이 있었다. 우리는
이제 흠결이 없는 환경, '매혹의 사
막'에 대한 희망을 오로지 몇년 전
대단한 발굴성공으로 언론에 떠들
썩하게 화제가 되었던 저 오아시스, 바하리자에다 걸었다.

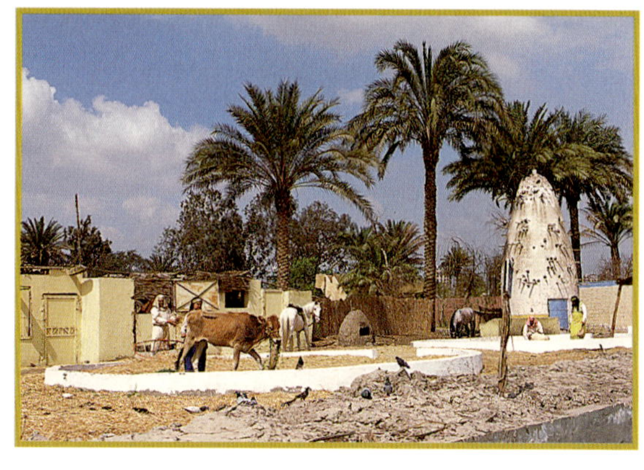

※ 오아시스 바하리자에서의 전통적인 농업. 이집트에서 점점 드물게 보게 되는 광경이다.

　고고학자들은 바하리자 주변 사막에서 특히 기원전 1세기에서 서기 1세기에 이르기까지 점유된 넓은 로마시대 공동묘지 지역을 발견했다. 당시 오아시스의 사회적 상류층이 거대한 지하 암석묘지들 속에 죽은 사람들을 매장했는데, 이들은 농업과 상업으로 수입을 얻었던 부유한 시민들이었다. 이전에도 사람들이 살면서 농업적으로 이용했던 오아시스 바하리자는 로마 군인들이 군복무의 대가로 땅을 할당받아 가족과 함께, 대부분 이집트 출신의 부인 가족과 함께 오아시스에 정착함으로써 특별한 문화적·경제적 도약을 경험하게 되었다. 지나간 프톨레마이오스 시기에서와 마찬가지로 공용어는 그리스어였다. 이집트에 당시 다문화적 영향을 받은 시기가 있었다니, 그 시대는 분명 매혹적이었을 것이다.

　놀랍게도 로마에서 온 신(新) 시민들은 고대이집트의 장례풍습을 그대로 받아들였다. 그들의 고향에서는 죽은 사람을 불에 태웠지만, 이제는 사자들을, 비록 방부처리사들의 작업이 파라오왕국에서만큼 그렇게 세심하게 행해지지는 않았지만, 아무튼 미라로 만들게 했다. 무엇보다도 로마인들에게는 미라의 외형적인 장식, 즉 정교한 아마포 감기와 고대이집트 종교의 상징들을 그림으로 그려 넣은 값진 미라마스크가 중요했다. 아마 혹은 고대 파피루스로 만들어진 이 판지 미라마스크는 엷은 석회층으로 씌워졌고, 이어서 얼굴과 다른 신체 부위를 금으로 넉넉하게 덧입혔다. 원래 금, 즉 '신들의 살'은 파라오와 그의 가장 가까운 가족들의 관에만 사용되는 것이었다. 그러나 로마시대에는 이러한 배타성이 사라지고 없었다. 능력이 되는 사람은 누구나 자신의 묘 시설을 위해 황금으로 된 미라마스크를 주문할 수 있었다. 금은 판지 위에 붓으로 아주 얇게 덧칠해진 층에 지나지 않았음에도 불구하고 말이다. 아마도 투탕카멘이 이것을 보았다면 너무 가소로워서 비웃는 것조차도 아까워했을 것이다.

그럼에도 불구하고 새로 발견된 이 가족묘지의 미라들을 연구하

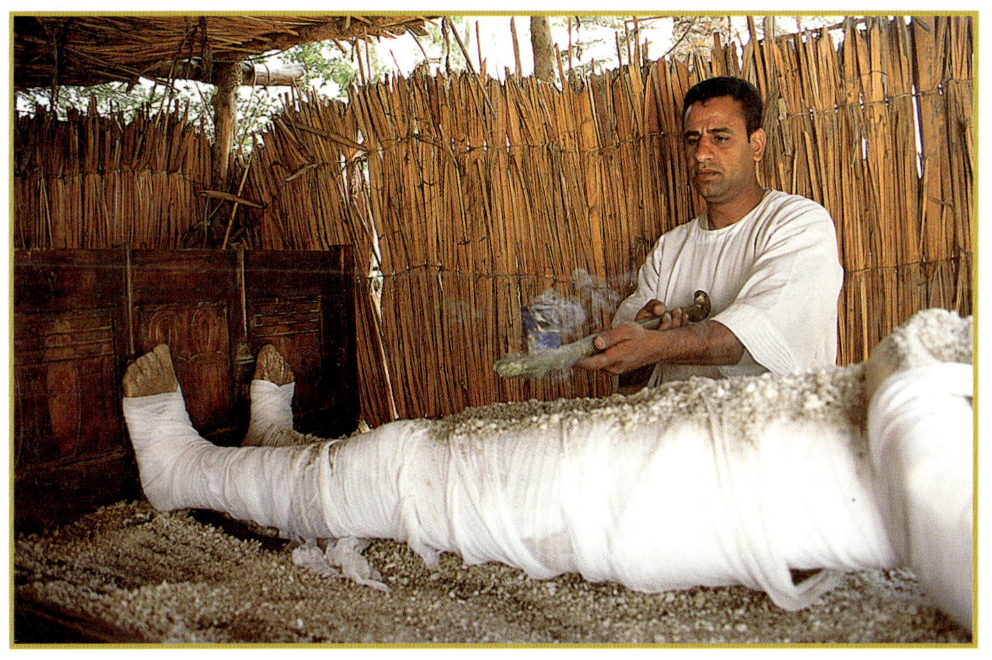

는 것은 많은 고고학자들에게 학문적으로 매우 매력적인 과제였다. 예컨대 당시의 인구구성을 잘 개관할 수 있을지도 몰랐다. 사람들이 평균 몇 살이었고, 어린이 사망률이 얼마였으며, 혼인은 주로 대가

족 내에서 맺어졌지. 또한 질병의 확산에 관해서도 이 미라들은 해
명의 열쇠를 줄지 몰랐다. 말라리아·주혈흡충병 혹은 폐결핵에 감
염된 사람의 비율이 얼마나 높았을까?

그러나 이 모든 건 미래음악이었다. 이집트의 유물관청은 그런 방
대한 연구를 오아시스 바하리자의 미라를 대상으로 실시할 수 있는
처지가 못 되었다. 이런 규모의 발굴이 가져올 물류상의 문제는 차치
하더라도, 발굴 뒤 그렇게 많은 미라
를 방부처리하고 보관하는 데 큰 어
려움이 있었기 때문이다. 그래서 이
집트 고고학자들은 사막의 모래 속
에 있을 것으로 추정되는 많은 미라
를 소위 대표하는, 특별히 화려하게
치장된 여섯 구의 미라만을 발굴하
기로 결정했다. 이 미라들을 야단법
석 떨면서 선전하는 가운데 사진을
찍고, 촬영하고, 심지어 전시를 위
해 카이로로 데려가기까지 했다. 그
뒤 많은 전문가들이 경악할 일이 일
어났다. 이것들을 바하리자에 있는
창고용 헛간을 연상시키는 박물관

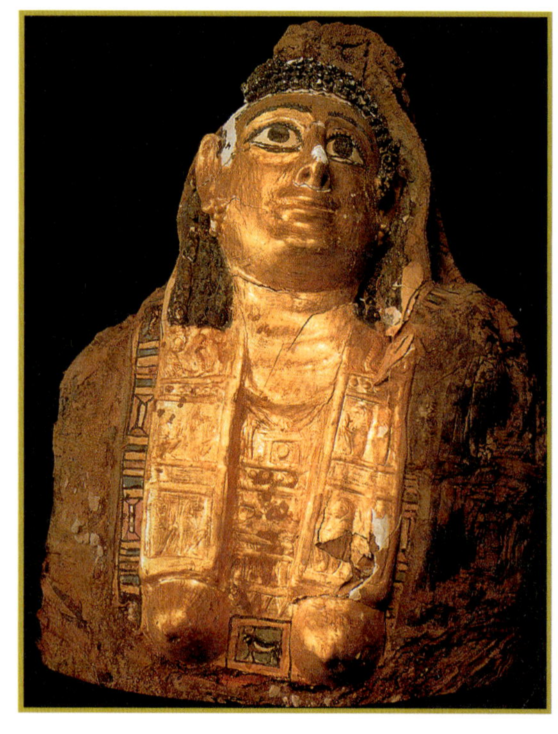

건물의 초라하기 짝이 없는 공간 안, 냉방이 되지 않는 유리진열장
속에 집어넣었던 것이다.

문지기와 여러 번 협상을 벌인 끝에 우리는 마침내 이 귀한 발굴
물을 볼 수 있었다. 슬프기 짝이 없는 광경이었다. 레나테 게르머에
게만 그런 것이 아니었다. "이런 조건에서라면 계속 더 망가지는 걸
선 자리에서도 지켜볼 수 있어요. 그놈의 금 때문에 가장 값진 발굴

물로 인정되는 미라마저도 저렇게 괘씸할 정도로 소홀히 다뤄진다면, 식물 부장품들이 어떻게 되었는지는 더 알아보지 않아도 뻔해요." 아무튼 먼지를 뒤집어쓴 유리진열장 속에 그런 류의 것은 전혀 보이지 않았다. 어쨌거나 이집트 동료 한 명이 발굴시 확보할 수 있었던 두 개의 미무소프스 잎에 관한 이야기를 했다. 이는 이 나무가 로마시대에 오아시스 바하리자에도 퍼져 있었다는 표시였다.

레나테 게르머는 식물을 그린 그림철을 들고 고대 약초들의 입지를 물어보기 위해 현지인들을 찾아 나섰다. 이것은 그렇게 큰 희망을 두었던 바하리자에서도 고되고 낙담하게 만드는 작업이었다. 젊은 사람들은 현재 미라나 무덤 혹은 사원의 폐허를 보기 위해 찾아오는 여행객들로 먹고살기 때문에, 지나간 시대의 유물들에 관해서는 대체로 아주 잘 알고 있었다. 그러나 식물은 그들에게 중요하지 않았다. 황금미라의 보관소 뒤 그늘에 앉아 있는 한 노인조차도 고개만 가로저을 뿐이었다. 실망한 채 다시 걸어가려고 했을 때 노인이 여성 식물학자의 소매를 잡아당겼다. 그림이 든 문서철을 한 번만 더 보고 싶다는 것이었다. 그러면서 한 개는, 그러니까 빨간 열매가 달린 그것은 알겠다고 했다. 그리고는 의미심장한 표정으로 그것이 또한 여기서 아주 가까운 데서 자란다고 말했다. 그저 우리의 주목을 끌고 싶은 걸까? 로마인들의 지하 용수구(用水溝)와 빗물통의 잔재를 지나쳐가는, '그의' 식물에 이르는 힘든 돌길이 그런 의심을 하게 만들었다. 대부분 부서진, 지금은 쓰레기언덕으로 오용되고 있는 축조물들은 지하로 10미터 이상 들어갔다. 그런데 그것들을 지나자 좀 멀리 떨어진 어마어마한 빗물통의 가장자리에서 행운이 찾아왔다. 투탕카멘의 화환에서 본 빨간 열매, 수면체리!

말라빠지고 색조차 거의 없어져버린 수면체리가 달려 있던 수천 년 된 미라장식을 식물학적으로 조사하고 난 뒤 이 여성 연구자는 반

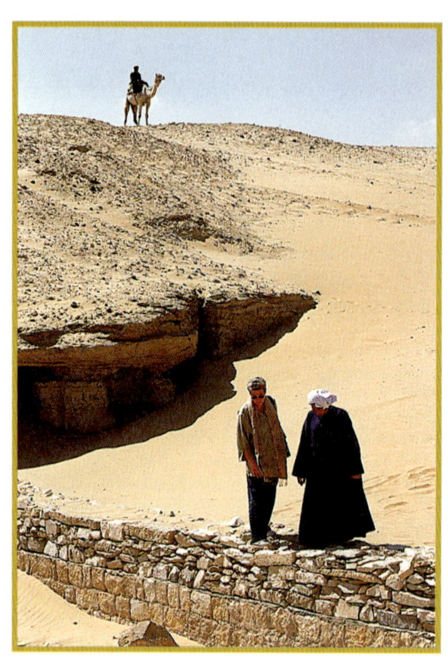

짝거리는 빨간색 열매를 마침내 그 원래의 상태로 보게 된 것이다. 노인은 얇고 마른 껍질의 깍지를 눌러 몇개의 열매를 꺼냈다. 그의 손의 짙은 피부 속에서 반짝거리는 것이 꼭 진주 같았다. 흥분한 레나테 게르머가 열매의 용도를 물었지만, 수면체리를 의학적으로 사용하는 데 대해서는 아무리 끈질기게 되물어도 노인은 전혀 아는 게 없었다.

　장황하게 오가는 얘기에 호기심이 발동해서, 역시 신비로운 문서철을 보기 위해 이웃에서 한 여자가 어린 아이를 데리고 와서 섰다. 그리고 또 다시 행운이 찾아왔다. 그림 중 하나에서 그는 사막에서만 있는 이상야릇한 식물을 알아보았다. '예리효(Jericho)의 장미[安産樹]'. 안으로 말려들어간 메마른 가지 때문에 이 식물은 마치 이미 완전히 말라 죽은 것 같은 느낌을 준다. 하지만 약간이라도 비가 오거나 공기가 충분히 습해지면, 가지들은 재빨리 펴지고 마치 기적처럼 아주 작은 이파리와 꽃이 나타난다. 이 독특한 특성, 즉 되풀이되는 말라죽음과 활짝 피어남의 순환이 이 식물을 부활의 상징이 되게 했다. 그 의학적 사용, 특히 부인과에서의 사용도 이런 맥락에서 볼 수 있다. 새 생명이 탄생할 때 마법의 보조수단으로서 말이다. 그래서 옛날에는 아이를 낳는 여자에게 예리효의 장미를 손에 쥐어주거나 이 식물의 즙을 달인 탕을 마시게 했던 것이다. 고대이집트의 여자

❀ ▶가장 기이한 사막 식물 중 하나인 예리효의 장미. 첫 빗방울을 맞고 꽃을 피우기 위해 여러 해 동안 마른 채 실 뭉치처럼 생존할 수 있다.

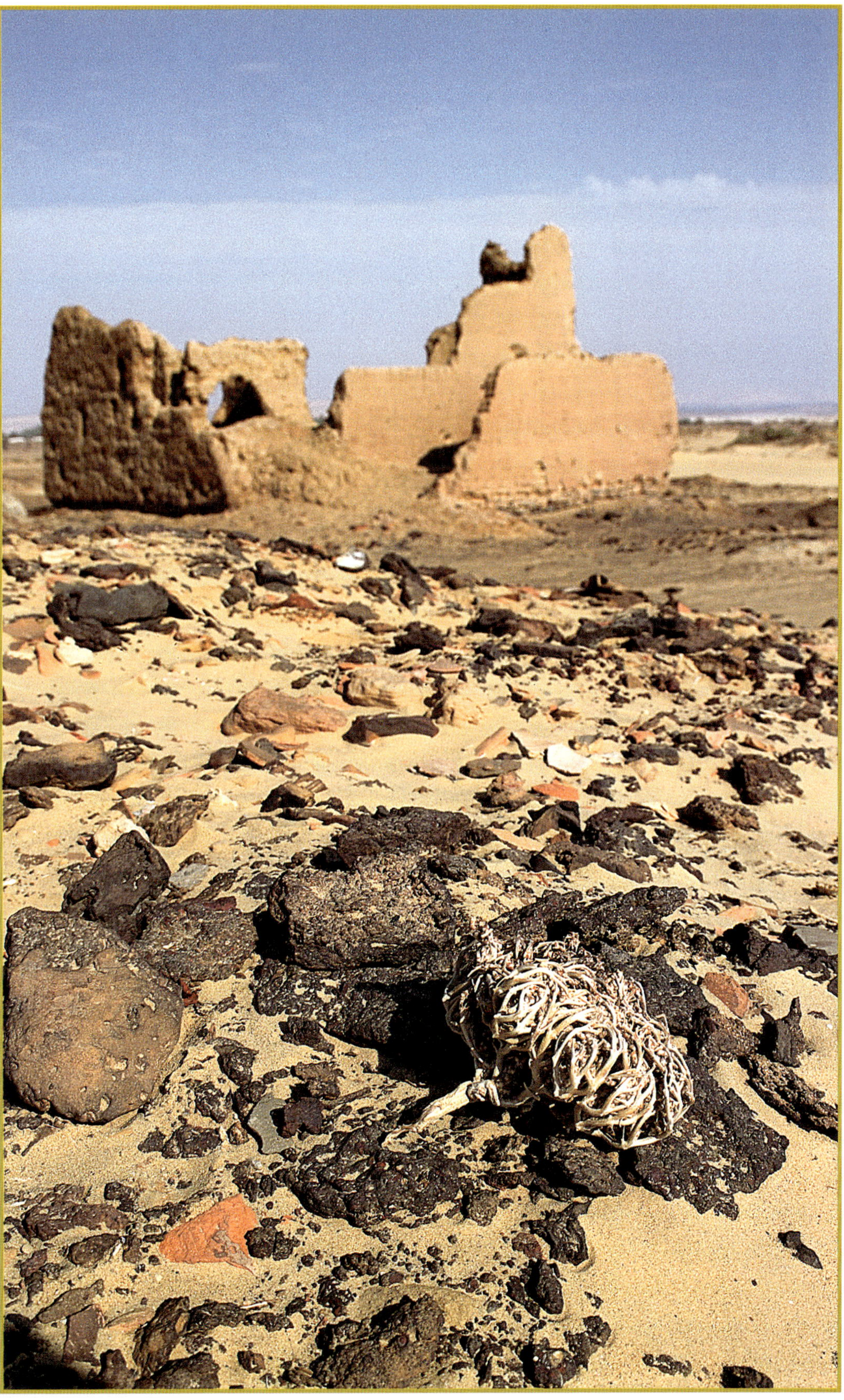

미라의 가슴 위에서도 예리효의 장미가 발견되었다. 후기 기독교시기에 그것은 '마리아의 손'이라는 지시적 의미를 지닌 이름을 갖게 되었고, 이슬람교에서는 이 이름이 예언자 모하메드의 딸 '파티마(Fatima)의 손'으로 바뀌었다.

몰락한 도시 여인들의 의식

민간신앙의 이러한 태곳적 관념들이 오늘날까지도 이집트 민간의학에 보존되어 있다는 것을 독일에서 온 이 여성 학자는 이 젊은 이집트 여자에게서 경험했다. 노인이 들을 수 없도록 조용하고 거의 음모를 꾸미는 수준의 음성으로 그는 이야기를 시작했다.

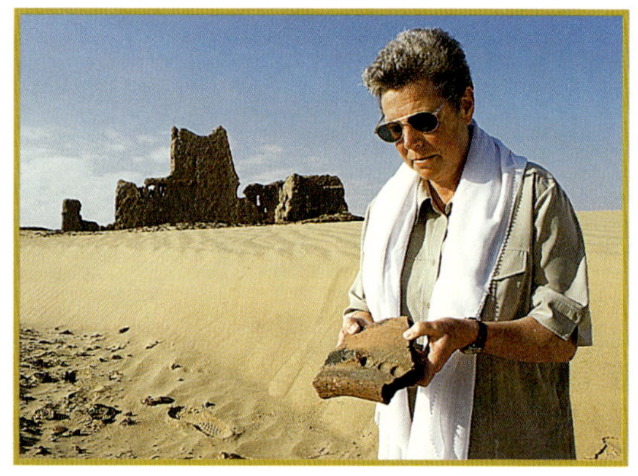

　"여기 사막 가장자리, 오래전에 사라진 주거지의 땅에서 '파티마의 손'이 자라고 있어요. 우리 여자들은 아기를 낳을 때 마법의 보조수단으로 쓰기 위해 이걸 모으고 있지요. 그런데 그 낡은 폐허들은 우리들에게는 또 다른 의미가 있어요. 세대와 세대를 이어가며 이 태곳적 전통이 전해졌어요. 먼 옛날 파라오시대로부터 전해지길, 여자들은 폐허 내부의 한 신성한 장소에서 신들에게 바라는 소망들을 점토판이나 떨어져 나온 돌조각에 적은 다음 그것을 어떤 벽감에다 놓아두었대요. 바하리자의 많은 여자들이 현재까지도 이 풍습을 그대로 지키고 있어요. 실제로 전 오래도록 아이가 없어서 밤마다 되풀이해서 고대의 폐허로 가는 사람들을 많이 알고 있어요."

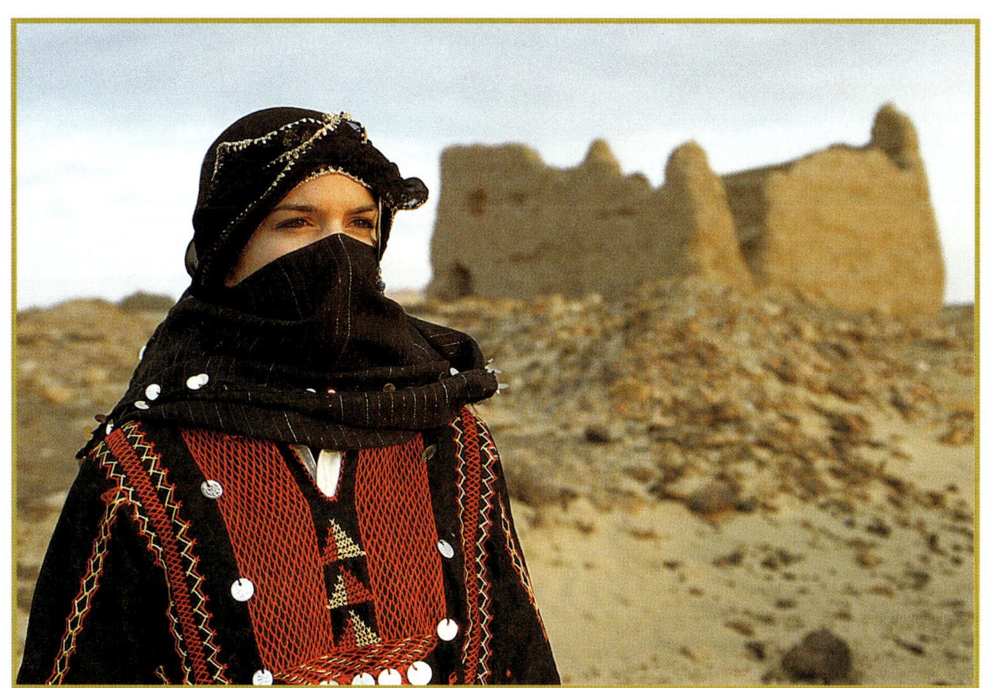

그 신비로운 폐허들이 있는 곳이 어디냐는 레나테 게르머의 질문에 이 젊은 여자는 주변을 둘러보더니 얼굴 베일을 좀더 높이 치켜 올리면서 두 마디를 속삭였다. "쿠세이르 무하이립(Quseir Muhajrib)." 고고식물학자는 감전이 되고 말았다. 위대한 파라오의 마법의 약초를 둘러싸고 전해지는 수천 년 된 전통의 살아 있는 자취를 마침내 그곳에서 발견하게 될 것인가?

기독교와 이슬람교에도 불구하고 특히 여성들이 고대이집트 신들을 수천 년이 지나서도 잊지 않고 있다는 내용의 글을 레나테 게르머는 이미 여러 번 읽었다. 이 몰락한 마법의 세계로 그들을 끌어들이는 것은 특히 여성 특유의 문제들이다. 파라오의 신들에게 도와달라고 빌기 위해 여성들은 특히 기제의 데베에니(Debehni) 무덤, 룩소르(Luxor)의 카르낙(Karnak) 신전 호수에 있는 거대한 장수풍뎅이 바위(압충석), 그리고 테베 웨스트의 람세스사원에서 모인다. 그러나 바하리자에도 마력을 퍼뜨리는 오래된 폐허들이 있었던 것 같다. 혹시 많은 사람이 찾아다닌 기적의 풀도 그곳에서 자라고 있을까? 달 밝은 밤 사막 소풍을 가보면 그 답이 나올 것이다.

낡고 작은 픽업트럭에 몸을 실은 채 시내와 교외를 잇는 간선도로를 타고 북쪽을 향하는 우리는 그 젊은 여자의 말이 정말 진실로 드러날지 궁금해 했다. 왜냐하면 유통되고 있는 그 어느 여행안내 책자에도, 그리고 그 어떤 전공간행물에서도 이 지역에 있는 고대 주거지의 잔재에 관한 기록이 없었기 때문이다. 드문드문 있는 바하리자의 집 전등을 마지막 한 개까지 뒤로 한 우리 앞에는 이제 무한히 넓은 사막만 펼쳐져 있었다. 짚 무덤 속에서 바늘을 찾는 꼴이었다.

몇 킬로미터를 더 가자 멀리서 어둠 속이라 거의 식별할 수 없는 한 건물을 향해 움직이는 둥근 불빛이 나타났다. 가까이 가자 불빛은 사라졌지만, 한 언덕 뒤에서 정말로 우리는 넓게 펼쳐진 주거지 잔재를 발견할 수 있었다. 한때는 제법 컸던 점토기와 건물들로 이루어진 폐허가 달빛 속에서 유령도시처럼 누워 있었다. 부분적으로 5미터에까지 이르는 벽들이 밤하늘에 우뚝 솟아 있는 것으로 봐서 빈곤한 주거지는 아니었던 것 같다. 우리 발밑에서는 이리저리 많이 널려 있는 파편들이 바스락거렸다. 그것은 소박한 것들이라 주민들이 무엇보다도 농업과 포도농사로 살았음을 암시했다. 역사의 흐름 속에서 이런 종류의 도자기의 형태는 거의 변하지 않았기 때문에, 이 주거지의 연대를 정확하게 가늠하기란 매우 힘들다. 게르머는 대략 서기 100년에서 400년 사이의 시기, 즉 후기 로마시대와 전기 기독교시대로 분류했다.

그런데 우리의 고대 주거지 둘러보기가 갑작스레 중단되었다. 커다란 손전등을 든 한 남자가 아주 서툰 영어로 퉁명스레 우리더러 썩 꺼지라고 하는 것이었다. "이 고고학 유적지에 들어오는 건 불법이요. 도둑질은 처벌받아요!" 레나테 게르머가 이 골동품 파수꾼을 달래려고 애써보았지만 허사였다. 그는 우리에게 신분 확인을 위해 따라오라고까지 했다. 고고학자는 감시인에게 식물그림이 있는 문서철을 보여주면서 다시 시도했다. "이것 보세요, 우리는 폐허에는 관심이 없습니다. 우린 단지 식물을 찾고 있을 뿐이에요!" 남자는 당혹스러워 하며 잠시 말이 없었다. "이건 '파티마의 손' 이잖아요. 마을 여자들이 이걸 모읍니다. 그리고 이곳이 이걸 발견하기 제일 좋은 장솝니다."

작은 파수막에 도착했을 때는 그가 우리에게 차를 대접할 정도로 분위기가 이미 반전되어 있었다. 그런 다음 그는 호기심 많은 야밤의 방문객들에게 큰 동작으로 한 권의 책을 복사한 누렇게 변한 종이들을 보여주기까지 했다. 레나테 게르머는 적잖이 놀랐다. 그것은 옛날의 주거지를 그린 그림도 들어 있는 1823년의 낡은 여행기였다. 위대한 탐사여행가 프레데리크 카요드(Frédéric Caillaud)가 완성한 것으로, 이 프랑스인은 이집트사막을 폭넓게 탐험하면서 누비아에까지 왔었고 짐작컨대 바하리자에까지도 왔었던 것 같은데, 전략적으로 유리하게 오아시스 북쪽 가장자리에 위치한 이 거주지에서 가장 큰 규모로 보존된 두 개의 폐허를 그림으로 붙들어 두었다.

차를 한 잔 더 마시면서 게르머는 폐허에 관해 좀더 많은 것을 알고 싶어했지만, 파수꾼은 아무것도 모른다며 고개를 가로 저으면서 금세 다시 사무적인 태도를 보였다. "원래 여기는 절대 오셔선 안 되는 곳입니다." 단호한 말투였다. "고고학적 봉쇄지역입니다."

이 "유령의 주거지"의 유래에 관한 정확한 정보는 오직 과학적 발굴을 통해서만 나올 수 있고, 그 작업은 쉬이 이행될 것 같지 않았다. 주거지 발굴은 시간으로나 경비 면에서 볼 때 매우 소모적이고, 매장지 작업과는 달리 고고학적 명성도 그다지 크게 얻을 수 없는 분야다. 따라서 이 촌락은 아직도 몇십 년은 더 두터운 사막모래층 아래에서 숲속의 미녀의 깊은 잠에 빠져 있게 될 것이고, 원추모양의 전등 불빛 속에서 한밤중에 몰래, 그것도 아주 가끔씩 고대의 이교도 신들을 찾는 여자들의 방문만 받게 될 것이다.

베일을 벗다

온갖 어려움에도 불구하고 레나테 게르머가 여행에서 독일로 가져온 수확물은 정말 대단한 것이었다. 이곳 실험실에서야 비로소 어떤 식물들이 실제로 약리학적으로 검증 가능한 작용을 나타내는지를

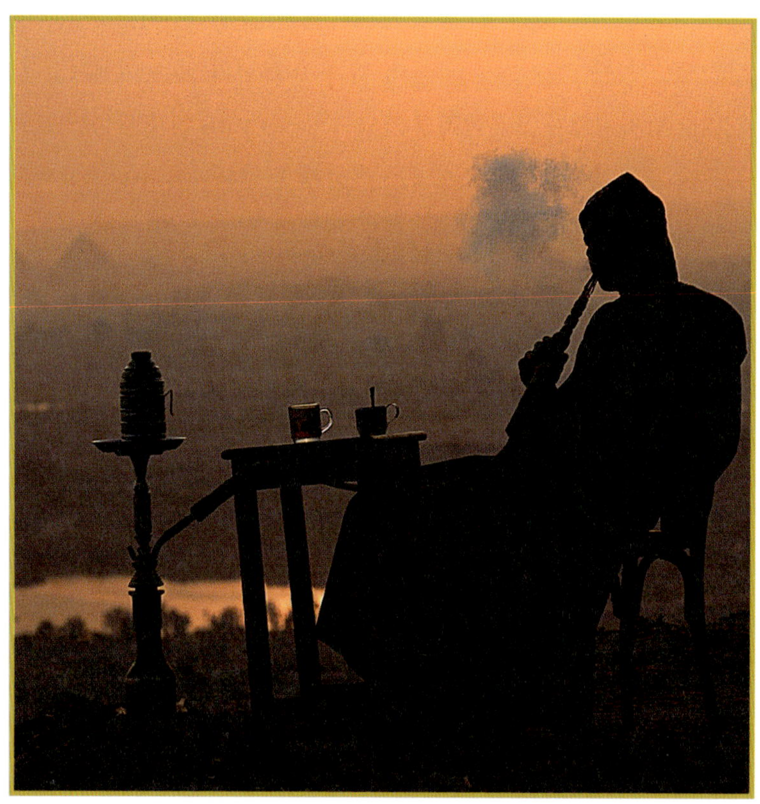

❈ 기제의 피라미드를 바라보며 완전한 고요 속에서 물담배를 즐기고 있는 남자. 이 또한 카이로의 모습이다.

드러내 보일 수 있다. 우리의 여성 고고식물학자의 첫번째 행보는 바이로이트 대학의 유기화학연구소에서 가르치고 연구하는 칼하인츠 자이페르트(Kahlheinz Seifert) 교수로 향했다.

파라오의 식물들로부터 '효과적인 원칙', 즉 본질적인 작용물질을 추출하는 게 문제라면, 이에 관한 한 자이페르트는 전문가였다. 오래 전부터 그는 레나테 게르머와 카이로의 국립리서치센터의 한나 교수와 함께 긴밀한 공동작업을 하면서 이집트의 약용식물로부터 약제로서 효과적인 물질들을 분석해왔다. 이는 1994년 이래 독일연구연합(Deutsche Forschungsgemeinschaft)의 진흥기금으로 재정이 조달되는 고비용 작업이다.

이번에는 레나테 게르머가 처음으로, 이미 파라오 의학에서 중요한 역할을 했던 게 확실한 약초들에 대한 조사를 의뢰하고자 했다. 여기에는 당연히 투탕카멘의 꽃장식을 통해 알려진 수면체리와 미무소프스나무의 잎들도 포함돼 있었다.

하이켐*으로
수수께끼의 단서를 찾아

칼하인츠 자이페르트 교수(바이로이트 대학교)

고대이집트 의사들은 근본적으로 경험을 통해 얻은 어림짐작값과 전승에 의존했던 반면, 오늘날의 우리는 식물 내 어떤 물질들이 치료작용의 주된 인자가 되는지를 현대과학의 방법으로 확인할 수 있다. 약리학적으로 흥미 있는 이러한 내용물질들을 실험실에서 분리하기 위해서는 대개 다음과 같은 과정들이 진행된다. 건조되었거나 신선한 꽃, 줄기 혹은 뿌리가 분쇄되고, 이어서 에탄올(알코올) 같은 용제로 여러 차례 추출된다. 에탄올을 증발시킨 후, 이렇게 얻어진 원추출물이 클로로폼(Chloroform) 같은 상대적으로 비극성을 띄는 용제와 물 사이에 배분될 수 있다. 여기에서 클로로폼 단계에 있는 것은 비극성을 지닌 화합물이며, 극성을 지닌 화합물은 물의 단계에 있다. 두 단계는 그런 뒤 클로로폼과 물이 완전히 증발함으로써 건조된다.

이제 유분(溜分)에 함유된 화합물의 개략적인 수를 일단 일별해보기 위해 이른바 박막크로마토그래피(Thin layer chromatography, TLC)를 이용한다. 이 방법에서는 물질들이 유리판이나 알루미늄박막 위에 있는 얇은 실리카겔(Silica gel) 혹은 알루미나(Alumina, Aluminum oxide)층에서 분리된다. 이를 위해서는 검사할 아주 적은 양의 성분화합물을 용제에 녹인 뒤, 점모양으로 분리층에 도포하고, 이어서 적절한 혼합용매와 함께 전개한다. 이때 화합물들은 흡착을 통해 그 극성에 상응하게 분배된다. 비극성 성분들은 극성 성분들보다 더 멀리 움직인다. 이는 박막판 위에 자외선램프를 비추거나 분무시약을 분무하여 가시적으로 만들어질 수 있는 현상이다.

(밀리그램에서 그램 단위까지의) 큰 물질량은 실리카겔이나 기타 분리물질에 대한 원주크로마토그래피(Column Chromatography)를 통해 흡착하거나 분배함으로써 세정될 수 있다. 여기에서 분리물질은 용제 안에서 부유시켜 유리관이나 금속관에 넣어지고, 그 속에서 분리물질은 이른바 원기둥층으로 적층된다. 그런 뒤 용제 혹은 용제혼합물을 지속적으로 추가함으로써 성분혼합체의 분리가 이루어진다. 흡착크로마토그래피에서는 비극성 화합물이 먼저, 그리고 극성화합물이 나중에 분리된다. 분배크로마토그래피의 경우에는 정확히 정반대이다. 원주크로마토그래피를 이용한 분리는 순수 화합물이 나올 때까지 계속해서 반복되기 때문이다.

획득된 유분의 약리학적 특성들은 크로마토그래피와는 별도로 단순한 테스트들에서 얻어진다. 특정 테스트에서 양성반응이 나올 경우, 통일적인 화합물을 얻을 때까지 분리는 계속된다. 그런 다음 이어서 약리학적 검사를 한다.

이렇게 해서 얻어진 화합물들의 구조는 자외선-, 적외선-, 질량-, 핵반응- 스펙트로스코피 같은 분광분석법(spectroscopy)을 이

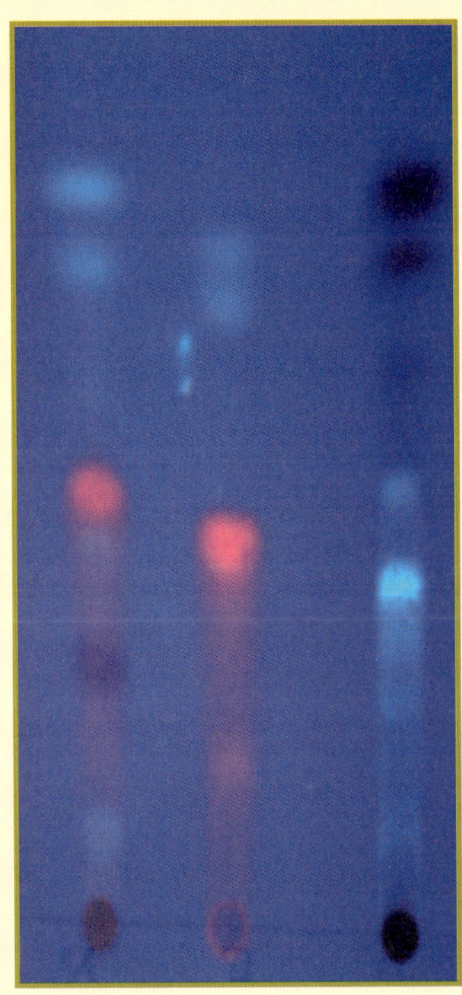

❋ 박막크로마토그래피를 거친 뒤 개별 성분들은 자외선을 받으면 가시적이 된다.

용해서 정해진다. 질량-스펙트로스코피를 이용하면 화합물의 분자량 및 분자조성을 규정할 수 있다. 예컨대 포도당의 경우 분자량은 180g이고, 화합물 $C_6H_{12}O_6$ 로서 탄소·수소·산소 원소로 조성되어 있다. 유기저분자(organic small molecules) 내 개별 원자들의 배열은 핵반응-스펙트로스코피에 의해 아주 잘 규정될 수 있다.

실험실을 찾은 이집트 약초들

한 식물 속에는 질병 치료에 역할을 할 수 있는 수백 개의 화합물이 들어 있다. 그리고 선별된 이 이집트 약초들의 경우에서처럼 때로 식물추출물의 작용에 책임이 있는 성분들을 분리해낼 수 있는 경우도 있다. 이미 4000년 전에 특정 질병의 치료를 위해 사용되었던 식물들로부터 주로 약리학적 활동에 책임이 있는 화합물들을 현재 분리해낼 수 있다면, 그것은 흥분되는 이야기가 아닐 수 없다.

◆고대이집트 민간의학에서 수면체리(*Withania somnifera L., Slanaceae*)의 잎과 뿌리는 가벼운 수면장애를 치료하는 데 사용되었다. 이에 따르면 이 식물은 진정작용을 하는 화합물을 함유하고 있다. 이 식물에 스트레스 해소활동이 있다고 보는 아유르베다 의학에서 현재 그 사용이 큰 르네상스를 경험하고 있다. 수면체리의 수성(水性) 뿌리추출물로부터 실제로 진정작용과 스트레스 억제효과를 내는 화합물을 분리해 낼 수 있었다. 나아가 이 식물에서 추출한 물질들은 면역체계를 강화해주고, 글리코위타놀라이드(Glycowithanolide)로 환원될 수 있는 항산화 특성을 지니고 있다. 항암효과가 있다고 하는 위타페린(Withaferin) A도 위타놀라이드(C_{28}-스테로이드)에 속한다.

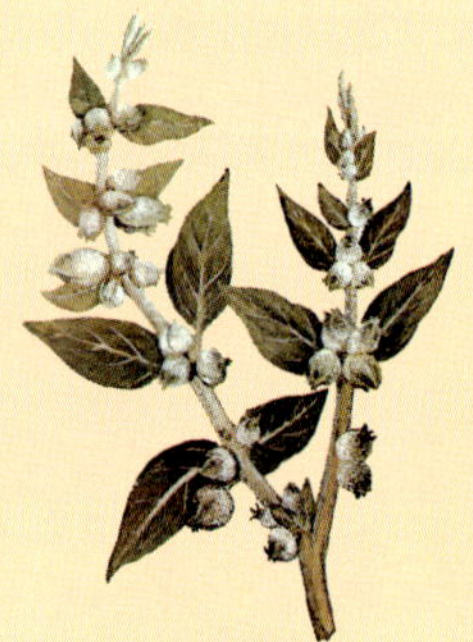

❀ 진정효과를 지니고 있는 수면체리.

◆ 피마자(*Ricinus communis L., Euphorbiaceae*)의 씨에서는 고대이집트인들이 하제·구토제·발모제로서 뿐만 아니라 피부질환 치료에도 사용한 기름을 얻을 수 있다. 오늘날 피마자기름은 에프터쉐이브나 헤어스타일 손질용으로 다량 사용되고 있는데, 소량으로는 의학적인 목적으로 하제로 사용된다. 여기에서 설사의 동인으로 작용하는 것은 리시놀산(Ricinolacid), 즉 불포화 12-히드록시지방산인데, 기름의 구강복용 후 소장 내 효소에 의해 지방으로부터 분리된다.

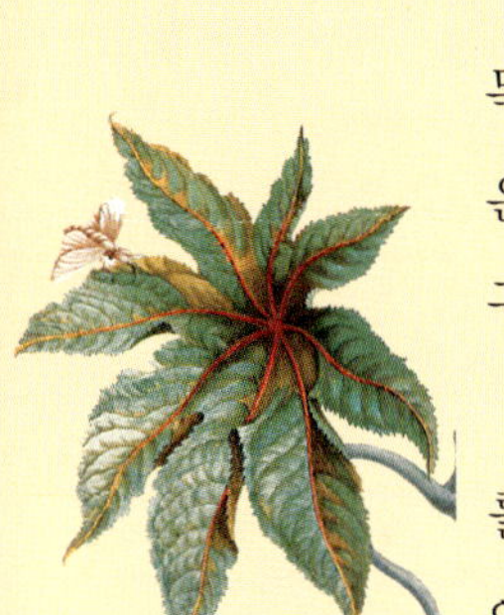

리시놀산은 프로스타르란딘(Prostaglandin)-생합성을 자극하고, 이를 통해서 대장의 수축을 촉진해주는 것 같다. 전 세계적으로 연간 약 80만 톤이 생산되는 피마자기름은 의학용 및 화장품용으로 냉압되고, 독성이 아주 강한 글리코프로테인 리신(Glycoprotein Ricin) 및 독성 알칼로이드인 리시닌(Ricinin)을 분리하기 위해 추가로 수증기증류 절차를 거치게 된다.

리신이 인체에 어떤 파괴적인 작용을 하는지는 지난 세기의 80년대 런던에서 세인의 주목을 끌었던 한 살인사건이 잘 보여준다. 저널리스트이자 불가리아 망명객인 게오르기 마르코프(Georgi Markov)가 버스정류장에 서 있는데 갑자기 오른쪽 팔뚝 뒤가 가볍게 따끔거렸다. 우산을 든 낯선 사람이 급히 신체접촉을 사과하고는 바로 택시 속으로 사라졌다.

이 일이 있은 지 얼마 되지 않아 마르코프는 고열을 얻었고, 사흘 뒤 죽었다. 시체 부검에서 오른쪽 팔뚝에서 250밀리그램의 물질이 들어갈 수 있을 정도의 금속캡슐 하나가 속이 빈 채 발견되었다. 독살의 진행과 증후를 보고 동물실험까지 해본 뒤 전문가들은 사용된 독극물이 리신일 수밖에 없다는 결론에 이르렀다.

신중히 사용하기만 한다면, 리신의 이런 특성은 현대의학에서 유용하게 사용될 수 있다. 이 물질을 예컨대 세포를 서로 묶어주는 항원 및 항체와 결합하면 특정 암세포들에 대해 독성을 발휘할 수 있기 때문에 치료에 사용될 수 있다.

◆ 파고니아 인디카 (*Fagonia indica Burm. f., Zygophyllaceae*)는 이집트 민간 의학에서 피부질환과 초기 단계의 암에 사용되고 있다. 흥미로운 것은, 이 식물의 최근 연구조사들에서 우르솔산(Ursolacid)과 올레아노산(Oleanoacid)이 기술되고 있다는 점이다. 이 두 트리테르펜산(Triterpenacid)은 암 억지효과를 보이고 있고, 거기에서 우르솔산이 올레아노산보다 더 높은 활동성을 지닌다. 우리는 이 물질로부터 올레아노산이나 우르솔산 같은 아글리콘(Aglycon)과 두 개의 탄수화물 사슬로 이루어진 트리테르펜사포닌(Triterpensaponin)을 분리할 수 있었다. 사포닌을 함유하는 식물들은 옛날부터 다양한 문화권의 민간의학에서 기침·관절염·통풍에 사용되고 있다. 뿐만 아니라 사포닌을 함유하는 식물의 잎은 이뇨 촉진, 신장 및 방광과 관련된 차와 관장용 차, 물질대사를 위한 차 등 많은 차의 성분으로 사용되고 있다.

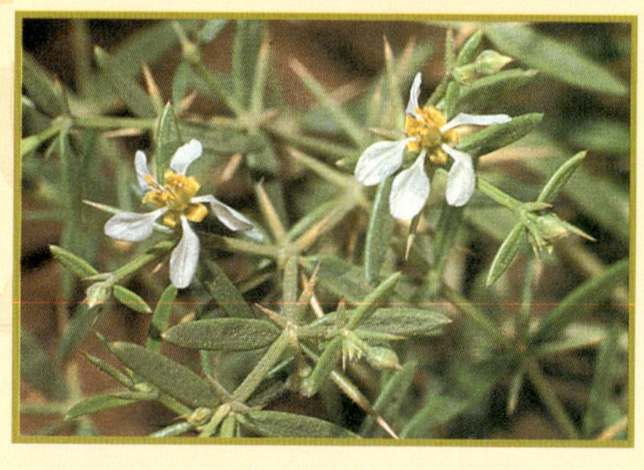

트리테르펜사포닌의 성분집합은 아주 방대한 작용스펙트럼을 보여주고 있다. 세균과 달팽이를 죽이고, 감염을 억지하고, 항바이러스성이며, 기침시 가래를 나오게 해주고, 콜레스테롤 수치를 낮춰주고, 래디컬 스커벤징(Radical Scavenging) 효과가 있으며, 심장순환계에 영향을 준다. 특별히 중요한 것은 트리테르펜사포닌을 투입함으로써 항원의 면역원 작용을 강화시켜줄 수 있다는 점이다. 여기에서 트리테르펜사포닌은 콜레스테롤, 포스폴리피드(Phospholipide), 그리고 특정 항원—대개는 바이러스—과 함께 투여되는데, 이는 특정 항원에 대한 면역체계의 반응을 강화시켜주기 위함이다. 인간면역결핍(human immunodeficiency, HI), 헤르페스, 독감바이러스에 대한 백신을 가지고 한 성공적인 실험들이 보고되어 있다.

몇몇 사포닌은 세포를 손상시키는 작용뿐만 아니라 면역을 자극하는 작용에 의거하는 항암 특성도 보여준다. 이를테면 *아가웨 칸탈라(Agave cantala Roxb., Agavaceae)*와 *아스파라구스 구릴루스 (Asparagus curillus Buch-Ham, Liliaceae)*로부터 분리된 사포닌은 여성의 자궁암과 백혈병 세포의 성장을 억지해준다. 인삼사포닌으로 치료하는 경우에는 악성 흑색종 세포의 성장이 뚜렷하게 억지된다. 백합과에 들어 있는 스테로이드사포닌(Steroidsaponin)은 면역체계의 활성화를 통한 항암효과를 보인다. 이 사포닌을 쥐의 복강에 주사하면, 이것이 간 암세포의 성장을 막아준다. 이어진 혈액분석에서 체내 고유의 킬러세포의 수가 증가했다는 것이, 즉 면역이 고무되었다는 것이 검증되었다.

◆석류나무*(Punica granatum L., Punicaceae)*의 수피는 이집트 의학에서 중왕국 말 내지 신왕국 초 경에 촌충 퇴치제로 도입되었다. 우리가 현재 알고 있는 것처럼, 펠레티에린(Pelletierin) 유형의 피리딘(Pyridin) 알칼로이드가 있기 때문에 이런 효능이 있는 것이다. 펠레티에린은 촌충에 맹독성으로 작용하기 때문이다. 프라지콴텔(Praziquantel)이나 니클로사미드(Niclosamid)처럼 합성에 의해 생산되는 오늘날의 촌충제도 마찬가지로 펠레티에린을 함유하고 있다.

프라지콴텔은 기생충의 근육을 마비시키는 작용

❋ 석류는 촌충을 퇴치하는 효과가 있다.

을 하고, 이렇게 되면 기생충은 배변을 통해 빠져나오게 된다. 니클로
사미드를 가지고 치료를 하는 경우에는 촌충이 단백질을 분해하는 효
소에 대해 더 민감해진다. 이를 통해 이 해충의 머리는 위액의 공격을
받을 수 있다.

◆ 팔레스티나 대추나무(*Zizyphus spina christi (L.) Wild., Rhamnaceae*)의 잎
은 고대이집트 의학에서 감염과 상처를 치료하는 데 사용되었다. 그
속에는 감염을 억지해주고, 세균·곰팡이·바이러스에 저항하는 활
동에 책임이 있는 것 같은 플라본(Flavone)과
플라본글리코사이드(Flavonglycoside)가 들어
있다.

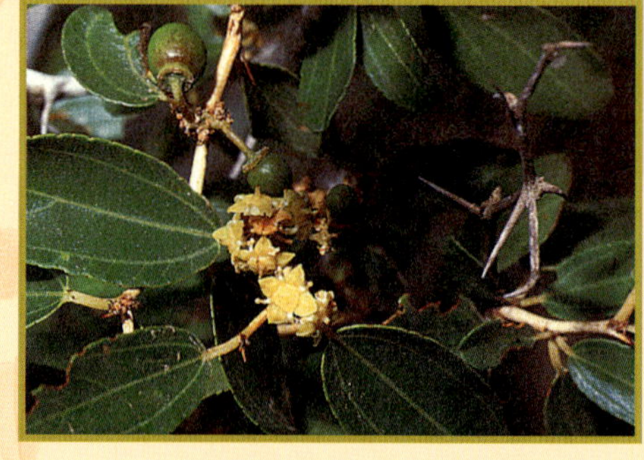

우리에게 알려진 것만도 500종이 넘는
플라보노이드(Flavonoide)와 그 글리코사이드
(Glycoside)는 현저한 농도 차이를 보이며 모
든 고등식물들에서 나타나고, 그것들은 이
식물들을 위해 세균과 바이러스와 벌레에 대한 방어물질로서 봉사
한다. 인간의학에서 그것을 사용하는 데에도 바로 이 활동들이 중요
하다. 뿐만 아니라 플라본과 플라본글리코사이드는 알레르기에 항
성을 지니고 있으며, 부스럼을 낫게 하고, 심장혈관을 확장해주고,
경련을 풀어주고, 간을 보호해주는 특성들을 지니고 있다.

❀ 팔네스티나 대추나무는
현대의학을 위해서도 흥미
있는 많은 약제 특징을 지
니고 있다.

　고대 약초에 대한 우리의 연구 결과들은 암·에이즈·심장순환계
질환 및 그밖에 많은 질병들을 성공적으로 치료할 수 있는 높은 효능
의 신약을 개발하기 위해 지구상의 여러 지역의 방대한 민간의학 지
식을 이용하는 것이 오늘날의 연구를 위해서 얼마나 중요한지 보여
준다. 발표된 모든 화학구조 중 단 1퍼센트만이 자연물질이라는 사

실, 그러나 자연물질과 그로부터 파생된 화합물들이 작용물질 가운
데 35퍼센트의 시장점유율을 차지하고 있다는 사실을 생각해본다
면, 이 분야에 내재되어 있는 잠재성이 여전히 얼마나 큰지 명백해
진다. 수백 만 년 동안의 진화 과정에서 생겨나서 빈번히 중요한 상
호작용을 하는 바이오분자들은 많은 인공적인 물질들보다 훨씬 더
높은 작용물질성을 지니고 있다.

(*High-Chem, 첨단화학실험)

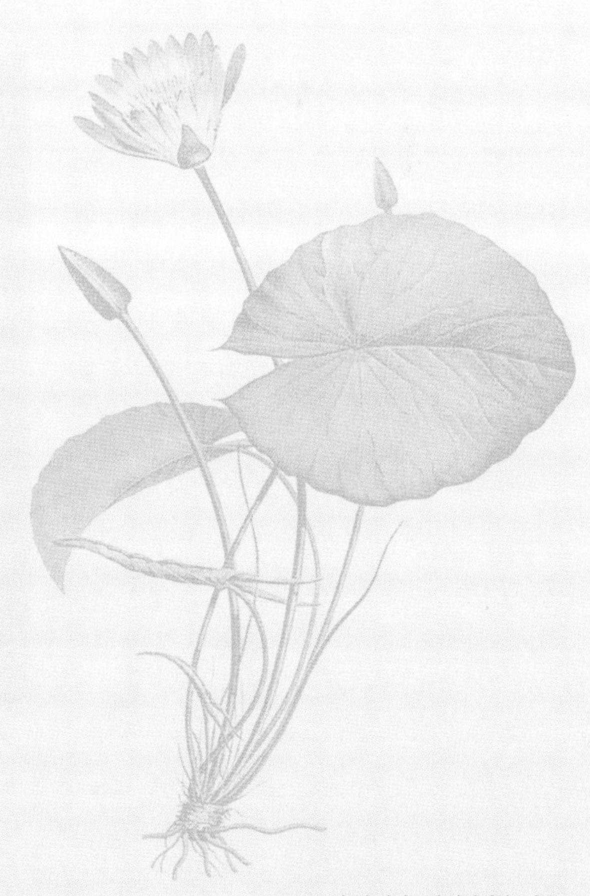

파고니아 인디카

실험실에서 이루어지는 자취 확보작업은 계속될 것이다. 미라 꽃장
식의 기본 구성요소였던 미무소프스 꽃잎의 화학분석은 아직 이루
어지지 않았고, 여기에서 과학의 미개척지에 첫발을 내디딜 것이다.
팔레스티나 산 대추나무 잎의 내용물질들도 아직 세세하게 연구되
지는 않았지만, 일부 염증을 억제하는 속성을 지니고 있다는 것은
이미 분명하게 드러났다. 연꽃잎에 대한 자이페르트 교수의 연구에
서 얻은 결과는 좀 다르다. 이집트예술에서 특히 꽃잎을 코앞에 대고
있는 장면으로 자주 재현되었기 때문에, 사람들은 이 꽃잎이 마취나
최음물질을 함유하고 있을지도 모른다고 추측했다. 그러나 람세스 2
세의 미라 꽃장식에도 들어가 있던 연꽃잎에는 마취효능이 없었다.
이와 달리 피마자 잎을 이용한 고대이집트의 상처 치료술은 되살아
났다. 화학분석을 통해 염증상처에 치료효능
이 있는 성분들이 드러났던 것이다.

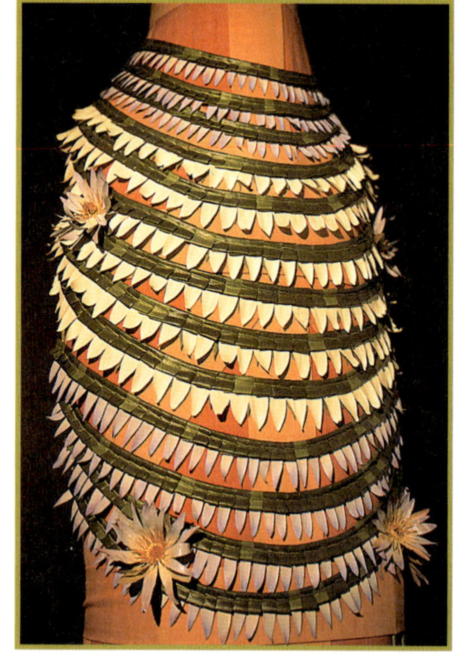

※ 이런 꽃장식들이 람세
스 2세의 관을 치장했다

  약제의 관점에서 볼 때 이집트의 또 다른
대표적 식물군이 특별한 관심을 끌었다. 남
가새과(*Zygophyllaceae*)가 바로 그것이다. 주혈
흡충병 퇴치를 위한 희망주인 발라니테스가
여기에 속하는데, 이것은 특히 달팽이에 효
과를 보이는 독성을 지니고 있다. 자이페르
트 교수는 우리에게 발라니테스로부터 분리
된 물질 하나에 대해 최근 약제특허까지 신청
했다는 이야기를 해주었다. 그러나 의학연구
를 위해서는 다른 남가새과 식물이 아주 중요
한데, 이집트 오아시스의 변두리와 지중해

해안에서 자라는 작고 볼품없는 사막식물이 바로 그것이다. 파고니아 인디카(Fagonia indica).

이 식물을 암시해준 사람은 카이로의 한나 교수였다. 고대이집트의 의학 관련 원전에서는 이 식물의 명칭을 아직 확인할 수 없었기 때문에, 연구자들은 이집트 민간의학에서 단서를 찾고 있었다. 그런데 그들은 공교롭게 카이로에서 그것을 발견하게 되었다. 그곳에 세대를 이어서 가업으로 지켜오며 식물성 약제 생산만을 전문으로 해온 오래된 약국이 하나 있었던 것이다. 약초 하나하나의 효과와 이와 연관된 적용영역에 관한 지식이 가족 내에서 아버지로부터 아들에게로 전수되고 있었다. 실제로 의료행위를 하고 있는 약초박사인 현재 소유주의 아들은 점포의 판매구역 위의 2층 골마루 자기 책상에 앉아 환자의 고충을 듣고 있었다. 그런 다음 그가 혼합약제 처방을 써주면 아래에 있는 약국에서 바로 약을 지어주었다.

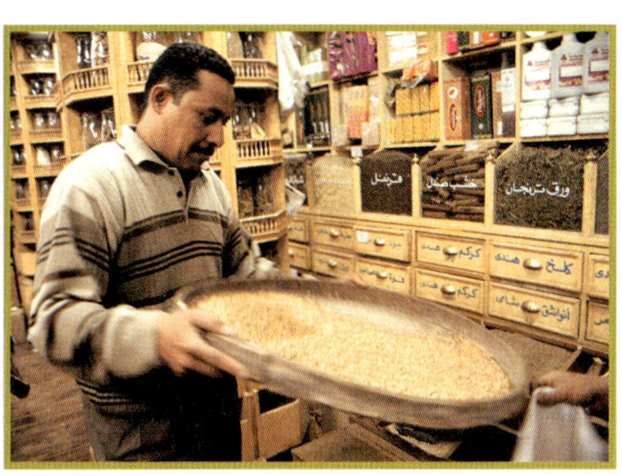

❀ 이 약국에는 이집트 민간의학에서 필요로 하는 모든 것이 있다.

여기 이 약국에 파고니아 인디카도 있을까? 맨 처음 우리에게 돌아온 건 또다시 고개저음뿐이었다. 판매인은 이 라틴어 명칭을 몰랐다. 어쩌면 이 집의 '주인'이 진료시간 후 도움이 될 수 있을 것이다. 약초에 정통한 이 약사가 레나테 게르머와 함께 가장 은밀한 곳에 있는 자신의 개인 책장에서 여러 권의 약초사전을 뒤졌다. 파고니아 인디카는 다른 이름으로 다뤄지고 있을지 몰랐다. 의심은 사실로 입증되었다. 이 식물의 아랍어 이름이 적힌 작은 메모지를 들고 점포로 내려왔을 때 약초를 받을 수 있었던 것이다.

여전히 이집트 민간의학에서 약초로 사용되고 있는 파고니아 인디카는 우리의 현대의학에서도 핵심적인 역할을 할 수 있다. 자이페르트 교수는 이 식물의 추출물이 인체가 다른 사람의 내장기관에 대해 나타내는 반발반응을 막아준다는 사실을 확인했다. 이 자동면역반응은 오래 전부터 이식 외과술이 부딪쳐왔던 큰 문제이다. 하지만 고대이집트인들의 약제를 쓰면 인체는 생명을 구해주는 장기를 받을 준비를 갖출 수 있게 된다.

희망의 나라 이집트

투탕카멘의 부장품들은 모두 그가 저승에서 계속해서 살아갈 것을 염두에 두고 정해진 것들이었다. 그렇다면 정교한 모양으로 장식되어 함께 무덤 속으로 들어간 식물들도 암흑세계에서 건강에 도움이 되지 않을 이유가 없지 않은가? 그 작용물질들이 어쨌든 그걸 가능하게 해줄 것이다. 오늘날의 우리는 적어도 이 정도까지 알고 있다. 국경과 시대를 넘어서 유명세를 떨쳤던 고대이집트 의사들은 많은 식물들의 약효를 알고 있었다. 수백 년에 걸쳐 잊혀지게 된 그들의 치료술의 기초가 거기에 있다. 현재 전 세계의 학자들이 저 잃어버린 치료지식이 다시 세상 빛을 볼 수 있게 하기 위해 노력하고 있다. 고된 탐정의 작업이다. 하지만 첫 결과물들을 보면 고생할 가치가 있다는 것을 알 수 있다. 재발견된 물질들, 즉 파라오의 장명영약들이 수백 만 명의 환자들에게 희망을 줄 수 있다.

고대이집트 과거로의 우리의 시간여행은 따라서 미래의 약제를 찾는 일이기도 했다. 그렇기 때문에 위협받고 있는 이집트 약초의 보고는 반드시 지켜져야 한다. 왜냐하면 그것은 레나테 게르머와 그의 동료들의 포기할 수 없는 연구기초이기 때문이다. 이 여성 과학자가 파라오의 시의들의 의학세계로 여행을 떠나면서 겸허하게 했던 말

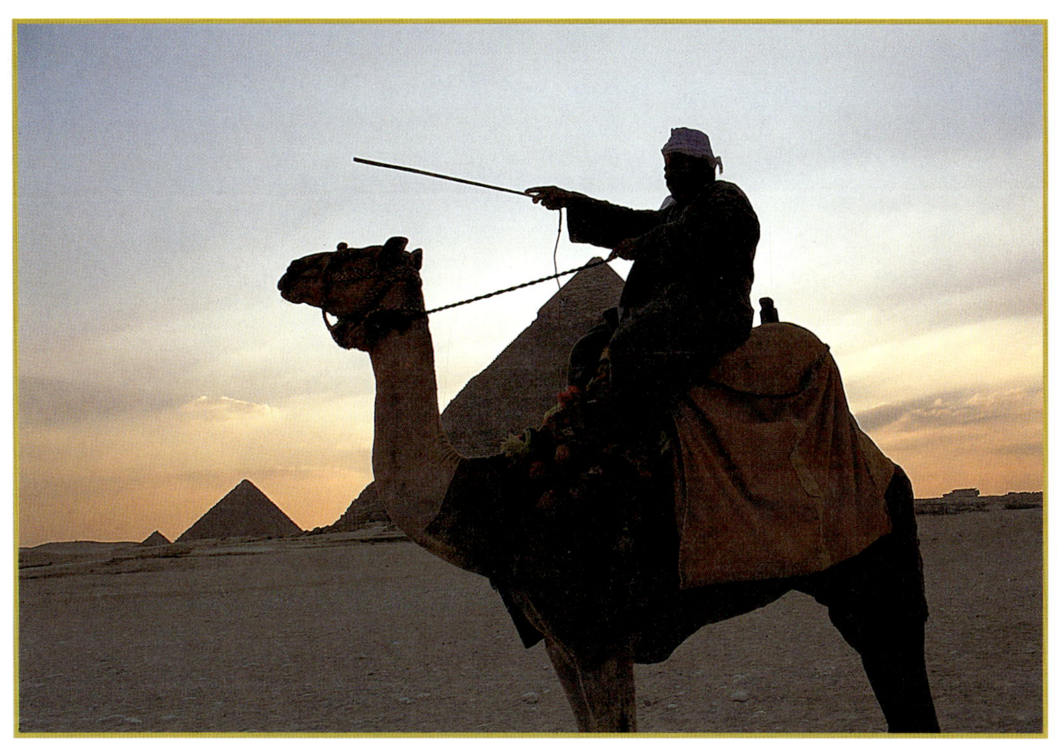

이 무엇이었던가?

"이 연구를 하면 4000년 전에 살았던 사람들에게 더 가까이 갑니다. 그들의 일상적인 결함과 걱정과 질병에 말입니다. 역사는 그렇게 해서 인간의 얼굴을 얻는 것입니다. 그리고 우리에게 어느 정도 운과 인내심이 있다면, 우리는 현재와 미래를 위해 많을 것을 배울 수 있습니다."

— 페터 프레스텔

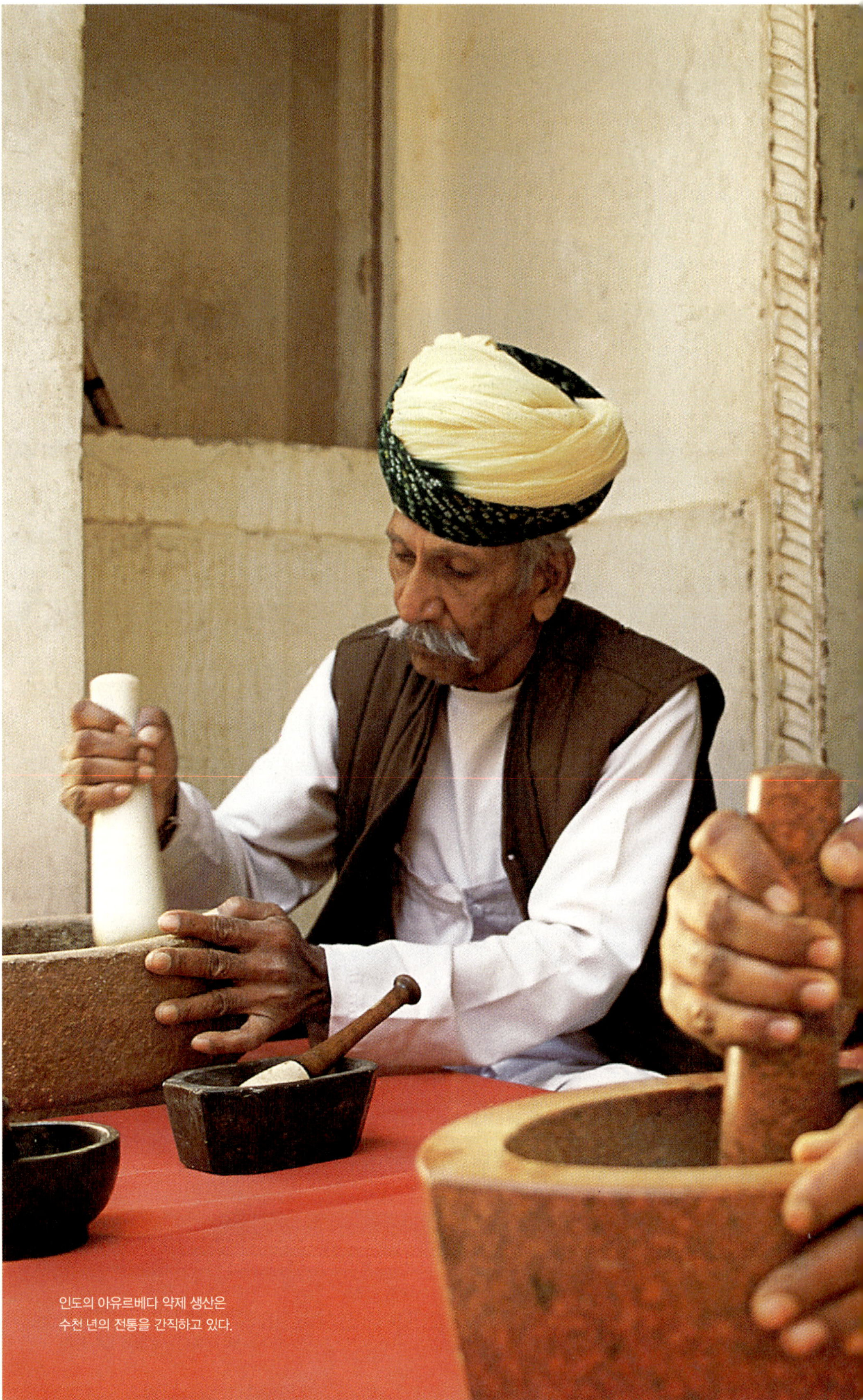

인도의 아유르베다 약제 생산은
수천 년의 전통을 간직하고 있다.

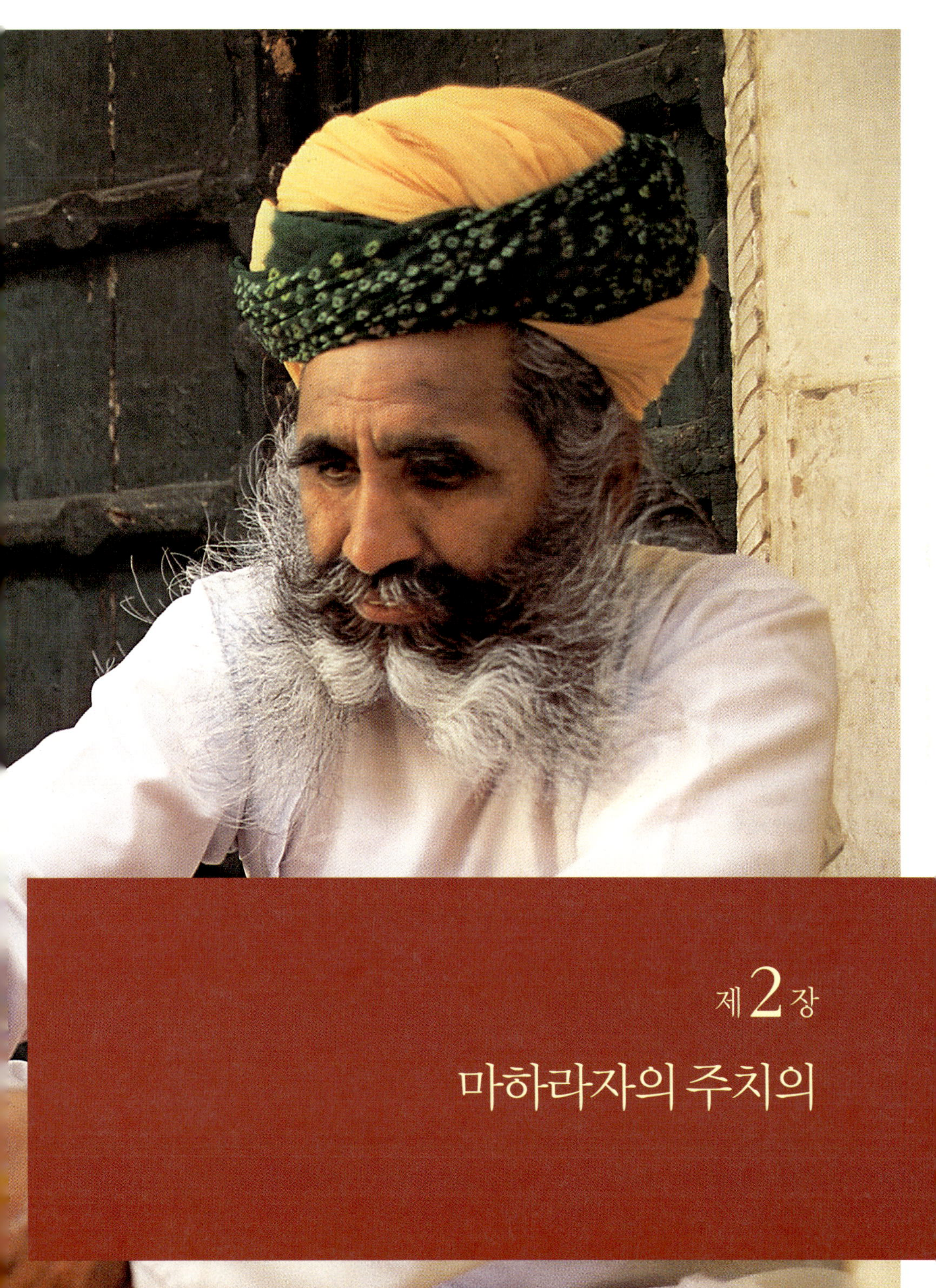

제 2 장
마하라자의 주치의

구름처럼 일어나는 물거품의 안개 속에서 우리가 암벽으로 들어가는 동굴 입구들을 알아본 것은 정말 믿을 수 없는 일이었다. 마침내 비가 잦아들었고, 아래로 향하는 어지러우리만큼 가파르고 미끈미끈한 계단을 내려가기 위해 우리는 협곡의 단절부 가장자리로 접근해갈 엄두를 낼 수 있었다. 숨 막히게 만드는 시설의 규모가 그제야 분명해졌다. 사람의 손으로 만들어진 서른 개의 동굴들이 1000미터보다 아주 더 길지는 않을 거리를 두고 줄지어져 있었다. 어디로 눈을 돌려도 넘쳐날 정도로 장식이 많은 정면 입구, 사람 키만한 입상, 부처상, 비문들만 보였다. 거의 2000년 전 불교의 승려들이 남긴 고대 유물들이었다. 동굴을 마무리하기 위해 이곳에 전 생애를 바친 승려들도 종종 있었다고 한다.

우리는 손전등의 불빛을 비춰 어두워서 그 크기를 좀처럼 가늠할 수 없는 첫번째 동굴로 들어가는 길을 더듬어갔다. 희미한 불빛에 익숙해지자 이 유일무이한 장소의 아름다움이 전모를 드러냈다. 어두운 벽마다 온통 그림들로 가득 차 있었다. 정말이지 그림으로 채워지지 않은 부분은 한 점도 없었다! 모든 동굴에서 발견되는 화려한 색채의 그림들은 대부분 부처의 일생을 재현한 것이었다. 자신의 삶을 바꾸

❋ ▸아잔타동굴 입구는 셀 수 없이 많은 조각상과 장식물로 치장되어 있다.

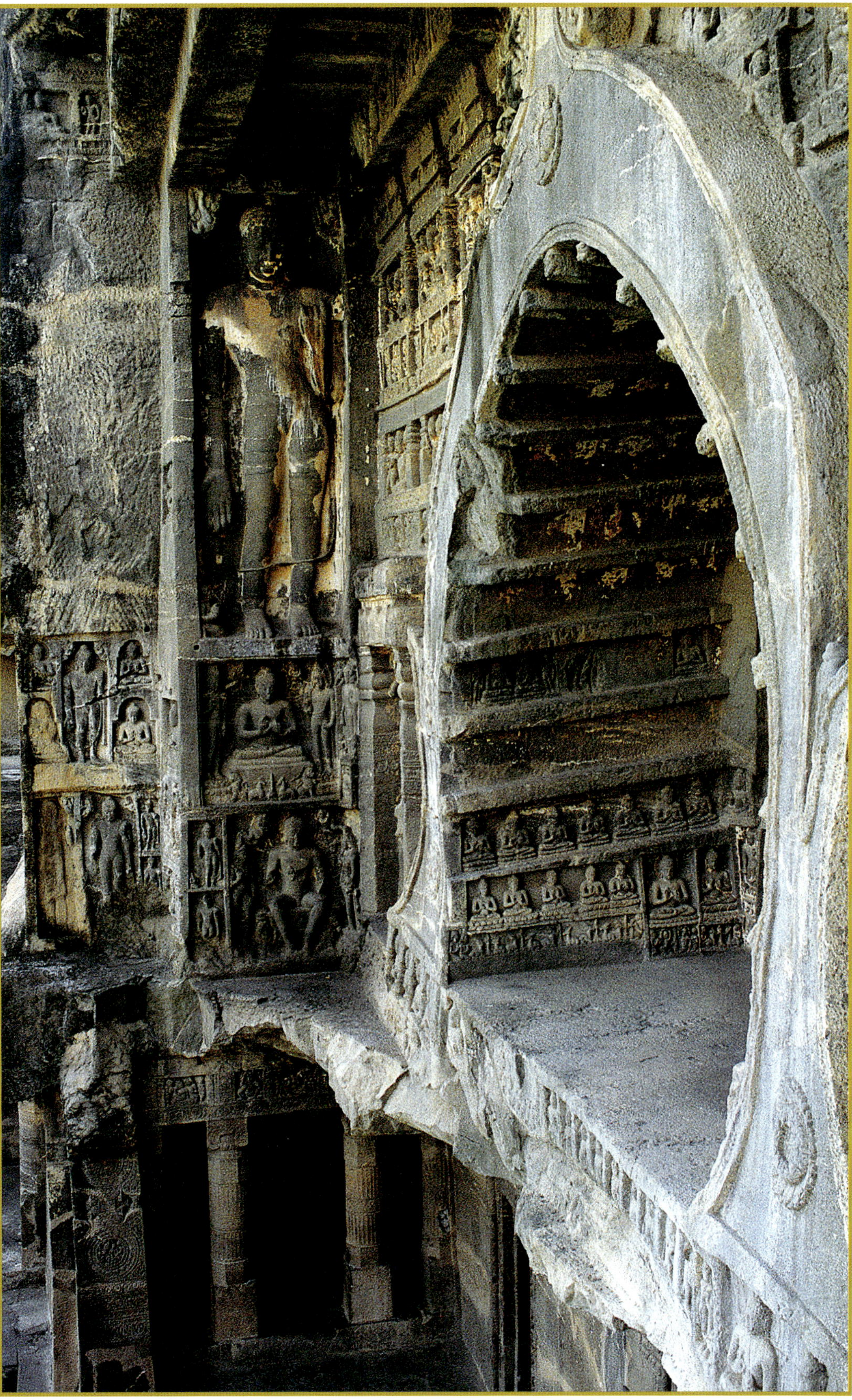

기 위해 길을 떠난 뒤 부처, 즉 '깨달은 자'가 된 정의의 왕 시비(Sibi)에 관한 그림 역사. 승려들은 자기네 종교가 포괄하고 있는 전 우주를 아잔타동굴의 벽에 그렸던 것이다. 영원히 간직될 전갈로서 말이다.

수년간의 연구작업을 통해서 학자들은 이 아름다운 그림세상을 해독해냈다. 그러는 가운데 그들은 동굴 XVII에서 아주 중요한 발견을 했다. 거기에는 불교의 생의 바퀴가 그려져 있었는데, 그 해석만으로도 여러 권의 책을 가득 채울 수 있을 정도로 내용이 풍부한 이것은 불교신앙의 근본 특징들을 상징과 장면으로 그대로 재현하고 있었다. 그리고 그림으로 재현된 장면들을 설명해주는 고대 산스크리트 원전이 중앙인도에서 발굴됨으로써 이 경이적인 벽화의 학문적 가치는 배가되었다.

손에 든 전등의 불빛으로 우리는 그림 위를 한 조각 한 조각 비춰보며 색채와 장면들을 생동적으로 만들어보았다. 그리고 생의 바퀴의 가장자리에 누워 있는 사람 앞에 무릎을 꿇고 있는 한 인물을 발

✿ 불교의 생의 바퀴는 아쉽게도 단편적으로만 보존되어 있다. 그렇기 때문에 그 해독이 학자들에게는 퍼즐풀기 작업이다.

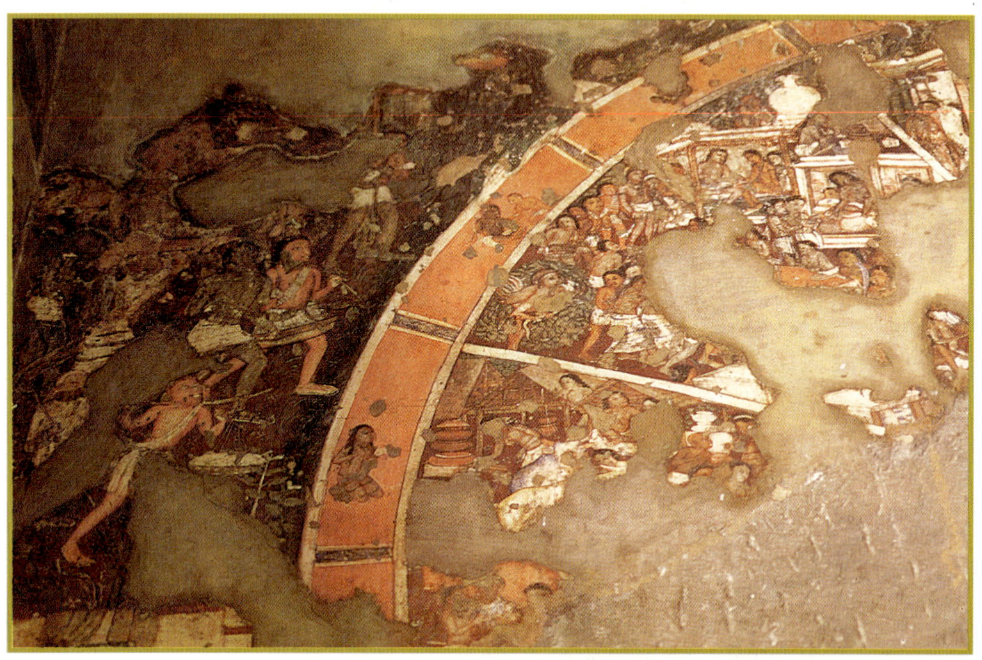

견했다. 산스크리트 원전을 통해 우리는 이 인물이 신분 표시로 모자를 쓰고 있는 의사라는 것을 알고 있었다. 인도에서 보존되고 있는 의사 그림 중에서는 가장 오래된 것이었다. 부처의 주치의를 그리고 있는 걸까? 의사의 손에 들린 작고 눈에 띄지 않는 병에는 무엇이 들었을까? 어떤 기적의 약제가 그 안에 보관되었던 것일까? 어떤 처방에 따라 조제되었을까? 무슨 재료로? 고대 인도인들은 식물의 치료효능에 관해서 도대체 무엇을 알고 있었을까?

이 아잔타 약병의 수수께끼가 수천 년 된 인도아대륙의 의학지식의 원천을 찾는 우리의 탐사의 시작이다.

마하라자의 정원에서

그 유명한 라즈푸트 계급의 지도자 라오 조드하에 의해 500년 전 세워진 고대 메헤랑가르 성채의 비스듬히 돌출한 벽을 하루의 첫 햇살이 쓸어주고 있었다. 이 톱니 모양의 방어용 흉벽에서 아래로 족히 150미터는 떨어진 곳에 인도에서는 '블루'라고 부르는 도시가 쌀쌀한 아침의 평온 속에 누워 있다. 조드푸르, 즉 라자스탄의 이 '파란 도시'는 이전에도 그랬듯이 지금도 상업의 메트로폴리스이기 때문에, 이런 분위기는 금방 바뀌게 될 것이다.

대규모 낙타대상들은 부를 가져다주었는데, 그 대부분을 지난 세기의 중반까지 조드푸르의 마하라자(Maharadscha, 라자스탄 지역의 군주를 뜻하는 칭호-옮긴이)가 화려하게 살았던 우뚝 솟은 성벽 안으로 가져다주었다. 대리석으로 하얀 방들에서 넘쳐나는 아침 햇살이 정교하게 장식된 커다란 내부 정원에 기다란 그림자를 드리웠다. 고독한 피리 소리가 이 "스쳐지나가는 시선의 궁전" 전체에 울렸다. 인상적인 터번을 두른, 그리고 그보다 결코 덜 화려하지 않은 수염을 기른 문지기가 '램프의 궁전'의 창문들에 시선을 둔 채 물담배 파이프를 유유히 빨아 당기고 있었다. 반짝이는 오렌지색 사리 차림의 한 여자가 여자들의 방 '자나니 디오디(Zanani Dyodi)'를 소리 없이 빠르게 지나갔다. 이전엔 남자로서는 마하라자가 유일하게 드나들었던 곳이다. 그러나 그는 벌써 오래 전에 맞은편 산에 새 궁전을 짓고, 옛 처소는 관광객들에게 남겨주었다. 지금은 누구나 이 동방의 동화나라에 들어갈 수 있다. 다만 자이 폴, 즉 승리의 문에 있는 매표소에서 50루피를 투자해야 한다.

거대한 궁전 건축물 안쪽에서는 돌로 된 테라스로 꼼꼼하게 구분된 정원의 초록빛이 부드럽게 반짝이고 있었다. "식물은 각기 이상적인 자리에 배정되어 있습니다." 현재의 조드푸르의 마하라자의 일종의 시의인 자나르단 바르드와즈(Janardan Bhardwaj)가 우리에게 해 준 설명이다. 그는 반짝이는 눈빛으로 우리에게 인도 지배자들의 정원에 있는 약초정원이 이전에 지녔던 오랜 전통과 큰 의미에 관해서 얘기했다. 일흔 살의 이 의사에게 그것은 "살아 있는, 계속해서 자라는 약국"이었다. 이 베드자(Vedja)는— 이곳에서는 전통적인 의사를 애칭으로 이렇게 부른다— 이미 그의 아버지와 할아버지가 그랬던 것처럼, 식물의 효능과 아유르베다 의학의 지식에 몸을 바친 사람이다. 메헤랑가르의 궁전 정원이 다시 초록빛으로 물들게 된 것은 그의 공이었다. 약을 얻어내기 위해 오랜 휴경

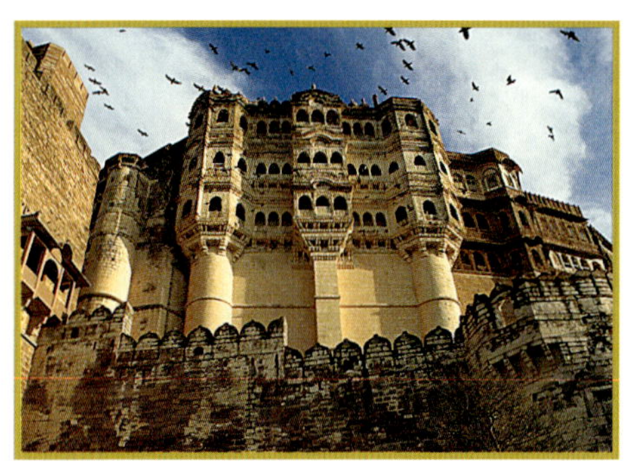
❉ 과거 세계로부터 남겨진 꿈의 성. 조드푸르의 마하라자의 고궁.

후 그곳에 다시 치료식물을 심기로 한 것은 그의 생각이었다. "제 아버님께서는 시 형식을 빌려 나에게 수백 가지 옛날 처방을 알려주셨고, 그중 대부분을 나는 아직도 외울 수 있어요." 이렇게 말하는 베드자에게는 자부심이 보였다. 그리고 이와는 별개로 그는 이 여행 중심지를 찾는 사람들에게 정원을 빌어 아유르베다의 원칙에 좀더 가까이 갈 수 있게 해주었다. "나무와 덤불, 꽃과 약초를 안다는 것은,

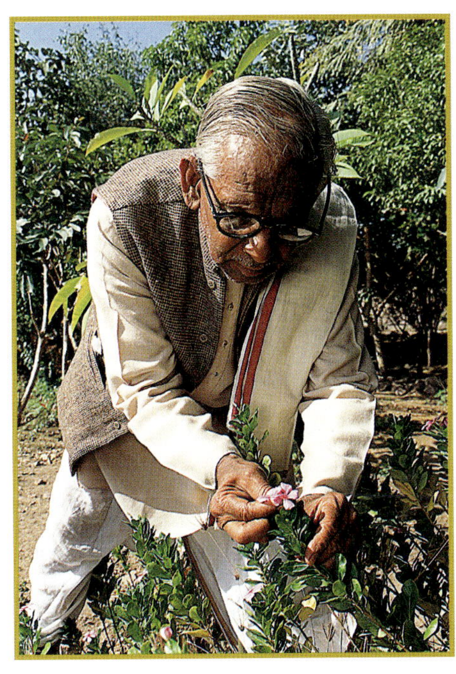

점점 더 많은 사람들이 관심을 가지는 우리 의술을 이해하기 위한 중요한 열쇠죠." 베드자는 생각에 잠긴 채 자신이 '비슈누(Vishnu)의 애인' 또는 툴시(Tulsi)라고 명명하는 무릎 높이의 작물이 있는 화단을 따라 걸어갔다.

힌두교의 신인 비슈누는 다른 어떤 식물들보다 이 잎의 향기를 더 좋아했다고 했다. 바르드와즈의 그 잎은 말라리아에 걸렸을 때 치료효과가 있다고 했다. "델리의 빅토리아정원을 조성할 때 조력했던 많은 노동자들이 1904년 말라리아에 걸렸었죠. 그러자 한 베드자가 공기를 정화시킬 것이라며 툴시를 심을 것을 권고했습니다. 노동자들은 기적처럼 나았고,

❋ 베드자 바르드와즈는 궁전 정원에서 매일 처방용 약초를 채집한다.

툴시는 1907년 황실말라리아회의에서 열병에 듣는 치료식물로 공식적으로 선언되었지요." 신비로운 툴시는 인도에서 그 즙을 뱀에 물린 데 사용하기도 하는 성스러운 바질(Basil)풀과 다르지 않았다.

계속해서 걸어가기에 앞서 노 의사는 한 그루 나무 아래 경건하게 서서 우리 중에 혹시 가수가 있는지 물었다. 뜻밖에도 그는 타마린드(Tamarindus) 나뭇잎 몇개를 먹으면 어떤 목소리든 더 감미롭게 될 거라고 설명하며 장난기 섞인 미소를 지어 보였다. 그리고는 그보다 진

지한 목소리로 덧붙였다. "타마르 이 힌드
(Tamar-i-Hind, 인도의 대추야자 — 옮긴이)의 껍질로
끓인 죽은 간과 위와 장을 튼튼하게 해줘요.
그 뒤에 있는 식물의 경우엔 반대로 뿌리만
흥미롭죠." 그의 말은 강물 흐르듯 이어지고,
우리는 절로 아잔타의 폭포수를 생각하지 않
을 수 없었다.

"사르파간다(Sarpagandha, 인도사목을 말하는
*Rauwolfia Serpentina*에 대한 산스크리트 명칭 — 옮긴이)
는 광기를 치유하는 인도의 영약입니다." 그
러면서 베드자는 스스로 시험해보지는 말 것
을 분명하게 경고했다. "잘 알고 사용하면 독
은 치유제로 변할 수 있는 반면, 좋은 치유식
물도 바르게 사용하지 않으면 독이 될 수 있어요! 이곳 마하라자의
약초정원이 당신들의 서구 세계가 아직 발견하지 못한 보고라는 걸
이제 아시겠죠!"

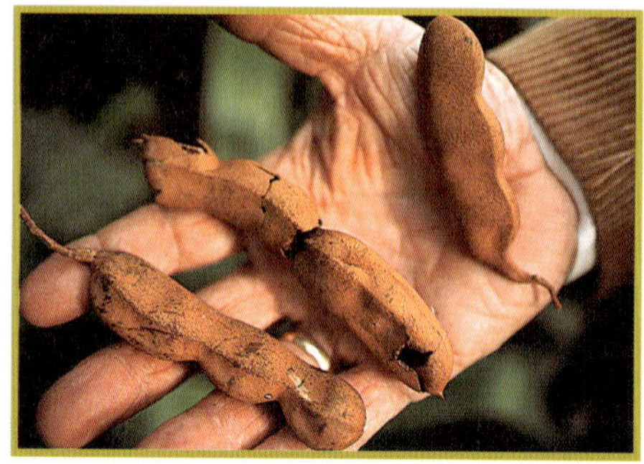

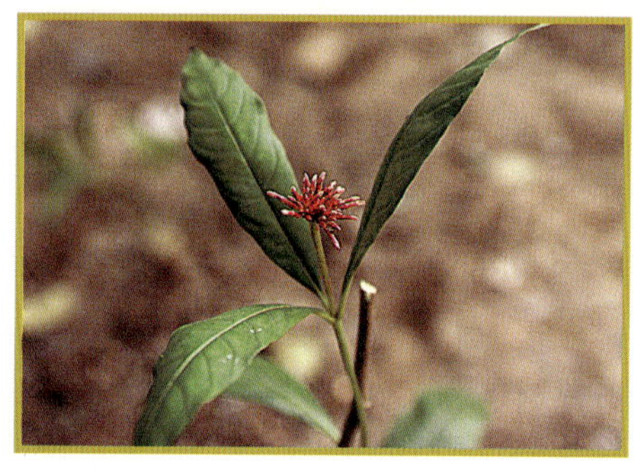

✽ 타마린드 나무의 열매
(위)와 화사한 인도사목의
꽃.(아래)

10억 명의 환자

루프트한자 비행기는 자정이 얼마 지나지 않아 봄베이에 착륙했지
만, 피곤에 지친 교수가 인도 당국의 관세 및 여권 관련 요식절차를
마치고 마침내 대기 중인 버스에 올라탔을 때는 벌써 새벽 1시 30분
이 넘어 있었다. 기사는 에어포트호텔까지 얼마 걸리지 않는다고 장
담했다. 그런데 튀빙엔에서 온 이 남자가 몇분 뒤 보게 된 것은 그의
모든 감각을 들깨워버렸다. 도로변에서는 환한 불이 활활 타오르고

있었고, 그 앞에 쪼그린 불쌍한 형상들은 누더기가 된 천막의 헝겊 위로 유령 같은 그림자를 드리우고 있었다. 도랑에는 급한 대로 헝겊 조각으로 둘러싼 다발들이 누워 있었다. 잠든 아이들이었다. 나이를 가늠하기 힘들게 늙은 얼굴의 한 여자가 교수가 타고 지나가는 차를 향해 구걸하는 손을 표정 없이 내밀었다. 기괴한 장면의 연속, 지옥으로 들어가는 그 앞마당이 바로 수천 명의 거주지였다. 10억 인구의 빈자들 중 극빈자들. 그들은 도로변에 몇 평방미터 되지 않는 더러운 바닥에서 살고, 자고, 죽는다. 독일에서 온 교수는 흰 대리석으로 반짝이는 호텔 리셉션 홀에 들어가서야 끝나는 '데자뷔(Déjà-vu, 어디선가 본 듯한 낯익은 느낌을 갖는 기시의 환각 – 옮긴이)'를 갖는다.

헤르만 암몬이 처음으로 인도에 온 것은 독일연방정부의 위임을 받아 사절단과 동행했던 1979년이었다. 독일의 자연과학자들은 전통의학에서 사용된 치유식물을 연구하고, 그 사용가능성을 과학적으로 계속해서 개발하기 위해 인도의 동료들에게 자금을 제공하는 임무를 맡았다. 당시 '아유르베다'라는 개념은 서구에서 극소수의 전문가들에게만 알려져 있었기 때문에 결코 간단한 과제가 아니었다. 게다가 이 고대 의학체계가 어떻게 작동하는지, 아니 도대체 작동은 하는지를 아는 사람은 더 적었다. 이 튀빙엔 대학의 교수는 바로 이 사업을 위해 선택된 것이다. 그는 의학과 약학 공부를 마쳤을 뿐만 아니라 교수 및 연구 목적으로 보스턴에 있는 유명한 하버드 대학에 체류했었고, 독일에서 가장 저명한 약리학자이자 독물학자 중 한 사람이라는 명성을 누리고 있었기 때문이다.

걸출한 대가들로 이루어진 과학사절단은 당시 3주 동안 인도아대륙을 여행하면서 아유르베다 약제를 이용한 치료를 접했고, 아유르베다 의사의 양성에 관해 알게 되었고, 자연의약품이 생산되는 약국과 공장들을 방문했으며, 몇몇 식물들을 자세히 조사했다. 여행이 끝나고 학자들이 제출한 보고서를 통해서 수백 년 전부터 인도의 전통의학에서 사용돼 오는 다양한 식물성 작용물질의 과학적으로 검사된 약학적 특성이 최초로 드러나게 되었다. 결국 인도 인구의 3분의 2가 당시 비교적 값싼 자연약품에 의지한 것은 까닭이 없지 않았

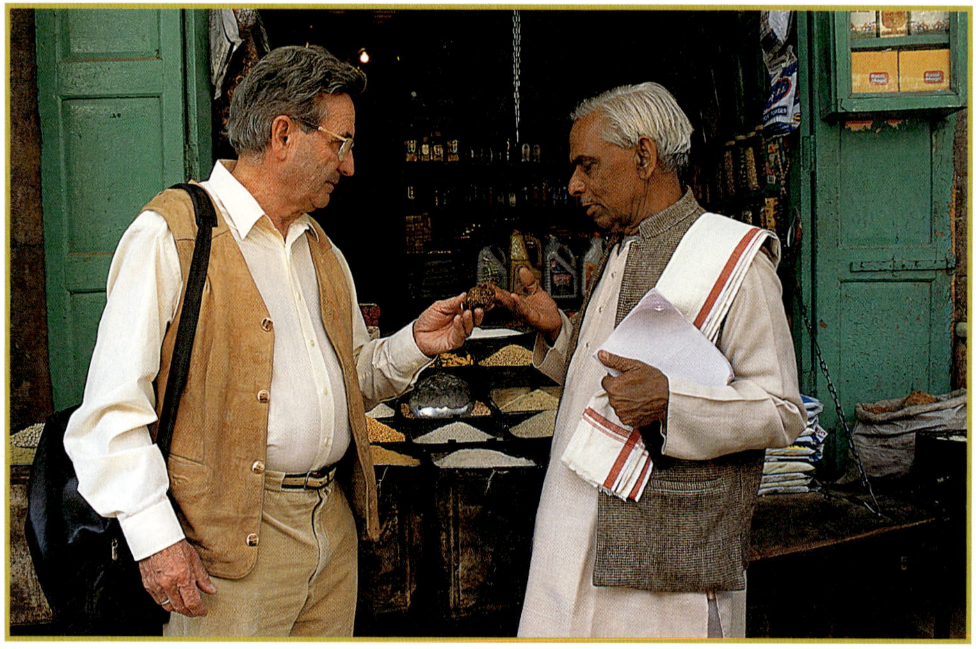

으며, 그것들의 성공은 분명 가시적이고 검증 가능한 것이었다. 그럼에도 불구하고 본의 보건부처의 누구도 인도의학의 긍정적인 결과에 대해 관심을 보이지 않았고, 이 튀빙엔 약리학자는 실망했다.

그의 자세한 보고서는 몇년 동안 그 어떤 공무원의 서랍 속으로 사라져버렸고, 이로써 고대 의술에 대한 헤르만 암몬의 빛나는 변호는 허공에 울려 퍼진 셈이 되었다. 그리고 90년대 힘차게 유럽 전역으로 넘쳐흘렀던 대안적인 '부드러운 의학' 의 파도에 실려서야 아유르베다가 대중과 '보건공무원' 의 의식 속으로 파고들게 되었다.

아유르베다란 무엇인가

의학박사 H.P.T 암몬 명예교수(튀빙엔 대학)

'아유르베다(Ayurveda)'는 남아시아에서는 유럽의 라틴어와 거의 동일한 의미를 지니는 고대인도의 고급언어 산스크리트어에서 유래한 개념이다. 말 그대로 번역했을 때 아유르베다는 고대인도의 전승에 따라 100년에 이르는 '수명에 관한 지식'이다. 이 나이에 이르기 위해서는 가끔씩 의사의 도움이 필요하다는 것은 분명하다. 그러나 아유르베다는 단순히 의학책이 아니라, 수천 년 전에 생겨난 철학이고, 이에 의하면 인간은 정신·육체·영혼의 통일체이다.

여기에서 아유르베다 철학자들에게 중요한 것은 개인이 자연의 일부라는 점이다. 인간이 자신의 환경에서 취하는 모든 것은 다시 환경에 돌려져야 한다. 이렇게 할 때에만 힘의 균형이 보장될 수 있다. 이것이 생태학적 근본주의이고, 5000년 전에 생각해낸 것이었다. 다만 그 가르침들이 기록된 것이 훨씬 나중이었을 따름이다. 그중 가장 유명한 것이 아마도 전설적인 의사 차라카(Charaka)의 기록일 텐데, 그는 2000년 전 수집되어 그때까지 구전되어 온 지식을 이른바 차라카 삼히타(Charaka Samhita)에 요약했다. 나아가 이 저술은 의술에 유용한 식물들에 관한 방대한 설명을 담고 있기 때문에 최초의 인도 의술백과사전으로 통한다.

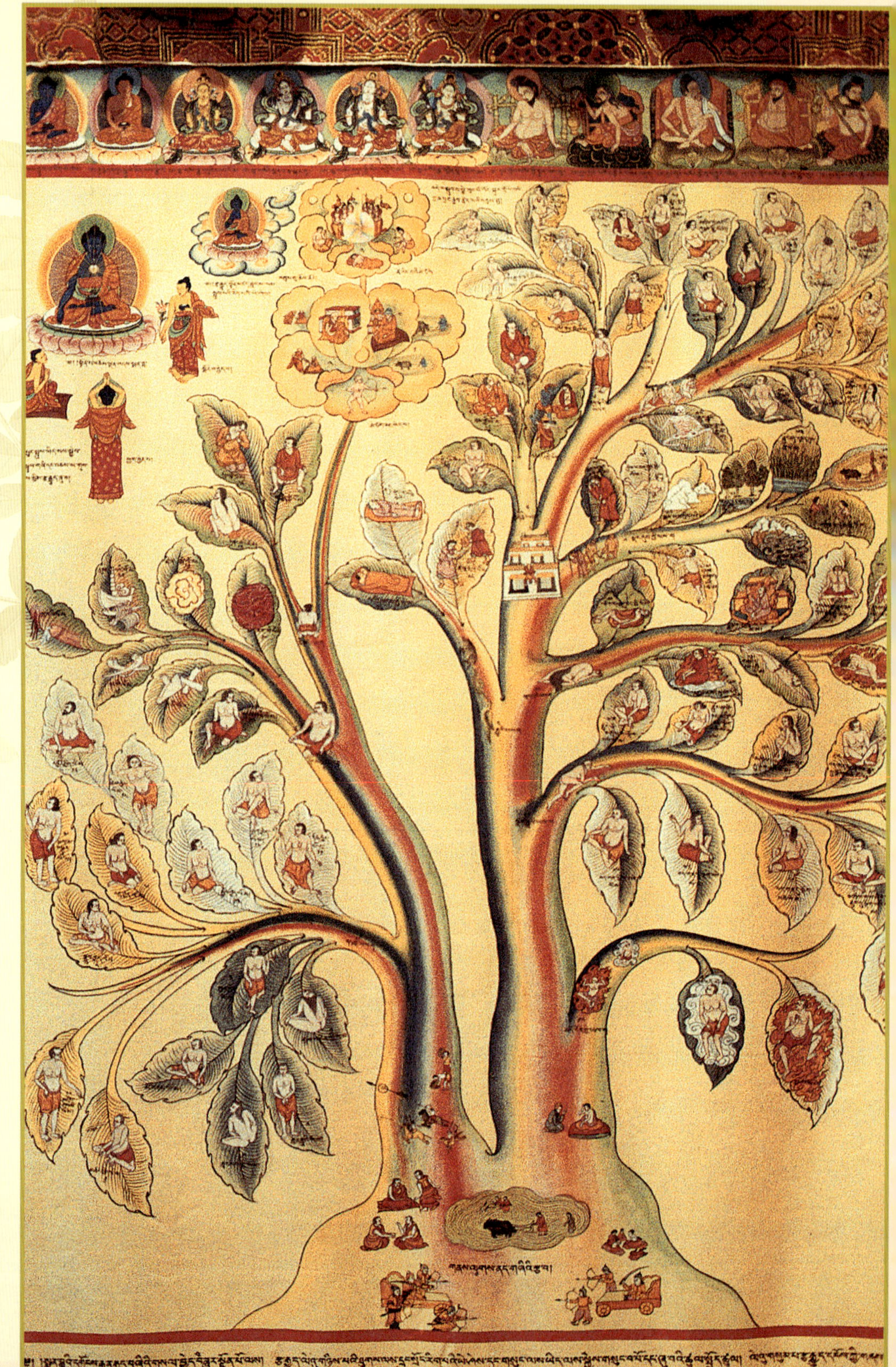

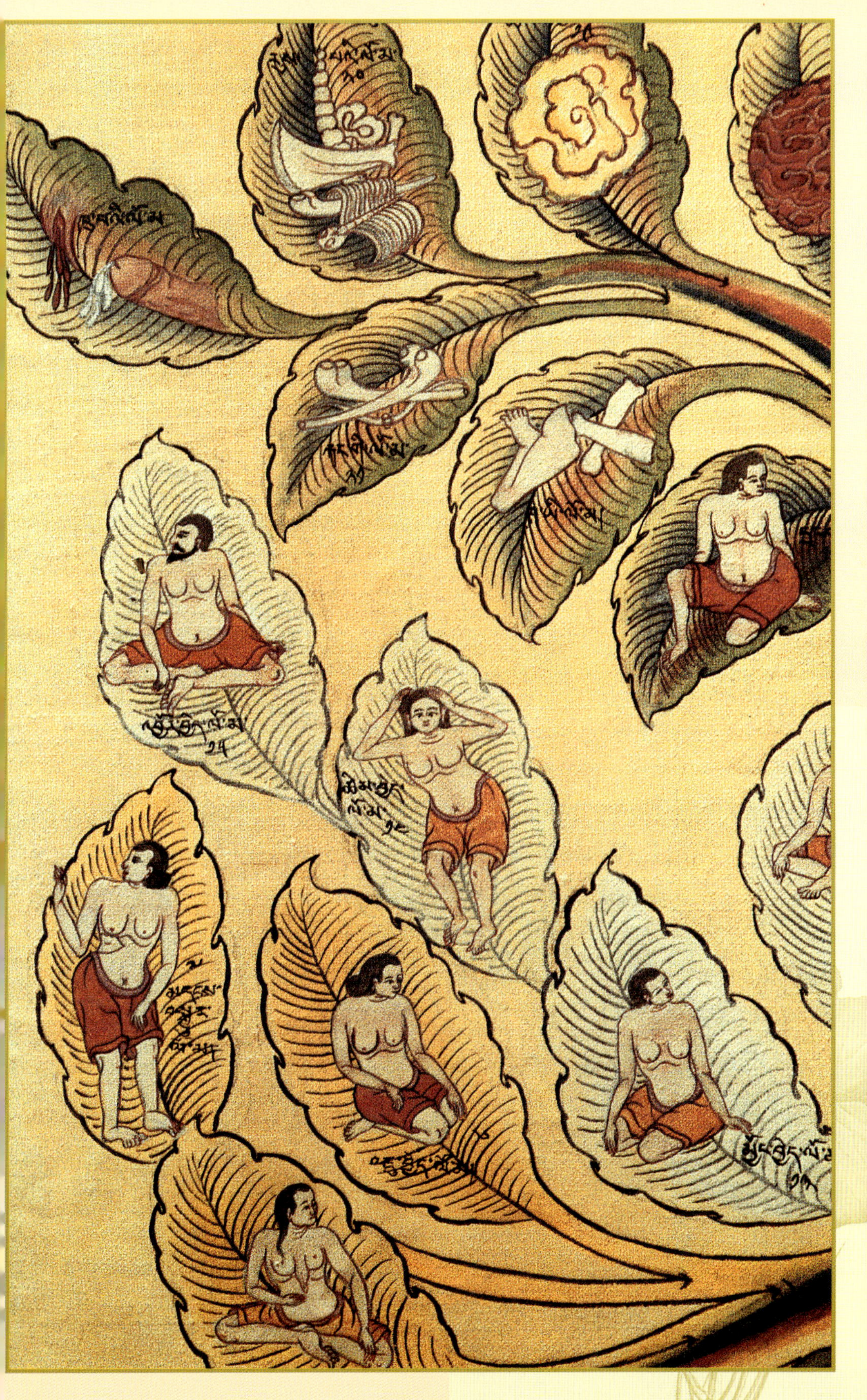

차라카의 저술에서는 다섯 원소가 우리 우주를 결정한다는 구절을 읽을 수 있다.

아그니(agni) = 불

바유(vayu) = 공기

잘라(jala) = 물

브후미(bhumi) = 땅

아카슈(akash) = 하늘

아유르베다 식으로 보자면 이 원소들은 생명을 결정하는 세 가지 기본원칙에 속한다. 이 이른바 드리도샤스(Dridoshas)가 생물계 살림의 균형을 잡아주고, 그럼으로써 인간의 평안을 책임진다.

거기에서 바타(Vata)는 하늘과 공기 원소를 나타내고, 몸속에서 운동과 관련되는 모든 것, 즉 근육운동·심장활동·순환·호흡·배설과정을 책임진다. 피타(Pitta)는 불과 땅 원소를 뜻하고, 화학적 변화, 즉 물질대사의 과정을 담당한다.

세번째 원칙인 카파(Kapha)는 땅과 물을 상징하고, 뇌·위·심장 같은 기관을 책임진다. 이 원칙들 중 하나가 우세함으로써 균형을 방해하면 병이 생긴다. 예를 들어 바타 유형의 질병이 일어났을 경우는 하늘과 공기 원소가 넘치게 나타나고, 다른 세 원소가 모자라게 나타난 것이다. 카파와 피타 유형의 질병의 경우도 이와 같다. 균형을 복구하기 위해서는 특정 원소들의 '너무 많은 분량'이 제거되거나 '너무 적은 분량'이 보충된다.

아유르베다 의사들은 이를 위해 필요한 원소들을 식물·광물·동물성 산물들에서 찾아낸다. 가령 특정 식물에 어떤 원소가 들어 있는지를 확인하기 위해서는 그것의 맛의 질(Rasas)과 그것이 느껴지는 특성(Gunas)이 고려된다. 이에 관해서는 나중에 언급할 것이다. 이러한 기본 틀을 바탕으로 의사는 약 75가지 서로 다른 질병군을 치료한다. 아유르베다는 따라서 단순한 하나의 고대 자연의학 그 훨씬 이상의 것이고, 자연 속에서, 그리고 자연과 함께 인간이 작용하고 있는 데 관한 복합적인 가르침이다.

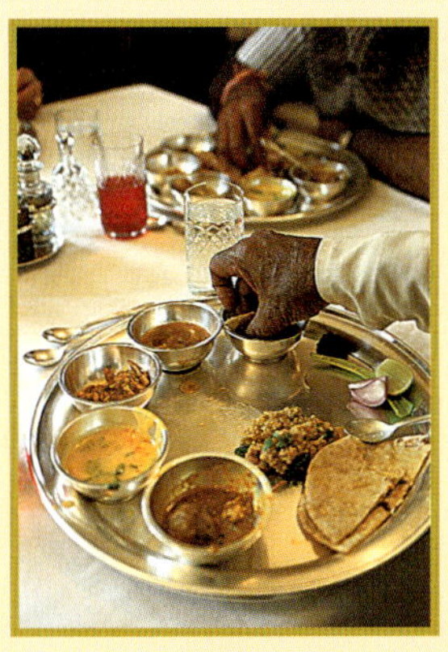

인도 학자들의 지식은 이 아대륙에만 한정되어 있지 않았다. 상인들은 아유르베다의 철학과 식물을 히말라야를 거쳐 티베트와 중국으로 가져갔다. 그곳의 전통의학에서는 오늘날에도 여전히 그 영향을 찾아볼 수 있다. 아주 일찍부터 인더스 강변의 고급문화와도 접촉이 있었다. 따라서 상호간의 수정(受精)도 배제할 수 없다. 인도의 약초와 향료의 약효에 관한 지식은— 차라카는 의학적으로 효능이 있는 식물 350개를 기술했다— 아라비아를 거쳐 심지어는 그리스인과 로마인에게까지, 솔로몬의 궁정과 훗날에는 스페인을 점령한 무어인들에게까지 전해졌다.

12세기의 유명한 의사이자 철학자인 코르도바의 아베로에스(Averroës)는 인도의 처방들을 신뢰했고, 곧 유럽 전체가 '후추가 자라는 나라'의 향료에 열광했다. 무갈제국의 지배시대였던 17세기 말에는 인도에서도 아유르베다가 선풍적인 인기를 끌었다. 이 대제국이 몰락하고 이어서 내전이 일어난 뒤에야 이 옛 지식이 되밀려났다. 무갈시대에 아유르베다는 확실히 부유층에게만 주어진 의학체계였다. 왜냐하면 치료가 매우 소모적인 경우가 많았던 터라 비용이 많이 들었기 때문이다.

　이상적인 환자의 이미지를 그려주는 고대의 산스크리트 원전의 한 구절도 이를 입증해주고 있다. "환자는 부유하고, 의사의 말에 복종하고, 속을 터놓고 얘기하며, 강건한 성격을 지니고 있다."

　가장 선호된, 즉 가장 부유한 환자는 당연히 왕이었다. 그의 곁에서 일자리를 얻는 것이 의사에게는 최고의 목표였다. 카라카쉬트(Carakashit)는 "질병의 원인·증상·진정, 그리고 재발하지 않는 것과 관련해서 다양한 지식을 지닌 사람이 왕에 버금가는 공경을 받을 수 있는 훌륭한 의사"라고 적고 있다. 의학적 치료만이 아니라 왕의 식단과 생활태도의 감독도 궁정의사의 임무에 속했다. 여기에 그것이 다시 있다, 전일적 단초.

서양이 동양과 만나다

헤르만 암몬은 소형 오토바이 인력거를 타고 조드푸르를 관통하는 동안에도 마하라자의 요새와 궁전에는 좀처럼 눈길 한 번 주지 않았다. 그의 목적지는 이 도시의 가장자리, 이 지역 사람들이 저렴하게 — 빈자들은 심지어 무료로 — 치료받을 수 있는 병원이었다. 이곳에서의 치료가 아유르베다의 원칙에 따른다는 것은 말할 나위가 없다. 서양의 의학과 약과 기기들을 이용한다면 너무 비싸질 것이다. 인도 국민의 75퍼센트가 아직도 옛날 의술에 의존하고 있는 이유는 전적으로 비용문제에 있는 것이기도 하다.

자나르단 바르드와즈 박사는 거의 50년 동안 인도의 건강문제를 위해 일했고, 병원을 세웠고, 의사와 간호사를 양성했고, 외진 사막 지역에서 응급임무를 수행했으며, 약초를 공부하면서 이를 목록으로 만들었다. 그러니 암몬이 델리에서 자기에게 아유르베다 의사의 일상을 소개해줄 수 있는 노련한 개업의를 찾았을 때 그의 이름이 거명된 것은 당연한 일이었다. 이 베드자는 벌써부터 병원 진료실에서 교수를 기다리고 있었는데, 자신이 양성한 두 명의 젊은 의사가 같이 근무하고 있었다. 이들은 인사로 스승의 신발 끝을 만졌다. 최고의 존경의 표시였다. 독일에서 온 손님도 기탄없이 반갑게 맞이하면서, 거창한 서두 없이 치료실로 들어가라고 권했다.

그곳에서는 흰 가운을 입은 의사가 젊은 여자의 맥박을 재고 있었다. 의사는 말없이

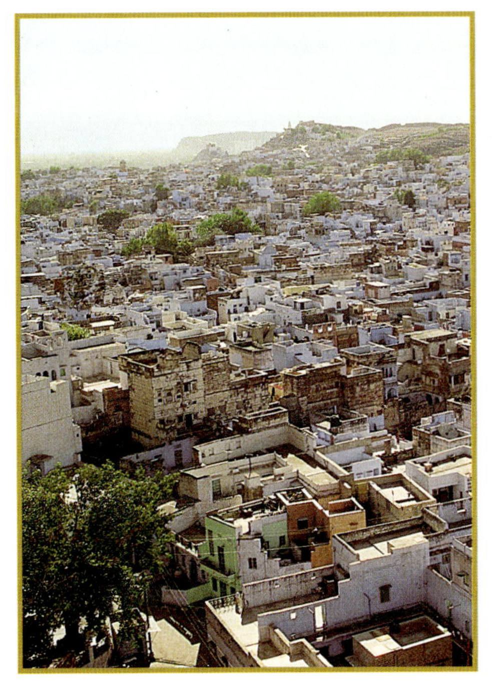

집중한 채 두 손목에 손을 대고 심장박동수를 체크하고 있었다. 시계는 쳐다보지 않았다. 그런 뒤 환자의 눈에 잠시 시선을 가져갔다. 여전히 말이 없었다. 베드자가 독일 손님에게 설명했다. "대부분의 사람들이 이 진단방식을 신뢰합니다. 맥박 다음에는 눈과 전반적인 외양을 검사하는데, 그 전에 소변을 살핍니다. 이렇게 하면 분명한 게 보이죠. 이렇게 했는데도 불분명한 게 있을 때에만 환자에게 묻습니다."

젊은 여자 환자의 경우에도 그랬다. 짧게 두 가지를 물어본 뒤 흰옷의 남자는 처방전을 적어주었다. 이런 신속한 처방이 암몬에게는 경멸의 표시로 코에 주름을 잡을 이유가 되지 않았다. 의학자로서 그는 노련한 의사들에게는 맥박이 훌륭한 건강지표라는 사실을 알고 있었다. 전문가는 심장이 얼마나 빠르고 규칙적으로 뛰는지만 감지하는 게 아니다. 혈압을 알려주는 '강한' 혹은 '약한' 맥박도 느낀다. 또 감각에 기초한 눈과 소변검사는 서양에서도 물질대사의 장애와 약화된 장기에 주의를 갖기 위해 통상적으로 행해지는 진료이다.

옆방에 있는 약사들의 분위기는 좀더 긴장감이 돌고 있었다. 6평방미터도 채 되지 않는, 배급창구가 뚫려 있는 판자 칸막이실 안이 바쁘게 돌아갔다. 세 명의 부인이 환자를 위한 약을 준비하기 위해 가루와 약초, 절구와 종이봉지를 가지고 바쁘게 움직였다. 암몬은 커다란 절구로 마른 잎을 미세하게 갈고, 저장용 유리병에서 짙은 갈색의 알약을 세서 꺼내고, 여러 가지 가루의 무게를 달아서 신문종이를 정교하게 접어 포장하는 모습을 흥미롭게 관찰했다. "약은 환자의 병에 맞춰서 매번 다르게 조제됩니다. 그리고 누구든 자기가 필요한 양만큼만 받게 되죠.

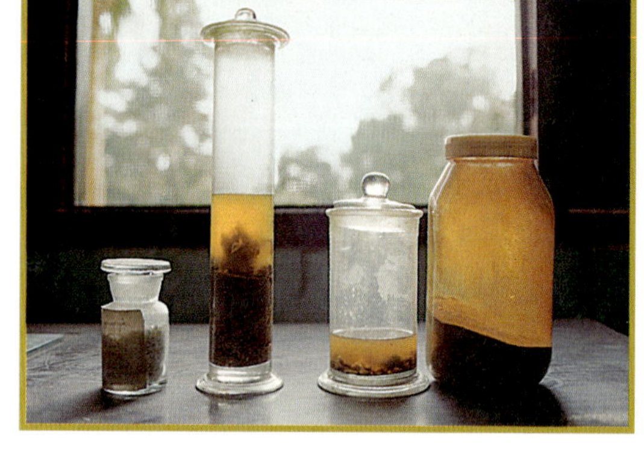

❋ 아유르베다 의사의 진료실에는 대부분 언제든지 사용할 수 있도록 처방용 재료들이 준비되어 있다.

약은 서양의 약제에 비해서 비교적 싼 편이긴 하지만, 그렇다 해도 거저 주기는 힘듭니다." 바르드와즈의 설명이다. 교수가 알약과 가루약의 성분물질들을 묻자 베드자는 기다려보라고 권고했다. 내일 보여주겠다는 것이다. 지금은 일단 차를 한 잔 마실 때라며.

이윽고 두 지식인이 차를 마시며 원칙적인 것에 관해 얘기를 나눌 즈음 방벽 정원은 벌써 따스한 저녁 빛에 깊이 잠겨 있었다. "질병 치료는 원래 아유르베다의 치료법에서는 세번째에 해당하는 단계입니다." 베드자가 강의하듯 말했다. "그 앞에 두 개의 주요 목표가 있죠. 건강을 보존하고, 건강한 사람의 건강을 촉진하는 것 말입니다." 암몬은 이러한 예방적 사고가 아무리 높이 평가해도 지나치지 않다는 것을 알고 있었다. 독일 당뇨협회의 회장인 그는 사람들이 자신의 건강을 무책임하게 다루는 것에 너무나도 익숙해 있던 터였다. "우리네 약 맹신적인 서구세계에서는 자신을 돌볼 필요는 없고 그저 제대로 된 알약만 삼키면 된다고 생각하는 사람이 많습니다. 이런 자세 때문에 우리나라 건강시스템에는 매년 수십 억의 비용이 듭니다." 바르드와즈 박사는 미소를 지으며 손을 내저었다. "우리나라에서는 그런 건 아예 엄두도 못 냅니다!"

그런데 이 예방적 사고는 어떻게 실천될까? 아유르베다 의사는 자신의 건강을 어떻게 유지할까? 베드자는 약초정원을 가리켰다. "가장 결정적인 것은 올바른 섭생이죠. 드리도샤스의 균형이 지켜지기 위해서는 몸에서 조금이라도 달아난 것을 금방 채워줄 수 있는 선별된 식량이 들어가야 합니다." 바르드와즈 박사는 *쿠르쿠마 롱가*(*Curcuma longa*), 즉 강황(또는 울금)을 예로 들었다. 그 뿌리로 만든 가루는 인도카레의 빼놓을 수 없는 구성성분일 뿐만 아니라, 소화기능장애에 도움이 되고, 위와 장 부위의 염증을 억제해준다. 그리고 잃어버린 균형이 음식섭취를 통해서 복원될 수 없는 경우에는 정반대의 방법이 동원된다. 그것이 전통적인 인도에서 어떻게 행해지는지를 교수는 마지막 잔의 차를 비운 뒤에 알게 되었다.

"환자를 구토하게 하거나, 아니면 몸에 너무 많이 들어 있는 것을 빼내기 위해 하제를 주죠. 무엇보다 효과적인 것은 기름이나 약초 달인 것으로 관장하는 방법입니다. 사혈도 우리나라에서는 아직 사용되고 있습니다." 베드자는 설명된 방법들을 생각하며 등골이 오싹하는 걸 느끼는 상대에게 즐기는 듯한 표정으로 설명했다. 암몬 교수에게 오늘은 이것으로 충분했다.

약초 바자

다음 날 아침 헤르만 암몬은 두 시간 가깝게 차를 타고 간 뒤 나가우르 시의 어마어마한 벽 앞에 섰다. 옛날 이곳 라자스탄에는 전쟁의 시기가 있었음에 틀림없고, 지금도 시로 들어가는 웅장한 관문들 중 하나에서는 단도와 검을 팔기 위해 내놓은 가판점이 제일 먼저 눈에 들어온다. "요즈음 검은 결혼식 때 신랑을 위한 장신구로만 사용되고 있어요." 베드자 바르드와즈가 자기 손님의 궁금증을 풀어주었다. 그러나 두 사람은 전쟁으로 점철된 과거의 흔적을 더듬기 위해 나가우르로 향한 것은 아니었다.

그들이 구시가의 바자(특히 중동지방의 재래시장을 일컫는 말－옮긴이)를 찾은 건, 이 인도 의사의 말에 의하면, 이곳에 비길 데 없는 최고의 아유르베다 원료품을 취급하는 상인이 있기 때문이었다. 그가 취급하는 값진 것들을 의사는 호기심 많은 이 독일인에게 보여주고 싶어했다. 베드자의 친구 한 명이 벌써부터 재래시장 입구에서 두 사람을 기다리고 있었다. 물건을 사는 사람들, 찌르릉거리는 자전거 인력거, 신음하며 짐을 나르는 낙타, 그리고 호객하는 상인들로 붐비는 미로처럼 뒤엉킨 좁은 길에서 외지 사람은 순식간에 어디가 어딘지 모를 수 있기 때문에 잘된 일이기도 했다. 안내자는 갈 곳이 어딘지를 확실히 아는 태도로 시장 안쪽 깊숙이 자리 잡은 보잘 것 없는 한 상점으로 향했다.

길고 어두침침한 창고공간으로만 이루어진 가게 앞에는 단순한 손저울을 든 한 남자가 앉아 있었다. 공간 안쪽으로는 20와트 백열전구의 약한 불빛 속에서 천정까지 차곡차곡 쌓여 있는 자루와 깡통이 보였다. 바르드와즈가 광기에 대한 영약인 사르파간다가 있는지 물었다. '약물상'은 조심스런 손놀림으로 말린 뿌리를 저울에 한 줌 가득 가져갔다. 상술 좋은 이 라즈푸트인은 바로 구입할 게 아니라 일단은 찬찬히 살펴보겠다며 끼어드는 독일 교수의 말을 일부러 못들은 체했다. 그의 가게는 박물관이 아닌 터이다.

베드자가 다른 치유제도 주문하는 동안 암몬은 만병통치용 뿌리를 좀더 자세히 음미했다. 잠시 검사해본 뒤 그의 의심은 사실로 드러났다. 사르파간다는 독일어로 이른바 강아

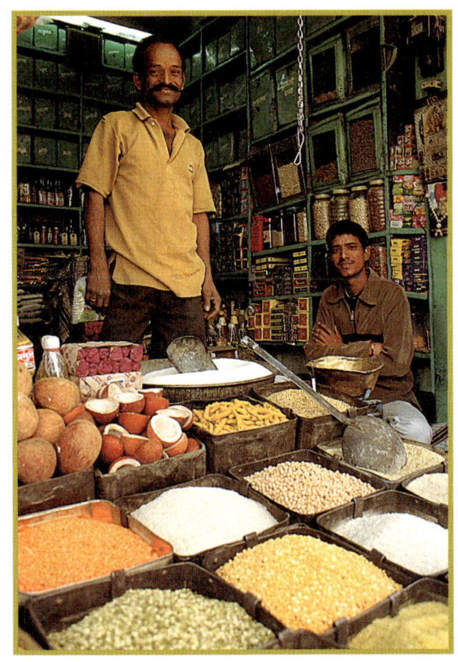

지 독나무(Hundsgiftgewächse)인 협죽도과(夾竹桃科, *Apocynaceae*)의 관목식물 라우월피아 세르펜티나(*Rauwolfia Serpentina*), 즉 인도사목이었던 것이다.

지난 세기 50년대의 제약술에 있어서는 그 속에 함유된 알칼로이드인 레세르핀(Reserpine)이 중요한 역할을 했다. 이 물질로 정신분열증이 최초로 효과적으로 치료될 수 있었던 것이다. "당시 수천 명의 환자들이 신경과 병원을 떠나도 되었고, 레세르핀은 하나의 축복이었죠," 튀빙엔의 교수가 동행

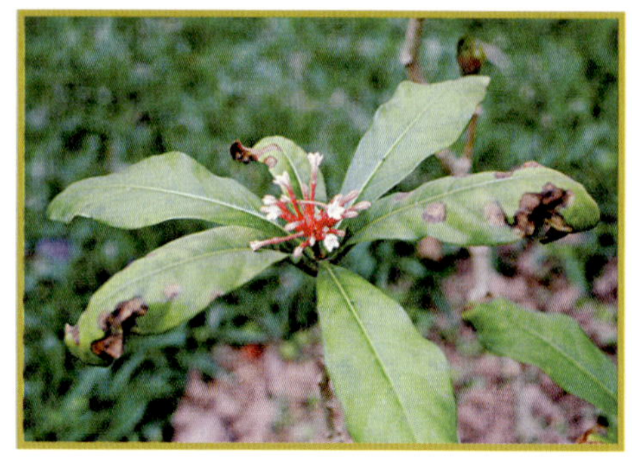

한 인도인에게 설명했다. 이 물질의 부수효과는 서구의 더 많은 사람들에게 위안을 주게 될 것이다. 그것은 혈압을 낮추는 효과를 보이기 때문이다. 라우월피아 세르펜티나가 암몬에게는 인도의 치유식물의 약리학적 효능에 대한 또 하나의 증거이지만, 당연히 그는 그 이상의 것을 알고 싶어했다.

베드자가 푸나르나바(Punarnava)를 주문했다. 약초상 보조원이 가게 공간의 어둡고 깊숙한 데서 잎이 달린 가는 나뭇가지 한 다발을 들고 나타났다. 바르드와즈 박사는 그 사이 수십 명의 구경꾼들에 에워싸여 있는, 흥미진진해 하는 약리학자에게 그 액즙을 끓이면 신장결석을 막는 데 효과가 있다고 알려주었다. 구경꾼 중에 여행객이 있을 리는 없었다. 왜냐하면 여행객이 발길을 잘못 돌려 나가우르의 재래시장으로 오게 되는 경우는 아주 드물기도 하거니와, 설령 있다 하더라도 분명 비그람 싱의 상점으로 가는 길을 찾을 리는 만무하기 때문이다. 암몬은 어디서 이 모든 보물을 입수하는지 알고 싶었다. "어떤 농부들은 오로지 약용식물만 재배해요." 이렇게 대답하는 싱의 말에는 머뭇거리는 투가 묻어 있었다. "하지만 저는…… 대부분 신선한 물건을 이곳 바자로 제게 가져오는 채집자들한테서 납품받고 있죠. 어떤 원료들은 멀리서도 와요. 인도처럼 큰 나라는 기후조건이 다 같지 않으니까요."

상인은 자기 말을 뒷받침하기 위해, 다친 친구를 구하려 히말라야로부터 자기 식물이 모조리 자라고 있는 산 하나를 통째로 평지로 가져온 원숭이 하누만의 전설을 들려주었다. "탁월한 치유 약초가 산에서 자란다는 건 누구나 알고 있는 사실입니다." 싱의 설명이다. "그리고 티베트 사람들은 이런 식물들을 약으로 바꾸는 데 도사죠." 중국의 침략 이래로 많은 사람들이 히말라야의 얼음 정상을 넘어 인도로 왔는데, 그 중에는 특히 그들의 수장인 달라이 라마가 있었다고 한다. 그들과 함께 의사들이 왔고, 이들은 고대의 치료지식을 다시 가져왔을 뿐만 아니라 시간이 흐르면서 아유르베다에서도 사용된 새로운 식물을 소개하기도 했다.

달라이 라마는 히말라야의 산기슭에 위치한 다람살라(Dharamsala)에서 망명생활을 했고, 1961년 멘 체 캉(Men-Tsee-Khang) 연구소를 설립했다. 이곳에서 미래의 의사세대가 양성되고, 병원이 운영되며,

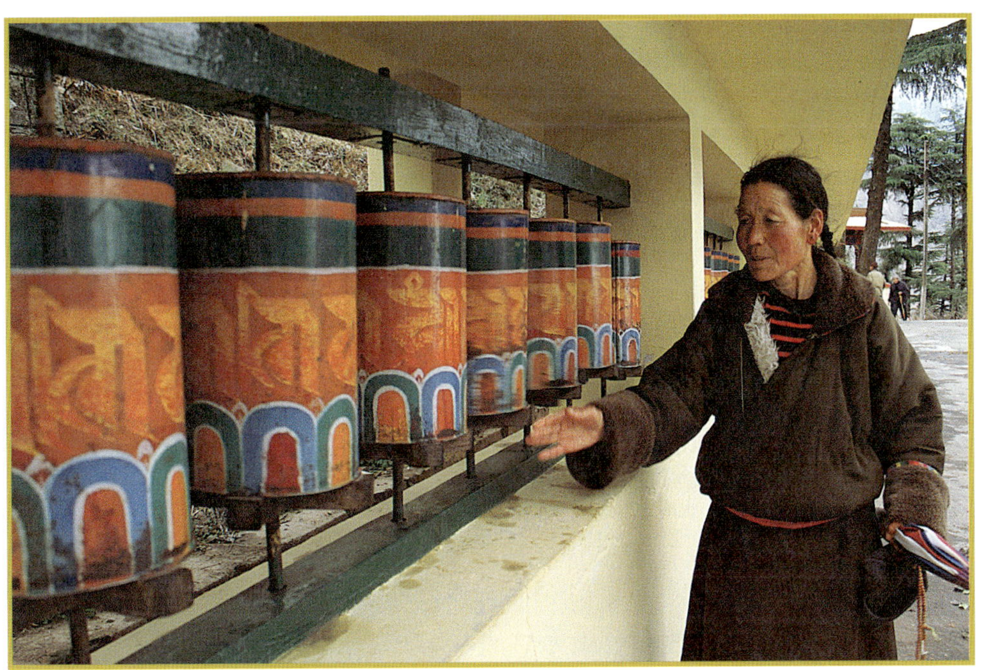

❀ 북인도의 다람살라에 있는 달라이 라마 수도원 입구에 있는 화려한 색채의 기도통 마니륜.

약이 생산된다. 이 연구소의 재원은 티베트 의약품 판매를 통해 마련되고, 빈곤한 사람들은 병원에서 무료로 치료를 받는다. 티베트 의학에서 대안을 발견하는 전 세계 방문객들이나 마찬가지로 수도원의 승려들도 치료를 받는다. 인도 북부의 이 외딴 지역은 이렇게 해서 티베트의 자연의학에 대한 '믿음'이 하나로 묶어주는 다양한 인종과 종교에 속한 사람들을 위한 하나의 메카가 되었다.

의사 양성은 오랜 시간이 걸리는 일이다. 학생들은 그림판을 이용해서 치료학의 기초들, 즉 이론적인 구조물을 배운다. 그러는 가운데 생도가 하나의 그림을 완전히 꿰뚫어보

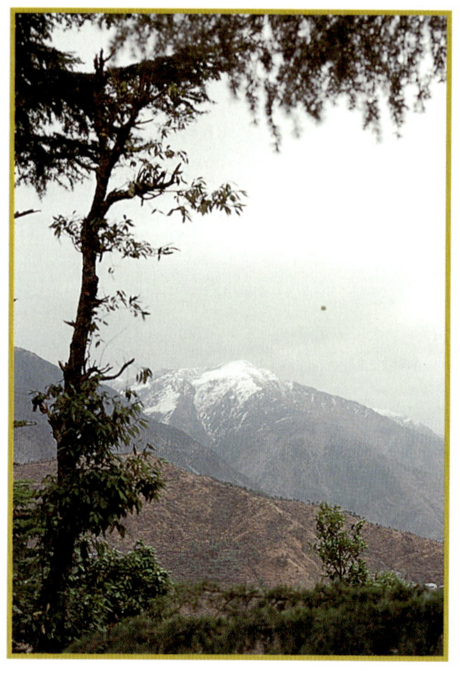

고 난 뒤에야 다음 그림으로 넘어가도 될 때까지 몇년의 세월이 금방 흘러가는 것은 드문 일이 아니다. 약 조제술도 마찬가지로 힘들다. 그 비밀은 승려들에 의해 엄하게 지켜지는데, 단 몇 사람만 멘 체 캉의 약국에 출입할 수 있다. 그들 중 한 명이 달라이 라마의 시의인 체왕 탐딘(Tsewang Tamdin)인데, 그가 우리에게 털어놓는 내용은 인색했다. "아유르베다와 일치하는 것도 있지만, 히말라야의 고산지대 식물은 저지대의 치료식물과는 전혀 다른 활력을 지니고 있어요. 그 점을 유의해야 합니다. 또한 점성술도 우리의 치료술 이해에서는 중요한 역할을 합니다."

연구소에는 부처 자신에게로 소급되는 스리 칼라차크라 탄트라(Shri Kalachakra Tantra)의 가르침을 보급하는 독립적인 점성술학부가 있었다. 5년간의 수학과 2년간의 교수가 끝난 뒤에야 스스로 '티베트의 점성술가'라고 자부할 수 있다. 탐딘 박사와의 대화가 갑자기

중단되었다. 뉴델리로부터 온 응급요청을 받고 급히 대기 중인 헬리콥터로 가야 했던 것이다. "높은 자리에 있는 분이 제 도움을 필요로 합니다." 그는 이렇게 짤막하게 설명하고는 구름이 걸린 하늘로 사라졌다.

기적의 명약 유향

"유향은 북쪽에서도 오잖습니까." 헤르만 암몬은 이전에 인도를 방문했을 때를 회상했다. 거의 신비적이기까지 한 이 물질은 그 이후로 이 과학자를 가만히 내버려두지 않았다. 베드자가 인도 유향나무의 고무수지인 살라이 구갈(Salai guggal)을 주문하기가 무섭게 벌써 상인은 찌그러진 커다란 깡통을 손에 들고 있었다. "얼마나?" 1파운드 정도면 충분할 거라고 말하며 의사는 갈색에서부터 호박색깔에까지

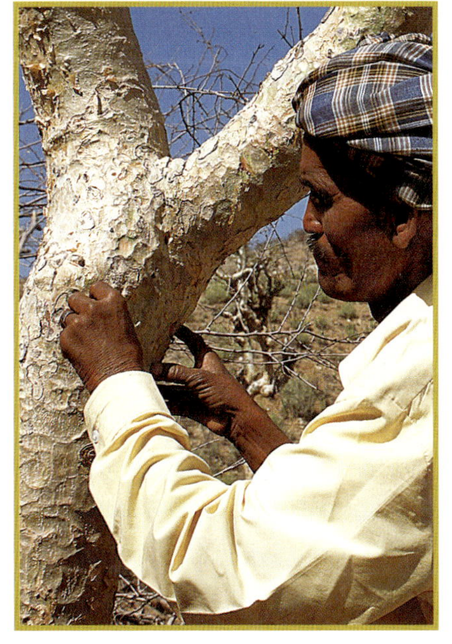

※ 바로 이 수지가 중요하다. 한 채집자가 유향나무 수피에 흠집을 내고 있다.

다양한 색상의 자갈 크기의 수지덩어리의 출처를 흥미진진하게 물었다. 상인 싱은 이 구갈을 채득할 수 있는 잠무가 비상사태인 탓에 지난 번 납품이 몇주 늦어졌다고 말했다. 이 파키스탄 국경지역은 카시미르분쟁에 직접 연루되어 있어서 끊이지 않고 테러공격에 휘둘렸다. "살라이 구갈 재고는 서서히 바닥이 날 지경이에요." 이런 정보를 제공하는 기회를 틈타 비그람 싱은 곧장 다소 조심스레 가격이 올라갔음을 환기시켜주었다.

독일 약리학자는 그 출처보다 베드자가 유향을 어디에 사용하는지에 더 관심이 갔고, 아

유르베다 의사는 즉시 침을 뛰듯 얘기했다. 기도에 병이 있거나 신경계에 장애가 있을 때, 위와 장 부위에 문제가 생겼거나 심지어는 여성들의 통증에도 살라이 구갈은 아유르베다 치료에서 빼놓을 수 없는 요소라고. 암몬은 수천 년 전부터 동양 문화권에서 치료제로 사용돼온 이 수지를 포장해달라고 했다. 튀빙엔으로 돌아가 실험실에서 최신의 화학분석법으로 유향으로부터 그 약리학적 비밀을 캐내려는 것이다.

두 사람은 짐을 잔뜩 싣고 나가우르 재래시장에서 집으로 가는 길을 나섰다. 인근의 타르 사막에서 온 화려한 옷차림의 여자들이 이 고장을 거의 마법에 휩싸인 분위기로 만들었고, 암몬은 여기에 기꺼이 푹 빠져들었다. 유향과 더불어 우리의 현대 서구의학을 위해 중요한 발견을 했다는 느낌이 평소에는 냉철한 이 자연과학자를 흥분시킨 것이다. 그러나 베드자는 조드푸르로 가는 길에서 아유르베다 제약원칙을 설명하며 헤르만 암몬의 들뜬 생각을 금세 누그러뜨렸다. 의학적 작용은 개개 성분들이 상호작용할 때에야 생기는 것이기 때문에, 아유르베다의 처방에서 다양한 식물이나 식물성 물질의 결합이야말로 전형적으로 고대인도적인 것이라 할 수 있다. 서양적이고 현대적인 우리네 제약술과의 대조가 더 클 수는 없을 것이다. 독일에서만 해도 약품은 조제물의 개별 성분에 대한 작용물질증명이 있어야만 허가된다. 유향을 사용하는 다양한 아유르베다 처방에서도 그럴지 누가 알까마는.

조드푸르에 조금 못 미쳤을 때 인도인 노의사는 기사에게 차를 먼지 나는 들길로 꺾으라고 했다. 그는 인도에서 약이 어떻게 만들어지는지 보여주려는 것이라며 어리둥절해진 교수를 안심시켰다. 도로는 금방 다시 좋아졌고, 아유르베다를 주제로 연구탐사를 하고 있는 이 두 사람을 실은 지프차는 공장지역 내 한 소박한 신축건물 앞에서

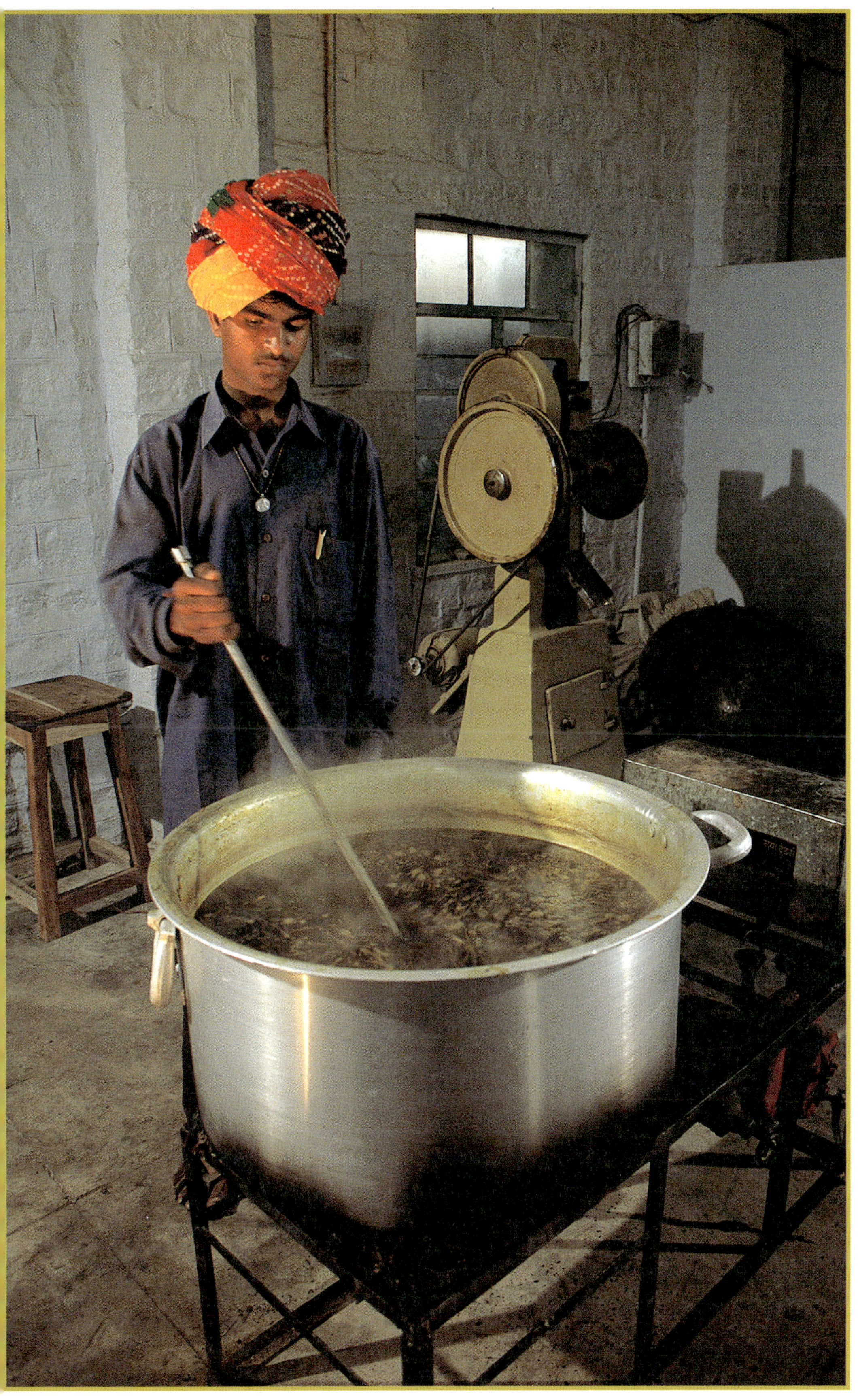

정지했다. 이 뜻밖의 손님들에게는 인도의 전통적인 환영인사 때면 늘상 그렇듯이 장미가 건네졌다.

베드자 바르드와즈는 다리왈 사(Dhariwal Industries)의 지배인과 잘 아는 사이였다. 그들은 별다른 장광설 없이 공장 안으로 인도되었는데, 그곳에서는 허리문제나 과도한 운동에 의한 팔 통증이 있을 때 진통을 완화해주는 기름에서부터 고혈압용 정제에 이르기까지 아유르베다 조제약이 대규모로 생산되고 있었다. 창고에는 수요가 많은 자연의 원료들이 막 납품되고 있었다. 비그람 싱의 가게와 다를 바 없어 보였고, 규모만 열 배 정도 컸다. 공장 내부에서는 가스버너로 불을 때는 무거운 구리 솥이 방문객들의 주의를 끌었다. "이 신비로운 즙은 열 시간 동안 다려야 합니다." 한 남자가 쉬지 않고 휘젓고 있었다. 그 구리 솥 안에서 정확히 무엇이 끓고 있는지 지배인은 털어놓으려 하지 않았다. "우리가 만드는 약에는 특허가 없기 때문에 우리는 사업장 비밀을 특히 중요하게 여겨야 합니다." 그가 양해를 구했다.

창가의 책상에서 한 여자가 손으로 정제를 굴리고 있었다. "나도 50년대 초 약국에서 실습하면서 같은 일을 한 적이 있어요." 튀빙엔 대학 교수의 얘기다. "저 일은 여기서는 예외적인 경우에만 하죠." 지배인의 대응이다. "아주 작은 규모의 공정으로 특별 주문생산을 할 때만 말이죠. 우리 회사의 정제는 대개는 기계로 생산됩니다!" 그는 개개 약품의 조성이 얼마나 복합적일 수 있는지를 관절염·자상·화상, 그리고 심지어 뱀에 물린 데까지도 탁월한 효능을 보인다는 진통유를 예로 들어 설명했다. 그것은 대부분이 식물성인 최소한 41개의 구성성분으로 이루어진다. 튀빙엔 대학 교수는 그렇다면 당연히 어떤 물질이 특정 작용을 담당하는지 말하기 힘들다고 생각하면서, 베드자가 한 말을 떠올렸다. "각 성분들이 완전하게 상호작용할 때에만 의학적 효능이 나타납니다.”

호텔로 돌아온 암몬은 유향과 관련해서 탐사여행을 계속했다. 베드자는 그에게 영어로 번역되고 주석이 붙여진 산스크리트어 원전집을 공부하라고 건네주었다. 암몬은 기원전 7세기에 씌어진 그 유명한 ‘차라카 삼히타’에서 벌써 새로운 것을 발견했다. 인도 유향나무의 수지와 수피가 치료제로 언급되고 있었다. 그보다는 더 훗날의 원전인, 치료효능에 대한 구체적인 언급이 있는 ‘바바 프라카슈(Bhava Prakash)’는 훨씬 더 생산적이었다. 저자는 이미 1500년에 매독 치료에 성공한 명의로, 유향수지의 다양한 사용유형에 관해서 보고하고 있었다. 그 사용방식은 연기 흡입에서부터 구강을 통한 복용뿐만 아니라 관장과 질 투입에까지 이르렀다. 또한 살라이 구갈은 재채기용이나 목욕첨가물로도 권장되었다. 기적의 명약 유향으로 치료될 수 있는 허약함과 질병의 목록은 매우 길었다.

우리의 약리학자는 이 목록을 체계화해서 우선 신경계와 관련된 긍정적 작용들을 나열해보았다. 정신착란·기절·간질의 경우에는 “마귀를 쫓아내기도” 하는 달인 수지 즙을 삼켜야 한다고 한다. 위와 장 부위에서는 동일한 약제가 설사와 구토, 그리고 ‘나쁜 가스’를 완화시켜준다. 기도와 관련해서 암몬은 달임(탕약)이라고 적고, 마찬가지로 기침·목잠김·콧물감기·호흡곤란, 그리고 가래해소를 위한 것으로는 흡입이라고 적어두었다. 이것으로 끝이 아니었다. 유향수지는 피부에도 효능이 있는데, 가려움증에서부터 마른버짐에 이르기까지 모두 이것으로 치료될 수 있었다.

암몬은 저자가 끝으로 언급한 여성병 치료학이라는 주제에 관해서는 다소 회의적이었다. 자궁에 병이 생겼을 때 염증을 억제하는 효능이 있다는 것은 상상할 수 있지만, 그러나 구강을 통해서 복용된 달인 즙이 어떻게 “생식능력이 없는 여성에게 아들을 갖게” 할 수 있는지, 이미 자연과학적으로 짜여진 그의 머리로는 이해가 되지 않았기 때문이다.

그런 다음 수지의 조제방식에 관한 좀더 설득력 있는 진술들을 그는 가벼운 마음으로 기록했다. 달이는 것은 대개 물이나 기름에서 이루어지고, 그런 다음 꿀·참기름·염소젖과 섞인다. 그리고 물론 개별 처방에서는 다시 다른 식물추출물들이 첨가되는데, 그러나 이에 대해서 헤르만 암몬은 이미 나가우르의 약초시장에서 들은 바가 있었다. 가루형태로 사용하는 것도 그로서는 이해할 수 있었는데, 이는 연고나 어유(魚油) 형태에 있어서도 마찬가지이다. 마지막 형태의 수지조제법을 공부하기에 이르렀을 때, 교수는 위스키 잔을 음미하며 홀짝였다. 쌀로 만든 소주와 신 보리진액에 섞어 저은 유향반죽이 그것이다.

아주 특별한 수지

의학박사 H.P.T 암몬 명예교수(튀빙엔 대학)

인도 유향은 자연에서만, 그것도 대부분 척박하고 건조한 토양에서 자란다. 수지 채집자들은 도로들이 언젠가는 낙타들에 의해 다져진 길로 변하게 될 마드야 프라데슈, 라자스탄 그리고 중앙 안드라 프라데슈의 계곡들에서 수익을 약속해주는 나무들을 찾고 있다. 그들은 칼 한 자루를 찬 채 종종 며칠 동안 한 언덕에서 다른 언덕으로 옮겨 다니며 드문드문 떨어져 서 있는 나무의 수피에 교묘하게 흠집을 낸다.

이 기술의 목적은 가능한 많은 지점에서 수지가 충분히 유출되게 만들어 이글거리는 해 아래서 덩어리 결정체로 굳어지게 하는 데 있다. 그런 다음 이 '끈적거리는 금'을 채집하기만 하면 된다. 간단하게 들리지만 힘든 작업이다. 나무들이 사람이 갈 수 없는 지대에 멀리 떨어져 서 있는 경우가 자주 있기 때문이다. 수일간의 도보행진을 한 뒤에야 마침내 1킬로그램의 수지를 인근 도시의 중간상인에게 넘겨줄 수 있게 된다. 이 살라이 구갈은 전문상점들에서 판매된다. 이렇게 힘든 과정에도 불구하고 인도에서는 이 귀한 원료가 연간 약 800~1000톤에 이르기까지 수확된다.

한 영국 식물학자의 이름을 따서 명명된 유향나무 보스웰리아 세라타(*Boswellia serrata*)는 감람과(*Burseraceae*)에 속한다. 마찬가지로 유향수지를 제공해주는 그 외의 보스웰리아 종류(*Boswellia carteri, Boswellia frereana, Boswellia sacra*)는 특히 소말리아·누비아·예멘 등 아라비아와 아프리카에서 발견된다. 그곳에서 이 수지는 올리바눔(Olibanum)이라고 불린다. 아프리카종이든 아라비아종이든 또는 인도종이든 상관없이 모든 종이 다 교액(膠液)·순정수액·정유(精油)로 이루어져 있고, 이 세 구성성분의 양적 조성만이 서로 다를 뿐이다.

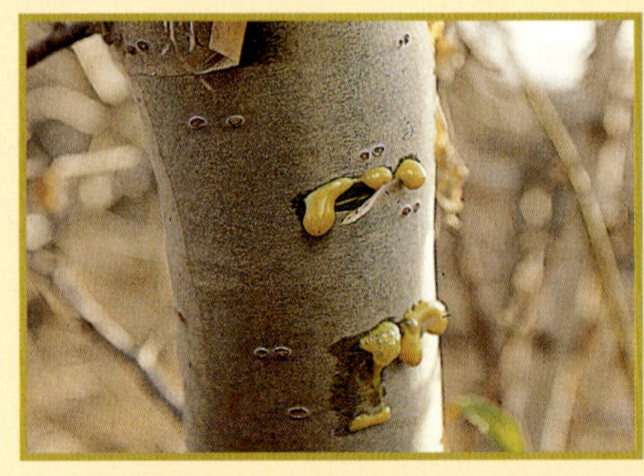

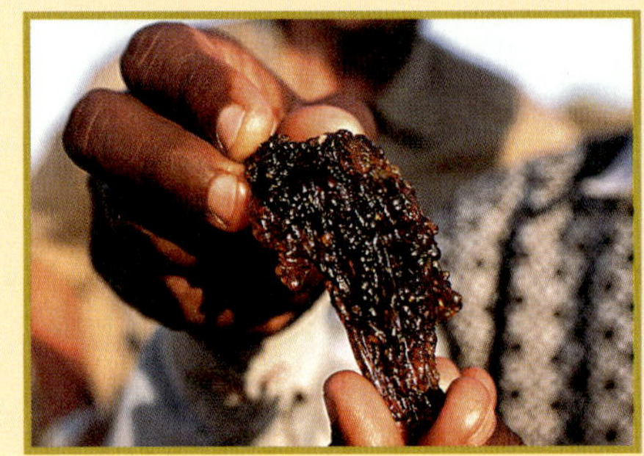

❊ 수액이 수피로부터 흘러 나오고 있다.(위) 잠시 말리면 유향수지 덩어리가 완성된다.(아래)

전통적인 인도 의학에서의 사용법

아유르베다 의학에서 살라이 구갈을 사용하는 것은 건강한 삶에 관한 학문에 기초하고 있다. 이 학문은 건강의 보존과 증진, 그리고 생명의 세 가지 기본 원칙인 바타·피타·카파를 고려하고, 이것들을 5원소인 흙·물·불·공기·하늘에 서로 결합함으로써 이루어지는 질병 치료에 관한 것이다. 환자의 건강에 결정적인 것은 치료조치의 도움으로 복구될 수 있는 드리도샤스 사이의 균형이다.

인도산 유향은 바타 원칙(하늘과 공기)이 많이 나타나는 반면, 피타와 카파 원칙(흙·불·물)은 덜 나타나는 이른바 바타 질환에 사용된다. 균형에 이르기 위해서는 피타와 카파 원소들이 부가되어야 한다. 대체된 물질의 맛의 질을 나타내는 라사(Rasa) 원칙에 따르면 인도산 유향은 떫고 쓴 동시에 달콤하다. 이는 여기에서는 특히 흙과 물 두 원

❊ ▶인도산 유향나무

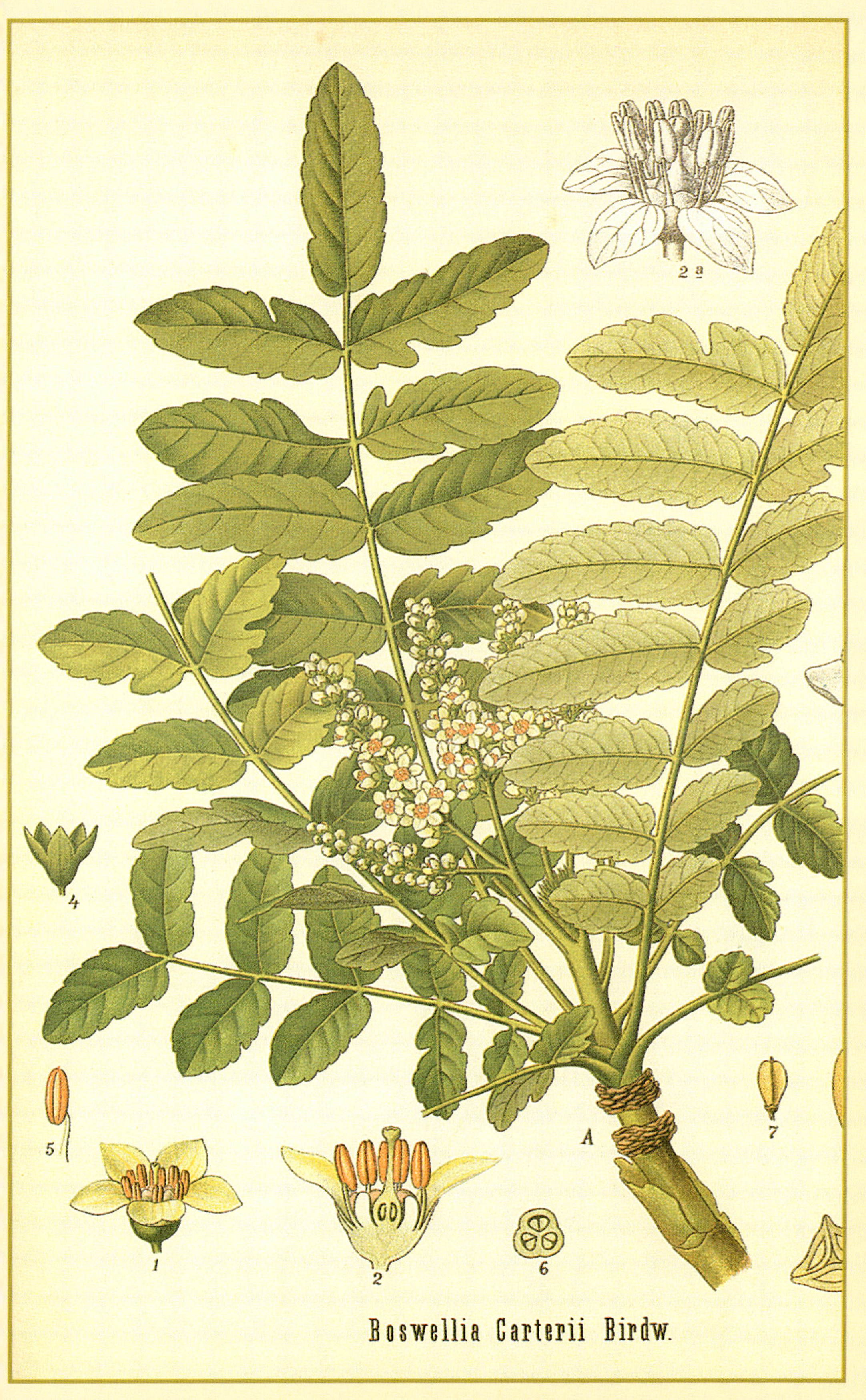

Boswellia Carterii Birdw.

소가 대표적이라는 표시이다. 구나(Guna) 속성에 관한 한 유향은 가볍고 건조하게 느껴지며, 소화 후의 맛은 불과 공기 원소에 상응하는 매운맛으로 특징지어진다. 피타와 카파 원칙을 상징하는 이 원소들은 바타 질환에서 살라이 구갈의 도움으로 드리도샤스 내에서 파괴된 균형을 복구하기 위해 더해진다.

유명한 차라카 삼히타(서기 1~2세기)의 기록과 브하바 프라카슈(Bhava Prakash, 서기 약 1500년경)에는 인도 유향이 다음과 같은 경우 구강으로 투여된다고 기록되어 있다.

◆신경계 영역의 질환의 경우
•정신착란
•인사불성
•간질
•정신혼란
•광증

◆달인 즙은 위장 부위의 질환에서 다음의 치료를 위해 사용된다.
•설사
•복부팽만
•배변불통
•구토
•색변

◆편안함과 가래해소를 위해 연기를 흡입하지만, 다음의 치료를 위해서는달인 즙을 사용하기도 한다.
•기침

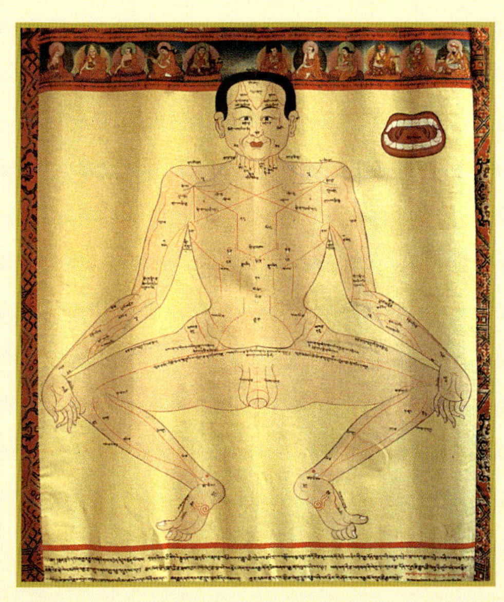

- 목잠김
- 콧물감기
- 호흡곤란

◆ 살라이 구갈은 부인과학에서 자궁검사나 성병치료에 사용된다.
◆ 마른버짐이나 가려움증 같은 경우에 피부과적 효능을 볼 수 있다.

드리도샤스 철학을 현대의학에 그대로 옮겨오는 일이 전혀 문제가 없는 것은 아니다. 이 아유르베다 의학 형식은 몸의 구조와 기능·건강·병·치료에 관한 지식이 과학적으로 봤을 때 제로상태에 있었던 수천 년 전에 확립된 것이다. 따라서 치료된 증상들을 현대 의학의 특정 질환에 배속시켜, 그 작용물질이 약리학적 실험에서 효과를 보이는지 검사해야 할 것이다. 그런데 여기에서 또 다시 아유르베다 처방에서는 흔히 다양한 약물이— 대개 원소보충의 기준에 따라— 혼합되기 때문에, 개개의 특정 약물이 치료의 성공을 이뤘다고 규정하는 게 어렵다는 문제가 생긴다.

전공과목으로서 5000년 된 지식

장소 이동. 아직 어두운 새벽인데 바라나시의 텅 빈 거리에는 기이한 노랫가락이 울려 퍼지고 있었다. 북과 철금의 가락을 앞세우며 한 무리의 순례자들이 어둠 속의 무(無)로부터 모습을 나타냈다. 그들의 목적지는 인도의 신성한 강인 강가(갠지스 강)의 강변 테라스인 가트이다.

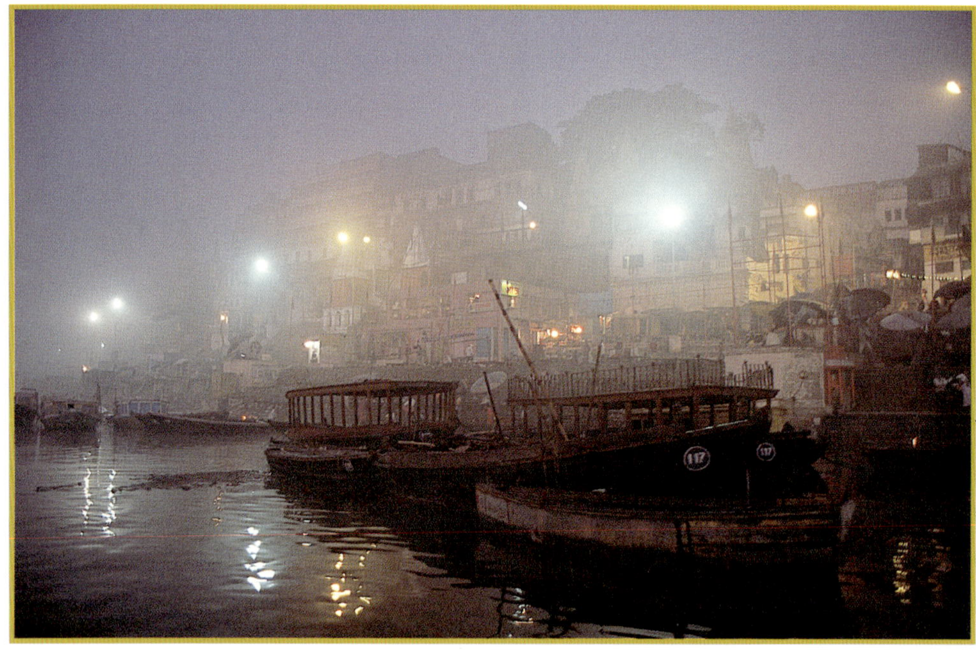

힌두교도들은 새벽 첫 햇살의 부드러운 빛을 받으며 목욕재계를 한다. 그리고 이 일이 끝나면 그들은 작은 연꽃을 연잎으로 만든 작은 배에 실어 도도한 파도에 흘러가게 한다. 그것들은 그들의 간청과 소망을 신들에게로 가져간다고 한다. 영혼과 세계가 하나 되는 느낌을 중개해주는 경건한 고요의 장면, 수많은 여객선조차도 방해할 수 없는 장면이다. 미국인·일본인·러시아인·독일인들이 들이대는 망원렌즈는 셀 수 없이 많은 순례자들의 화려한 색깔을 가미한 움직

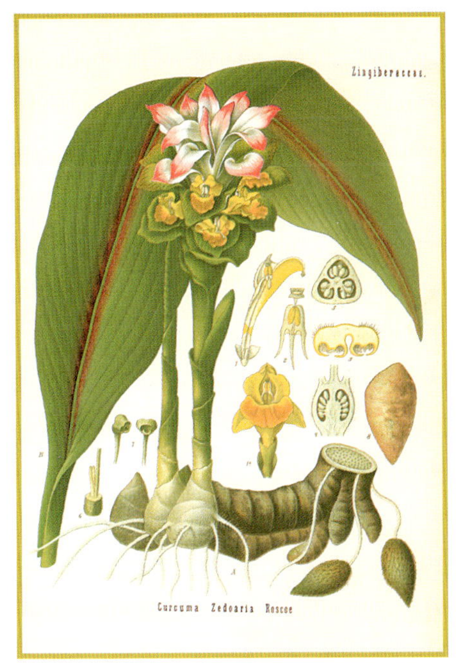

❀ 강황의 잎과 꽃과 뿌리. 전통적인 아유르베다의 치료식물.

임만을 포착할 뿐이다. 좀더 시간을 내는 사람은 이 장소가 뿜어내는 마력을 조금이나마 느끼게 될 것이다.

헤르만 암몬은 시간이 날 때면 언제든 새벽 어스름에 가트에서 행해지는 이 목욕재계의 식을 보러왔다. "아유르베다의 치료방법을 정말로 이해하기 원한다면 사람들의 정신과 그들의 신앙에 더 가까이 가보려고 해야 합니다." 베나레스 힌두 대학으로 가던 중 그가 우리에게 설명한 말이다.

이곳에서는 고대인도의 치료술이 전공과목으로 가르쳐지고 있었으며, 의학부 정원에는 전래의 치료식물들이 울타리로 보호되어 가꿔지고 있었다. 한때 영국 식민관리들이 아유르베다를 경시했던 시기를 이겨낸 이곳 대학 담장 안에서만 많은 종류들이 자라고 있기 때문에 실로 초록의 보고가 아닐 수 없었다. 책에 기술된 치료식물을 마침내 자연에서 직접 볼 수 있게 된 독일 교수는 들떠 있었다. 그리고 먼 나라에서 온 학자가 자기네 *라우월피아*·강황·바질약초·타마린드나무에 관심을 갖고 있다는 데 대해서 인도 식물학자가 뿌듯해 하는 모습이 역력했다. 베나레스 식물원에는 물론 유향나무도 있지만, 그러나 가장 아름다운 표본은 북쪽의 노지에서 성장하고 있다고, 이 아유르베다 식물의 수호자는 말했다.

이 정원 다음으로는 대학병원 방문이 예정되어 있었다. 젊은 여의사가 우리를 다양한 치료실로 인도했다. "치료는 이 사각형 상자에서 한증을 하는 것으로 시작돼요. 그런 다음 환자는 마사지를 받으며 따뜻한 쌀로 문질러지죠." 이 전주곡은 환자에게 구토제와 여러 리

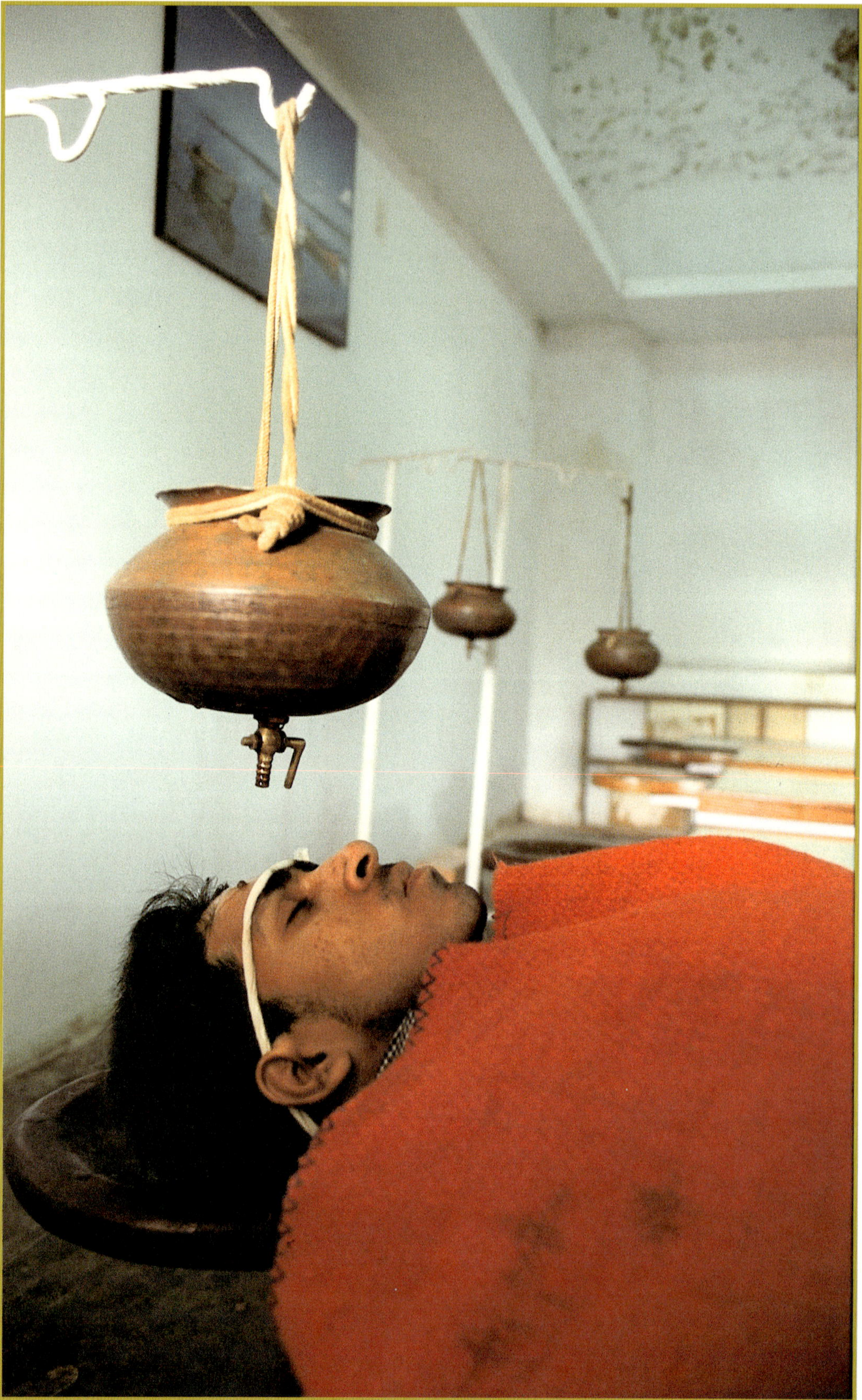

터의 우유가 투여되는 방에서 절정에 이르게 된다. "우리는 너무 많이 있는 도샤(Dosha)를 구토를 통해 몸에서 빼내는 겁니다." 흰 가운의 여자가 강의하듯 이렇게 말하고, 우리는 바로 이어지는 '구토요법'의 피날레를 병원 복도에서 청각으로만 체험할 수 있게 된 데 대해 기쁠 따름이었다.

암몬 교수는 아유르베다 응용의학에 의외로 아주 강한 용법이 있음을 보고 적잖이 놀라워했다.

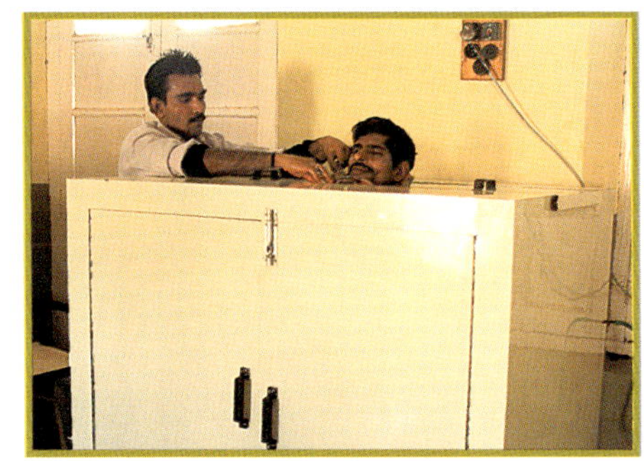

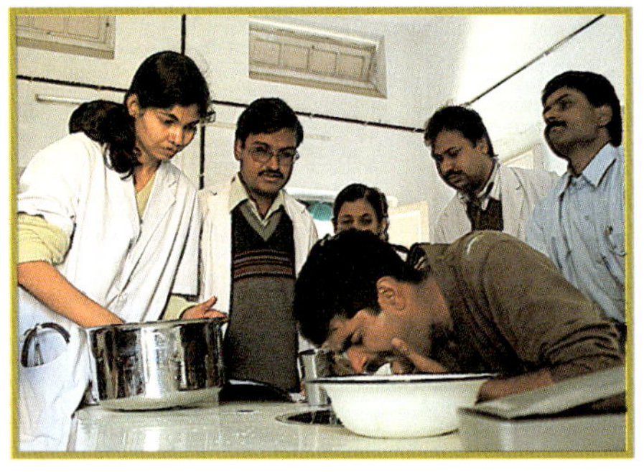

서양에서는 대부분 '웰빙의학'으로 팔리는 이국적 치료술에서 그 부드러운 측면만 알려져 있지 않던가. 하지만 본래적인 아유르베다가 방향치료와 기름마사지와는 거리가 먼 아주 강력한 치료법으로도 철저하게 응용되고 있는 것이다.

여의사는 구토와 관장 말고도 맨주먹으로 극도로 아프게 때려 담석을 깨부수는 요법이 몇년 전까지만 해도 실행되었다고 보고했다. 적어도 첫눈에 봤을 때는 독약 처방도 마찬가지로 낯설었는데, 이는 오늘날까지도 중요한 아유르베다 의학의 일부분이다. 치료를 위해서는 원칙적으로 모든 식물과 물질들이 동원될 수 있기 때문이다. 극도로 유독한 수은까지도. "오로지 투여량에 달려 있습니다." 마무리 토론에서 나이 많은 아유르베다 선생이 한 말이다.

수술실의 아유르베다

헤르만 암몬이 한 치료실 앞에서 사람들이 길게 줄을 서 기다리고 있는 모습을 발견했을 때 우리의 대학병원 순회는 이미 끝나 있었다. 그의 호기심 어린 눈빛에 젊은 여의사가 사람들 무리를 지나 우리를 한 컴컴한 방 안으로 인도했다. 벽에 있는 조명상자 때문에 실내는 창백한 빛 속에 잠겨 있고, 거기에 끼워진 엑스레이 사진들은 대장과 그 출구를 보여주고 있었다. 진기한 그림이었다. 강 하류의 삼각주에서처럼 장으로부터 통로들이 엉덩이를 통해 바깥으로 나오고 있었다. "항문누관이죠. 특히 사회적으로 낮은 계층에서 널리 유포되어 있는 질병입니다." 암몬 바로 뒤에서 나타난 녹색 수술가운을 입은 한 남자가 우리의 놀란 침묵을 끊었다. "위생 결함으로 장에 이런 염증성 높은 별도의 출구들이 생기는 겁니다." 자신을 사후 교수라고 소개한 의사의 설명이다. "엄청나게 아픈 겁니다." 이것이 아유르베다와 어떻게 관련되는 건지 독일 교수는 알고 싶었고, 채 2분도 지나지 않아 그 역시 녹색 가운을 입고 수술실에 서 있었다.

"우리가 여기서 하는 일은 아유르베다의 외과적 시술 영역의 선구적인 실험 작업입니다." 작업에 착수하면서 긴 바늘을 이용해 실 한 가닥을 환자의 항문누관을 관통하게 하면서 사후가 설명했다. "밖에서 기다리고 있는 사람들도 모두 오늘 차례가 될 겁니다. 컨베이어벨트 작업이죠. 제일 많은 날에는 100명이 넘게 수술을 받습니다." 그 사이 실 끝이 '바른' 출구에서 나타났고, 양끝은 단순한 매듭으로 묶이고, 전체가 한 번 더 소독된 뒤 반창고를 붙이면 끝이다. 다음 환자 들어오세요!

이 외과의사는 쉬는 시간을 틈타 자신의 새로운 치료방식의 원칙을 설명했다. "가장 흥미 있는 대목은 실입니다. 그게 통상 저런 누관을 도려내는 데 사용되는 칼을 사용하는 것을 절약해줍니다. 열 번 정도 처치한 뒤에 완전히 치료될 때까지 이 실은 그 지긋지긋한 옆 통로를 조심해서 조금씩 문드러지게 하죠.” 사후가 암몬에게 자신의 치료 성공을 입증해주는 통계수치를 보여주었다. “게다가 이 간단한 시술은 칼을 대는 외과시술보다 더 싸고 말입니다.” 이제 당연히 이 기적의 실에 관심을 가지게 된 독일 손님에게 그가 설명했다.

사후의 조수가 커다란 약제용 유리병을 흔들어 책상 위에 흰 가루를 쏟아놓았다. 그런 다음 하프처럼 현이 팽팽하게 묶여 있는 쇠틀 하나를 손에 들고는, ‘현’에다 노르스름한 액체를 적신 다음 가루 위를 지나가게 했다. 실 전체가 덮여질 때까지 이 과정을 세 번 반복했다. 그런 뒤 틀이 예열된 건조장 안에서 몇 시간 있게 되면 ‘기적의 실’은 완성된다. 사용된 물질이 식물에서 얻어졌다는 사실에 헤르만 암몬이 놀랄 이유는 없지만, 그중 한 주요 성분이 유향수지 추출물이라는 얘기를 듣고 그의 호기심은 경계를 모르고 뻗쳐나갔다.

참을성 있게 모든 질문에 대답하는 인도인 동료의 목소리에서는 발명가의 자부심이 느껴졌다. “유향의 염증억제 작용은 치료의 주요한 부분입니다. 이 효과는 오래 전부터 알려져 있었지만, 이 작용을 수술에도, 아니 내장기관 자체에다가 사용해 보려는 생각은 지금까지 나 말고는 아직 아무도 하지 못했지요.”

그 외의 성분으로는 가루로 만든 강황(또는 울금), 즉 우리가 카레를 통해 이미 알고 있는 *쿠르쿠마 롱가*(*Curcuma longa*), 그리고 특정 대극과식물(*Euphorbia neriifolia*)의 유즙이 있다. 치료를 1주일에 1센티미터

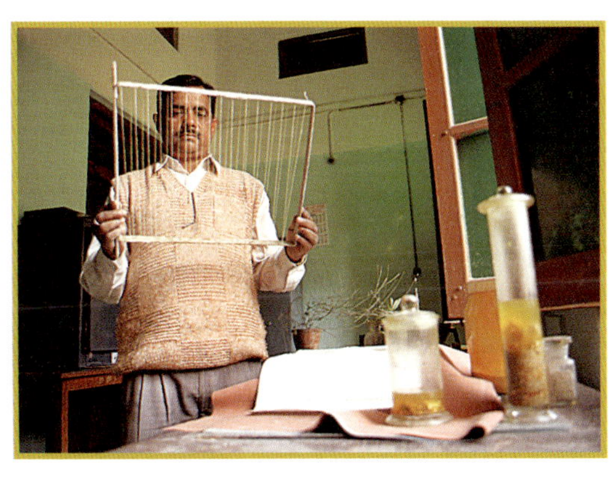

❊ 아유르베다 외과의 새로운 방법. 수술용 실이 준비되고 있다.

씩 진척시켜주는, 단백질을 용해시키고, 혈관을 만들어주며, 박테리아에 대항하는 작용이 이 식물성 물질결합에서 나오는 것 같다.

사후 교수는 동료 교수 암몬에게 임상연구가 끝나면 상세한 리포트를 보내주겠다고 약속하고는 이 손님을 안뜰을 가로질러 밖으로 안내했다. 그러는 가운데 그들은 한 흉상을 지나치게 되었는데, 그 발치에는 꽃이 바쳐져 있었다. "이 분이 아유르베다 외과의 창시자이십니다." 녹색 가운의 남자가 인사를 하며 이렇게 말했다. "우리는 그저 우리의 5000년 역사를 깊이 연구하기만 하면 됩니다. 그러면 틀림없이 우리의 의학적 문제들에 대해 더 많은 해결을 발견하게 될 겁니다."

현대의 문헌학자

이 역사를 오늘날 연구하는 일은 언제나 쉽지만은 않다. 고대 아유르베다 학자들의 지식은 대부분 구전으로만 전해졌고, 많은 경우 21세기 의학자를 위한 신뢰할 만한 자료가 없다. 마하라자의 문서보관소에 있는 몇 안 되는 정통 아유르베다 저술들과 산발적으로 발견되는 문서들은 드물고 운 좋은 예외이다. 그런 뒤 문서를 앞에 놓았을 때는 대부분 큰 의문에 휩싸이게 된다. 처방들이 무엇을 의미하는가, 그 속에서 실제로 읽어낼 수 있는 지침들은 어떤 것인가? 고대 의학 문서 중 거의 전부가 산스크리트어로 작성되어 있고, 그리고 산스크리트어는 독자적인 알파벳이 없는 터라 극도로 다양한 문자로 씌어졌기 때문에, 이 원문들을 해독하기 위해서는 탁월한 언어실력 외에도 깊은 의학적·식물학적 지식이 필요하다.

할레 비텐베르크의 마르틴 루터 대학의 라훌 페터 다스(Rahul Peter

Das) 교수는 20년 이상 고대인도의 의학원전을 천착하고 있는데, 치료식물의 실체 확인도 그의 작업에 포함된다. 함부르크에서 가르쳤던 작고한 오스트레일리아인 동료 로널드 에릭 에머릭(Ronald Eric Emmerick)과 함께 10년 넘게 땀 흘리며 매달린 끝에 데이터뱅크를 완

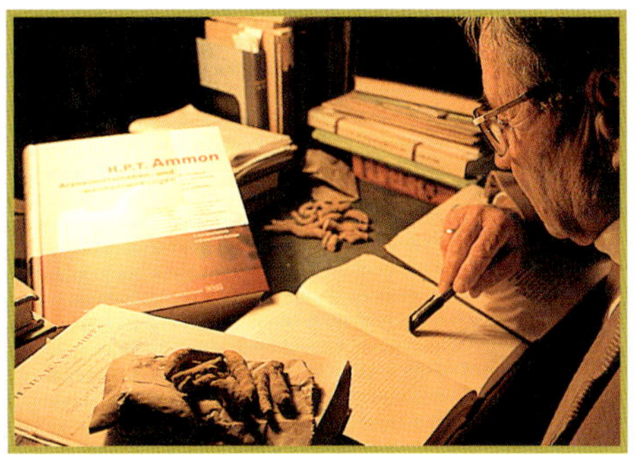

❈ 원전 연구에 몰두하고 있는 헤르만 암몬. 교수도 가끔은 교과서를 뒤져야 할 때가 있다.

성해서 다양한 고대 산스크리트 원전의 이형들을 마우스 클릭으로 비교할 수 있게 해준, 캘커타에서 성장한 이 독일계 인도인에게는 어마어마한 과제이고, 소실된 아유르베다 치료식물과 처방에 관한 지식을 찾을 수 있는 수단이다. 그럼에도 불구하고 관계 짓기와 번역작업에서 끊임없이 문제가 나타난다. "그 이유는 인도 문화에서는 말이 글보다 우위에 있다는 데에도 있어요. 이 고대의 축복의 말이 딱 좋은 예에요. '들은 것을 간직하기를!'" '간직하는' 것을 쉽게 해주기 위해서 지식은 정확히 베드자 바르드와즈의 경우와 마찬가지로 종종 시 형식으로 전수되었다. 이는 그 성공 여부가 스승의 능력에 달려 있는 방법이었다. 왜냐하면 스승이 시 구절에 확실한 조언을 철해두었기 때문이다. 그래서 아유르베다 의사가 어떤 학파나 전통 출신인지를 아는 것은 언제나 중요했다. 스승이 좋은 의사였다면 또한 그의 제자들도 신뢰할 수 있었다.

물론 페터 다스의 해독작업에는 언어적인 문제만이 아니라 인도 역사의 진행과정도 걸림돌이 되었다. 식민시대 동안에 인도인들은 그들 스스로 의식적으로 영국인들의 서구의학에 맞세웠던 그들의 고대 치료지식을 국가적 상징으로 생각했다. 그러면서 본래의 아유르베다를 재현할 때 너무 많은 변경을 하게 되었다. 점령자들과 어깨를 나란히 하기 위해서 서구의 척도들이 자신들의 시스템에 덧씌워

졌고, 고유의 전통을 우세하다고 기
술할 수 있기 위해서 아유르베다가
도구화되었다.

　"그러는 가운데 엉뚱한 것들이 서
로 비교되었죠." 페터 다스의 말이
다. 그는 전통적인 관념들을 재현하
는 해부도를 예로 들었다. 고대인도
의 치료지식에서는 예컨대 해부를
통해 얻은 실용적 해부학의 지식들
이 아무런 역할도 하지 않은 것이나
마찬가지였기 때문에, 그림도 걸맞
게 제멋대로였다. 우리의 뇌 개념에
어느 정도 상응하는 감각지각들은
심장 아래의 한 기관에 자리 잡고 있
었고, 남자의 정자는 오른쪽 가슴에
들어 있었으며, 폐엽(肺葉)은 한 개만

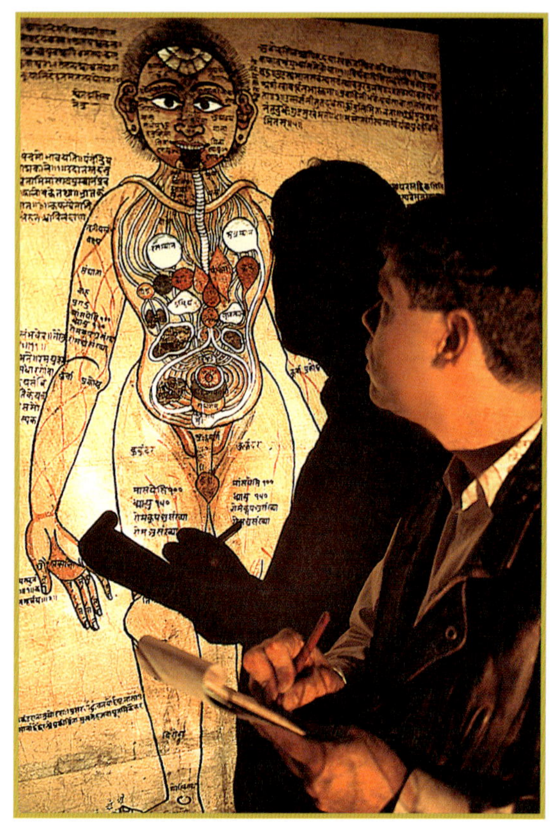

있다. 반대로 소위 아유르베다 해부학을 재현한다고 하는 식민시대
때의 그림들은 실제로는 서구의 교과서 그림들만 재생해놓고 있을
뿐이다. 그러면서도 이 그림들에는 고대 원전의 산스크리트어 명칭
들이 그대로 적혀 있지만, 그것들은 원전에서는 전혀 다른 의미를
지닌다.

　이런 식의 탈선이 언어연구가가 고대 치료지식의 뿌리를 입수하
기 힘들게 만든다. 전통적인 아유르베다의 서구화와 산스크리트어
문제 이외에 합당한 치료식물들을 고대 명칭들에 연결 짓는 데에도
어려움이 있다. 페터 다스는 이에 대한 이유로 다섯 가지를 들었다.

- ◆ 특정 식물들에 관한 지식이 수백 년이 지나면서 구전되어 온 탓에 소실되었다.
- ◆ 상이한 시기와 상이한 지역에서 동일한 명칭이 서로 다른 식물들을 지칭한다.
- ◆ 동일한 식물에 대해 늘 다시 새로운 명칭이 나타난다.
- ◆ 어떤 지역에서 얻을 수 없는 식물이 있을 때, 그것은 다른 것으로 대체된다. 치명적인 것은 새 식물이 옛날 명칭을 간직한다는 것이다.
- ◆ 외국에서 도입된 식물은 산스크리트어 명칭을 얻게 되는데, 그럴 경우 이것은 실수로 전통적으로 사용된 식물로 간주된다.

황망하기 그지 없는 노릇이다. 수십 년 전부터 고대 원전의 식물명에 대해 제의된 감식 결과들을 수집하고 평가해온 네델란드의 그로닝엔 출신의 게리트 얀 모일렌벨트(Gerrit Jan Meulenbeld)가 어떤 명칭들의 경우 마흔 개가 넘는 서로 다른 감식결과를 열거하는 것도 놀랄 일이 아니다. 여기에서 도움이 되는 것은 컴퓨터뿐이다. 물론 현대의 기술이 아직 모든 수수께끼를 풀 수는 없지만 말이다.

우리는 페터 다스와 함께 할레의 오래되고 저명한 프랑케재단 도서관을 방문했는데, 여기에는 유럽인이 최초로 인도의 땅을 밟았던 시기의 책과 원본 보고서 수천 가지가 보관되어 있었다. 재단 이름의 주인공인 아우구스트 헤르만 프랑케(August Hermann Francke)는 특이한 인물이었다. 경건주의 목사이자 신학 교수였던 그는 1698년 7월 13일 할레 근교의 글라욱하에서 한 고아원의 기초를 세웠고, 이곳은 금방 선도적인 사회교육시설이 되었다. 잘 교육받고 스승의 선교 열정에 감화된 프랑케의 제자들은 할레를 거점으로 삼아 세계를 탐사했고, 고향에 있는 프랑케에게 자신들의 보고서를 보냈다.

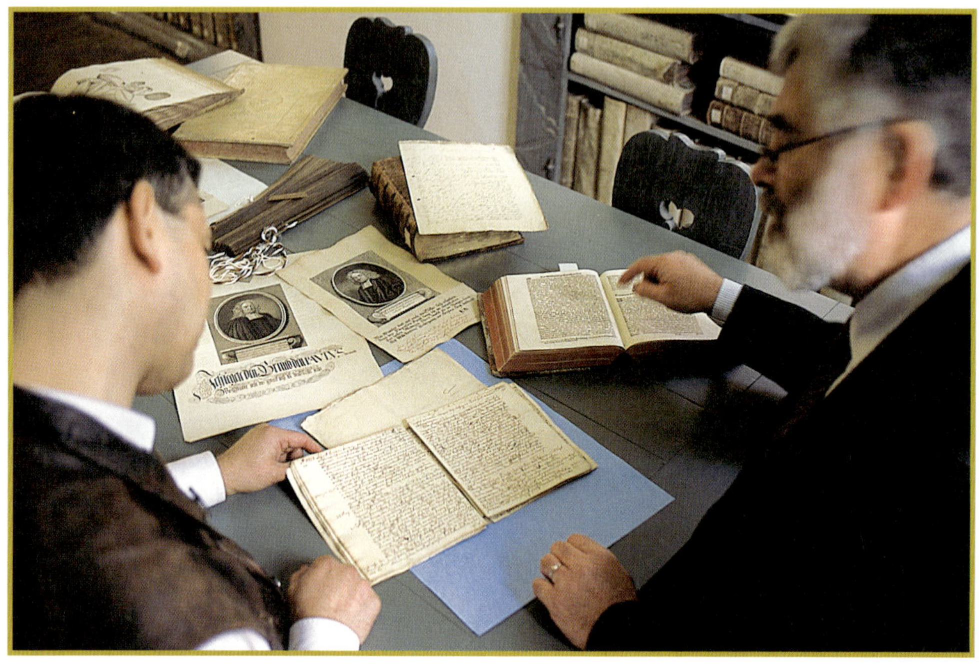

1706년 6월 6일에는 바르톨로매우스 치겐발크(Bartholomäus Ziegenbalg)라는 사람이 남인도의 덴마르크 선교 중심지 트랑케바르에 도달했다. 그와 그의 뒤를 이은 동료들은 선교사업 외에 특히 토착민들의 생활환경에도 관심을 가졌다. 그들의 '말라바어 서신교환(Malabarische Correspondentz)'은 18세기 초 인도 사회의 삶과 생각과 느낌에 대한 독보적인 증언이다. 교환문서의 원본은 프랑케재단의 문서보관소에 소장되어 있었는데, 많은 학문시설의 연구자들을 위해서는 황금의 보고라고 할 수 있다.

다스 교수도 누렇게 변색된 수천 페이지에 저장된 지식을 캐낼 생각이었다. 그는 할레 비텐베르크 대학의 의학사 교수인 요제프 노이만(Josef Neumann)과 도서관의 역사 열람실에서 만나기로 했다. 오래전부터 독일 선교사들이 인도에서 보내온 보고서를 연구하고 있는 노이만은 이른바 '할레 보고서'에서 지금까지는 주목받지 못한 의

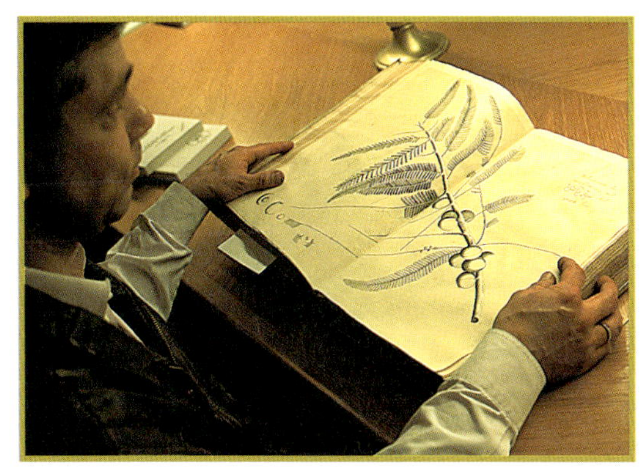

학적 단서들을 천착해왔다. 그런 가운데 그는 인도인들의 질병과 의술에 관해 보고하는 많은 원전 부분들을 접하게 되었다.

이 의학사학자는 "독일 신학자들은 원주민들 사이에 끼어 살며, 그들의 오두막 속으로 들어가서 그들의 언어를 익혔고, 그들의 의사의 치료를 받았기 때문에, 현지 치료사들의 지식을 아주 직접적으로 접합 수 있었다"고 설명했다. 위에서 언급한 바르톨로매우스 치겐발크는 한 편지에서 이렇게 적었다. "이곳 유럽인들이나 블랑크인들은 모든 질병에서 거의 검은 의술을 사용하고 있습니다." 페터 다스는 당연히 당장 선교사들이 이 의술의 약에 관해서 무엇을 알고 있었는지를 알기 원했다. 이 존경스러운 책들에서 몇장을 넘긴 뒤 요제프 노이만은 적합한 부분을 찾아내서 소리 내어 읽었다. "이들에 의해 의학에서 사용되는 종들은 유럽의 것들과는 전혀 다릅니다. 그들의 약은 대부분 기름과 가루와 음료로 되어 있습니다. 하지만 노련한 의사라면 위험 질병에서는 오직 화학제제만을 사용합니다. (…) 진주, 금 그리고 그 외의 금속으로 만들어진 (…) 저 자신도 그런 걸 사용해본 적이 있는데, 효능이 좋았다고 느꼈습니다."

말라바 의술

이 정보들은 언어학자 다스가 식물을 찾는 데 크게 더 도움이 되지는 않았다. 오늘날까지도 아유르베다 약제에서는 보석과 금속, 아니 심지어 수은이나 납 같은 중금속조차 중요한 역할을 한다는 사실은 그 자신도 알고 있었기 때문이다. 하지만 인도 의학의 효험을 인도 땅을 최초로 밟은 유럽 학자들 중 한 명의 문서를 통해서 확인했다는 것만으로도 그에게는 만족할 만할 일이었다. 따라서 아유르베다에 관한 긍정적인 평가는 최근의 유행을 통해서야 비로소 생긴 게 아닌 것이다. 인도인들 스스로도 자신들의 치료사들에게 기적을 기대하고 있지 않았다는 것을 선교사 치겐발크는 말라바 격언으로 기술하고 있었다. "일단 발가락이라도 완전히 치료한 사람이 좋은 의사다."

노이만 교수가 다른 카드 한 장을 더 감추고 있었기에 망정이지 그렇지 않았더라면 그는 아마도 '훌륭한 연구자'가 아니었을 것이다. 할레 보고서 제3권의 529페이지에는 일종의 간질발작이 그려지고 있었다. 의사는 발작을 일으킨 사내아이에게 '칼리캄(Kalikkam)'을 투여했다. 주역에서는 처방전까지 설명되어 있었다. "생강, 후추, 그리고 스라니(Sraney)라고 불리는 작물의 즙을 알갱이로 만든 티필리(Tippili) ― 이것이 소위 말하는 그 긴 후추이다 ― 를 써서 조제한다." 이 약을 소년의 안각에 투여하고 났을 때 아이는 다시 정신을 차렸고, 심지어는 큰소리로 암송을 들려주자 따라하기까지 할 수 있었다.

이 두 학자가 코브라에 물린 데 쓰는 치료제가 기술되고 있는 선교사 요한 에른스트 그륀들러(Johann Ernst Gründler)의 수기 편지도 우연히 접하게 된 것은 발견자의 행운이었다. 다스 교수는 타밀어 용어들로 가득 찬 이 문서를 빠르게 훑어보았는데, 아쉽게도 이 용어들은 산스크리트 원전만을 평가하는 자신의 컴퓨터프로그램으로는 해독해낼 수 없는 식물명들이었다. 그러나 어쩌면 그륀들러의 의학원전 모음집인 '말라바 의술(Medicus Malabaricus)'에 결정적인 단서가 있을지도 몰랐다. 하지만 실망스럽게도 저술을 찾는 일에는 결실이 없었다. "그 책은 유실된 것으로 되어 있습니다." 문서보관소의 한 여

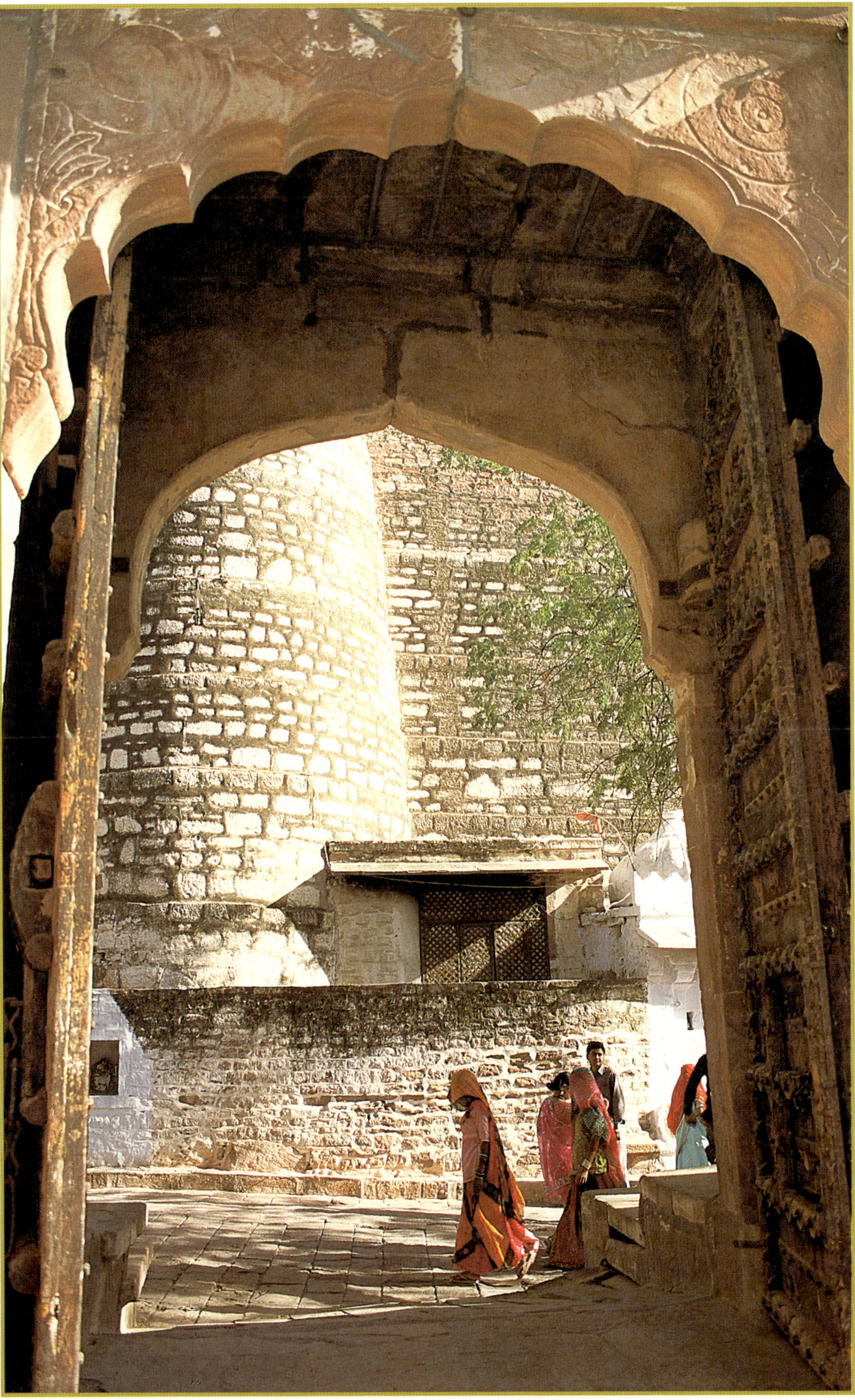

직원이 무감각하게 설명했다.

맥이 빠져 귀갓길에 오르기 전, 이 큰 규모의 시설 본관에 있는 프랑케재단의 '기적의 방'이 다시 한번 이 학자들의 주의를 끌었다. 기교가 넘치게 장식된 열두 개의 장에는 선교사들이 가져온 선물, 먼 나라로부터 온 진기한 것들이 보관되어 있었다. 글을 쓰고 있는 한 타밀인이 그림으로 장식되어 있는 장에 페터 다스의 시선이 닿았다. 그 안에는 인도로부터 온 보물들이 보관되어 있었다. 그의 눈이 세공된 인형, 안쪽에 목이 박혀 있는 탁발승 슬리퍼, 장식이 풍부한 종려잎 부채 위로 지나갔다. 좀더 정확히 들여다본 이 문서학자는 그 장식이 잎에 정교하게 새겨 넣은 글자라는 것을 알게 되었다. 비밀 처방전일까? 요제프 노이만은 재미있어 하며 동료를 관찰했다.

"인도의 치료학을 고찰할 때는 그것을 하나의 시스템 전체로 봐야지 개별 처방이나 작용물질을 가지고 이해하려 해선 안 된다는 점을 잊지 마세요. 그리고 그렇게 할 때 마법적 요소들도 못 보고 그냥 지나치지 않게 되죠. 그러니까 부채 위의 각인을 이 마법의 일부로 보면서……."

유향의 나라에서

베드자 바르드와즈는 하늘을 향해 두 팔을 쭉 뻗어 올리며 새날의 첫 햇볕을 맞이했다. 일출 훨씬 전부터 목욕의식으로 시작된 힌두교도의 일상 기도의 일부분이었다. "이건 몇 시간이 걸릴 수 있어요." 노인은 생각에 잠긴 채 이렇게 말하고는 독일 친구에게 덧붙였다. "하지만 오늘은 이것으로 충분해요." 헤르만 암몬은 작별하기 위해서 왔다. 아유르베다와 관련된 자신의 탐사여행은 계속해서 이 아대륙의 북서쪽까지, 즉 잠무로 이어질 예정이었다. 이 지방은 테러와 내전으로 고통 받는 카시미르 지역에 인접해 있다. 막연한 곳으로의 여행이었다. 통신국마다 연신 히말라야산맥 기슭에 자리 잡은 도시에 폭탄공격이 있다는 보도를 하는 터였다. 그러나 억누를 수 없는 암몬의 연구 열정은 보이지 않는 위험에 대한 두려움보다 더 강했다.

그가 이 여행길에 오르는 데에는 베드자 바르드와즈의 영향이 전혀 없지 않았다. 결국 이 사람이 그에게 유향제제로 임상연구를 하고 있는 한 의사에 관한 얘기를 해주었고, 암몬으로서는 당연히 이를 직접 눈으로 봐야하겠기 때문이었으니 말이다. 베드자는 안전한 여행이 되기를 진심으로 바라며 독일 교수와 작별했다. "꼭 다시 오셔야 합니다. 우리의 고대의학에는 아직도 발견할 게 너무나 많으니까 말입니다."

정지! 군인들이 한 체크포인트에서 또 다시 북쪽으로 향하는 도로를 봉쇄하고 있었다. 벌써 네번째였다. 우리 기사는 트렁크를 열고, 교수는 여행증명서류를 보여주면서 여행 목적지를 묻는 질문에 답해야 했다. 예민해진 그의 신경이 기관총을 바라본다고 무뎌지지는 않았다. 그럼에도 불구하고 암몬은 통제초병에게 외견상으로는 차분하게 자신은 그저 나무 몇 그루를 보고 병원 한 곳을 방문하려고 할 뿐이라고 설명했다. 군인은 믿지 못하겠다는 듯이 고개를 가로저었다. 그것 때문에 이슬람 폭도들에 의해 산산조각 날 위험 속으로 들어갈 사람이 누가 있겠는가? 하지만 무슨 상관이랴. 모든 증명서류들은 합법적이었고, 자동차는 결국 모래주머니로 보강된 가시철조망 장애물 사이를 통과할 수 있었다.

여행자들이 잠무에 도착했을 때는 이미 거의 어두워진 상태였다. 병원에서는 벌써부터 싱(Singh) 박사가 조바심을 내며 기다리고 있었고, 손님을 보자 별다른 인사 없이 호텔까지 동행했다. 그는 그곳에

도착하자 자신의 무례함을 사과했다. "어둠이 내리면 외출금지령이 내려집니다! 며칠 전 우체국에 폭발물 공격이 있었어요. 그래서 이런 유쾌하지 않은 조치가 내려진 겁니다. 하지만 그렇다고 정말로 걱정할 필요는 없어요."

다음날 아침 잠무의 지방병원에서 회진이 계획되어 있었다. 싱 박사는 암몬 교수를 평균 열 명의 환자들이 차지하고 있는 큰 홀들을 둘러보도록 안내했다. 두 학자의 대화의 주된 주제는 당연히 인도에서 살라키(Sallaki)라는 약에 건조추출물 형태로 사용되는 유향수지였다. "관절염 같은 만성염증에서는 이미 좋은 성과를 얻었습니다." 붉은 터번을 두른 인도인이 자랑스럽게 보고했다. "그것으로 수백 명의 환자를 치료했고, 매번 정확히 기록했습니다." 이 일련의 검사가 독일의 임상테스트에 대한 아주 엄격한 요건들에 상응하지는 않지만—약품 인가를 위해서는 필수적인 조건이다—암몬으로서는 기뻐하지 않을 수 없었다. 그의 고향에서 약품이 허가되기까지의 절차는 몇 년이 걸리고 수백 만 유로를 삼킬 수 있기 때문이다.

반대로 인도에서는 약품을 사람에게 검사하는 데 대한 관료주의적 장애물의 높이가 훨씬 낮았다. "지금까지 살라키를 투여하면서 아무런 부작용도 확인할 수 없었고, 대개의 경우 진전이 있었어요. 아니 심지어는 완치에 이른 경우도 많았습니다." 싱의 말이다. "전통적인 고대 아유르베다의 치료의 보고에서 나온 이 약은 당신네 서구에서도 분명 좋은 전망을 보일 겁니다." 이에 약제 부작용에 관한 4권 분량의 표준서의 저자인 헤르만 암몬은 "실제로 우리의 주된 관심사는 부작용입니다"라고 대응했다. "원치 않는 부작용으로 죽는

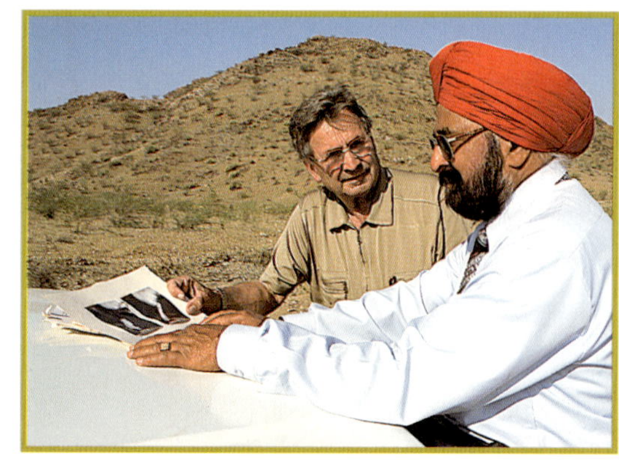

❀ 또 다른 치료식물의 흔적을 찾고 있는 싱 박사와 암몬 교수.

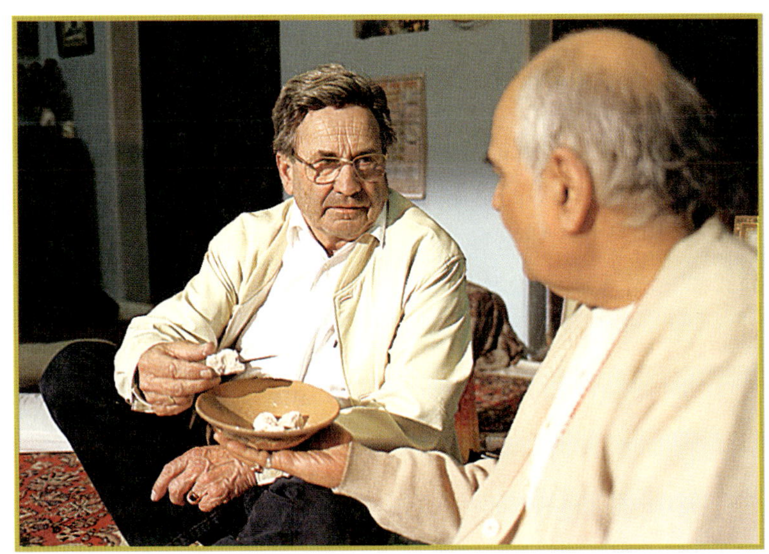

사람이 독일에서만 매년 1만 명에서 2만 명에 이른다고 봐야 합니
다. 도로교통에서보다 더 많은 수의 희생자가 생기는 거죠.”

대화에 몰입한 채 잠무의 주도로를 건너려 하면서 두 학자는 인도
의 교통도 나름대로 문제를 안고 있다는 사실에 주목했다. 과적 화물
차, 추월하는 소형 차량, 시끄럽게 경적을 울리는 소형 오토바이,
그리고 날카롭게 찌르릉대는 자전거인력거들로 이어지며 끊길 줄
모르는 긴 행렬 때문에 10미터도 채 안 되는 거리를 건너는 일은 신
경을 곤두세우는 모험이었다. 그러나 이 토착민의 일상의 숙련이 결
국엔 성공으로 이어지고, 차 한 잔을 마시며 유향과 관련된 경험의
교환은 계속될 수 있었다.

“전 기침이 나거나 목이 쉬려 할 때면 유향수지 한 조각을 씹는데,
그러면 아픈 게 사라집니다.” 싱 박사가 전래의 가정상비약을 알려
주었다. 그러나 그는 잠재력을 훨씬 더 높이 평가했다. 만성염증으
로 유발되는 질환들의 경우 그는 유향수지로 잘 치료될 수 있다고 생
각했다. 이 아유르베다 의사는 그러면서 관절염 말고도 특히 천식·

통풍·만성적 궤양성장염(Colitis ulcerosa)·만성장염(Morbus Crohn)·다발성경화증(Multiple Sclerosis)을 염두에 두고 있었다.

이 인도인의 설명이 아주 그럴듯하게 들리긴 했지만, 튀빙엔 대학의 약리학자에게는 거창한 말이었다. 일단 유향수지의 작용원칙을 실험실에서 밝혀내야 할 것이다. 그런 다음에 이 '기적의 약제'를 사용할 수 있을지 또한 서양의학의 방법으로 생각해볼 수 있을 것이다. 왜냐하면 일단 유향수지의 정확한 화학적 함유물질들이— 그리고 이와 더불어 그 약리학적 작용이— 확인될 때에만, 아파하고 큰 고통에 신음하는 사람들을 치료할 수 있다는 정당한 희망이 생기기 때문이다.

실험실의 인도 유향

의학박사 H.P.T 암몬 명예교수(튀빙엔 대학)

나가우르 재래시장에서 가져온 유향시료와 잠무의 싱 박사로부터 얻은 몇 가지 추출물시료를 가지고 이제 튀빙엔 대학의 제약연구소 실험실에서 본격적인 작업이 시작된다. 다양한 함유물질의 분해. 최신의 기기가 있음에도 불구하고 지난한 과정이 아닐 수 없다. 그런 뒤 정말로 유향의 염증억제 작용이 입증될 수 있을까? 이를 밝히기

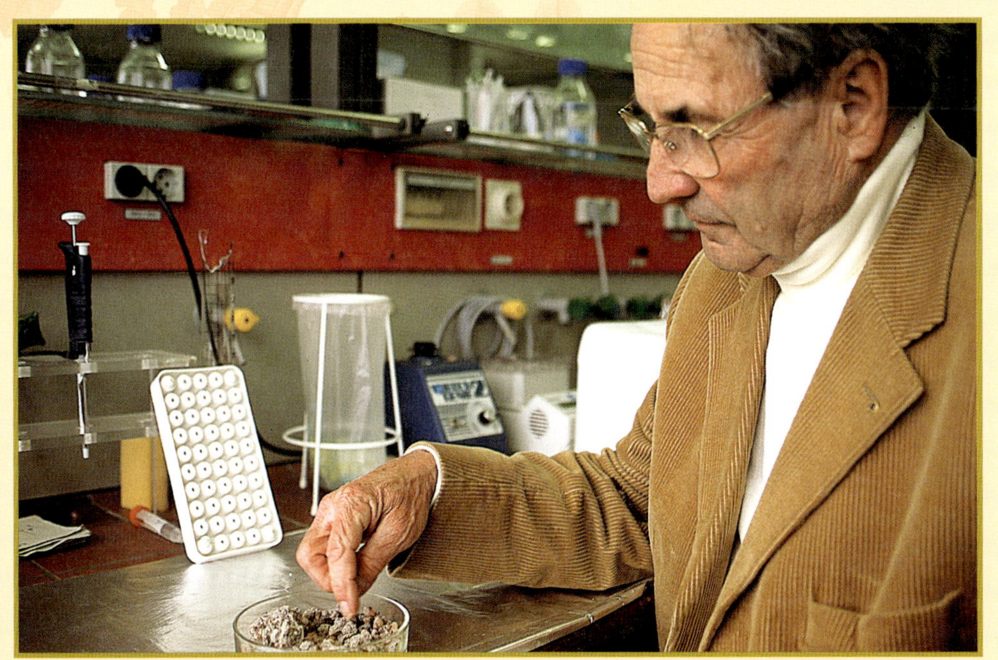

위해서는 우선 염증이 어떻게 생기는지를 알아야 한다. 염증은 근본적으로 조직손상에 대한 지극히 정상적인 육체의 반응인데, 이 손상은 궁극적으로 손상 자체를 제거하고 치료하려는 목적을 지닌다. 그러나 염증이 육체 자체에 해를 가져옴으로써 염증이 육체에 문제가 되는 상황도 있다. 이는 특히 만성적인 영향을 주는 외부로부터의 손상에서 일어나지만, 육체 자체의 조직에 맞섬으로써 해를 끼치는 면역체계 내의 장애를 통해서도 일어난다. 이런 경우들에 속하는 것으로는 특히 알레르기, 여러 가지 류머티즘 질환, 만성적으로 염증을 일으키는 장 질환, 기관지천식(Asthma bron-chiale), 그리고 청소년 당뇨병 등이 있다. 급성 염증은 우선 다섯 가지 증후로 특징지어진다.

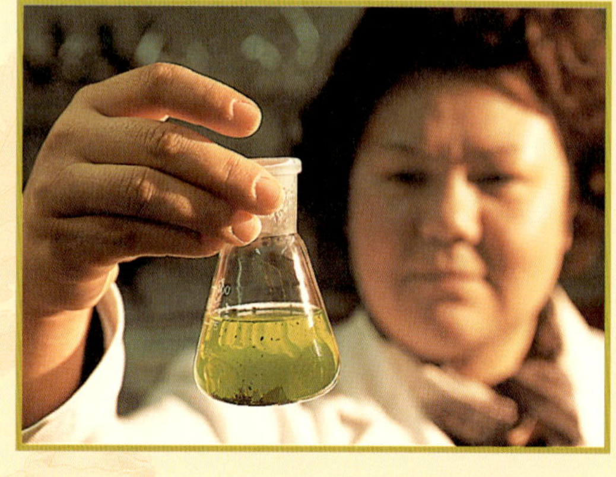

❋ 작용물질을 찾아내는 일은 제약사들에게 긴장을 가져다주는 작업이다.

- ❖ 열(Calor)

- ❖ 홍조(Rubor)

- ❖ 부증(Tumor)

- ❖ 통증(Dolor)

- ❖ 염증이 난 조직의 기능장애(Functio laesa)

홍조와 열은 손상된 조직에 피가 과대하게 통하기 때문에 생기고, 부증(浮症)은 가장 작은 혈관(모세혈관) 영역에서 액체가 더 많이 빠져나감으로써 생기며, 진통은 통증신경이 자극됨으로써 생긴다. 이 모든 과정의 목표는 예컨대 박테리아나 세포잔해를 먹어치우고 (Phagocyte, 식세포), 흉터조직의 형성을 지원하는 것 등과 같은 백혈구의 활동을 통해서 손상된 조직을 청소하는 것이다. 근본적으로 이러한 염증의 과정을 일으키는 것은 이른바 염증인자들이다. 언제나 손상 부위에 있는 백혈구는 예를 들어 류코트리엔(Leukotrienes)을 생산한다. 이것들이 덩어리째로 손상된 세포물질을 청소하는 다른 백혈구들을 유인한다. 류코트리엔은 액체유출이 부종으로 나타나도록 촉진하기도 한다. 그밖에 염증인자로는 통증발생에서 중요한 이른바 키닌(Kinin)과 알레르기 반응에서 특별한 역할을 하는 히스타민(Histamine)이 있다. 약물을 이용한 오늘날의 염증치료의 목표는 이러한 염증인자들의 형성 내지 작용을 억압하는 것이다.

염증인자의 형성을 억제하는 약물이 있다. 그중 제일 잘 알려져 있는 것은 아스피린(Aspirin®, 주로 통증에 사용)과 볼타렌(Voltaren®, 주로 류머티즘 질환에 사용)이다. 히스타민의 작용에 맞서는 수단은 알레르기성 염증질환에 사용되는 항히스타민제제이다. 그리고 마지막으로 염증에 대한 가장 강력한 화포(火砲)인 코르티손이 있다. 이것은 치료적으로 사용되는 일련의 속성을 지니고 있기는 하지만, 염증을 억제하는 모든 물질 중에서 장기간 사용할 경우 상당한 부작용의 부담이 있다. 이것은 싱 박사의 말과 다른 인도 학자들에 따르면 유향추출물을 투여할 경우에는— 좋은 효험이 있음에도 불구하고— 무시될 수 있는 위험요인이다.

그러나 유향의 항염증 작용은 실제로도 실험실에서 입증될 수 있을까? 이 추출물이 프로스타글란딘(Prostaglandine)과 류코트리엔 같은 염증인자들의 형성에 영향을 줄 수 있을까? 만약 그렇다면 그 속의 어떤 구성성분에 유망한 물질이 있을까? 이를 알아내기 위해서 우리는 우선 혈소판(또는 혈전구, Thrombocyte)을 사용하는 모델에서 유향추출물의 작용을 조사했고, 그런 다음 백혈구(neutrophile Granu-locyte, 호중구 과립구)로 모델실험을 반복했다. 혈소판은 선별적으로 프로스타글란딘과 유사한 물질들을 합성할 수 있는 반면, 백혈구는 일정 부분 류코트리엔을 형성할 능력이 있다.

혈소판 모델에서는 명확한 염증억제작용을 확인할 수 없었던 데 반해, 백혈구에서 나타난 결과는 놀라웠다. 류코트리엔합성은 분명하게 억제되었다. 계속된 실험에서 마침내 유향의 작용의 열쇠를 순수수지에서 찾을 수 있음을 입증할 수 있었다. 거기에서 류코트리엔합성을 제한하는 역할을 하는 이른바 보스웰리아산이 분리될 수 있었기 때문이다.

임상적 관찰

류코트리엔 형성이 많아지는 게 관찰되고, 이 염증인자가 병의 만성화에 관련이 있다고 전제되는 일련의 만성염증질환들이 있다. 예컨대 류머티즘 관절염(rheumatoid Arthritis), 기관지 천식(bronchial Asthma), 통풍(Gout), 루푸스 에뤼테마토수스(Lupus erythematosus, 홍반성 낭창 또는 홍반성 루푸스, 결합조직의 염증질환—옮긴이), 만성적인 궤양성 장염(Colitis ulcerosa), 만성장염(Morbus Crohn), 다발성경화증(Multiple Sclerosis)을 들 수 있다.

인도에서는 유향수지가 오래 전부터 류머티즘성 질환에 사용되고 있다. 의심할 여지없이 항염증작용을 증명할 수 있는 임상연구는 아직까지 없다. 반대로 유향추출물의 효험이 기관지천식, 만성적 궤양성장염, 만성장염 그리고 뇌종양 주위의 부종(peritumoral edema)의 경우에 유향추출물의 효능을 보여주거나 최소한 암시하는 몇개의 연구발간물이 있다.

인도에서 이루어진 한 실험적 연구에서 천식환자의 발작 빈도와

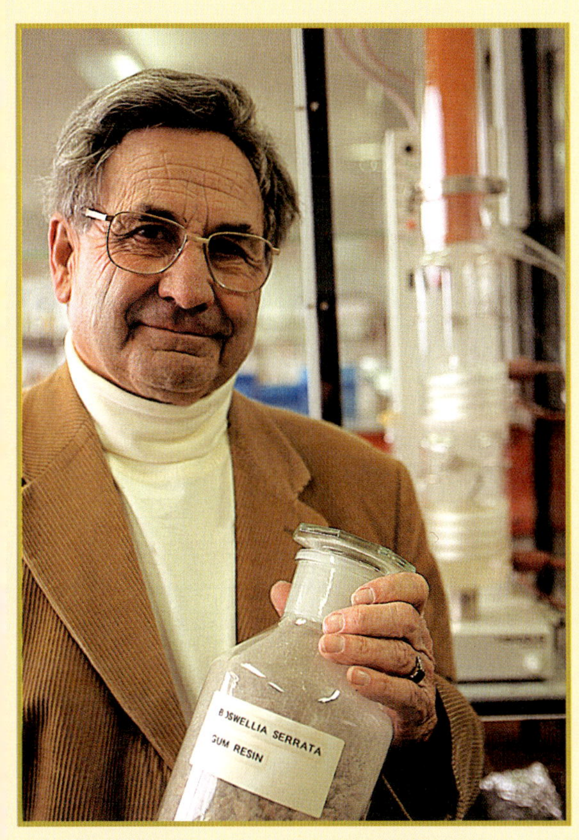

❀ 많은 환자들을 위한 희망. 유향은 치료에 다양하게 사용할 수 있는 가능성이 있다.

호흡곤란이 줄어들었고, 만성장염과 비특이성 장염(non-specific Colitis) 환자들에서 복통·설사·장출혈 그리고 그밖에 몇 가지 증상이 확연히 감소했다. 독일에서는 만성장염 환자의 경우 유향추출물 투여를 통한 상태개선이 관찰되었다.

뇌종양 환자들의 경우에도 부분적인 성공이 달성될 수 있었다. 이 병의 경우에는 특히 운동기제에 있어서도 현저한 기능제한을 일으키는 수액고임 현상이 종양 주변에서 일어난다. 부종은 아마도 증가된 류코트리엔 형성의 결과일 수 있다. 이 환자들의 경우 유향추출물은 다수의 사례에서 류코트리엔 형성과 부종의 부피뿐만 아니라 뇌기능 제한까지도 감소시킬 수 있었다. 다만 종양까지도— 개별 사례들에서 보고된 것처럼— 치료의 의미에서 영향을 받을지에 대해서는 아직까지는 임상적으로 입증되지 않고 있다.

아유르베다가 마지막 희망일까

이로써 수백 만 명의 만성 환자들에게 희망의 불씨를 줄 수 있을까?
암몬에게 분명한 건 이것이다. "우리는 코르티손(Cortisone, 부신에서 나
오는 강력한 항염증 작용을 하는 물질(호르몬)로서 인공적으로 합성할 수도 있다 ─ 옮긴
이)이 사용되는 많은 병을 보스웰리아 추출물로 치료할 수 있습니다.
특히 부작용과 관련해서 나는 이런 제제에 대한 전망을 긍정적으로
봅니다. 아유르베다는 어쨌든 눈속임 의학이 아니고, 거기에는 우리
서양의학을 위한 커다란 잠재력이 들어 있습니다. 우린 이제야말로
눈을 떠서, 이 수천 년 전통의 의학을 진지하게 받아들이고, 우리의
자연과학적 방법으로 작용물질을 찾아내야 합니다. 자연은 아직도
예상 못한 많은 것이 감춰져 있는 세상에서 제일 큰 화학공장입니다.
우린 이젠 정말로 편견을 버려야 합니다." 마하라자 의사들의 치료
방법을 20년 이상 연구한 의사이자 약학자의 맺음말이었다.

❀ 3000년대를 위한 의학
은 흰 대리석 궁전들의 나라
에서 올까?

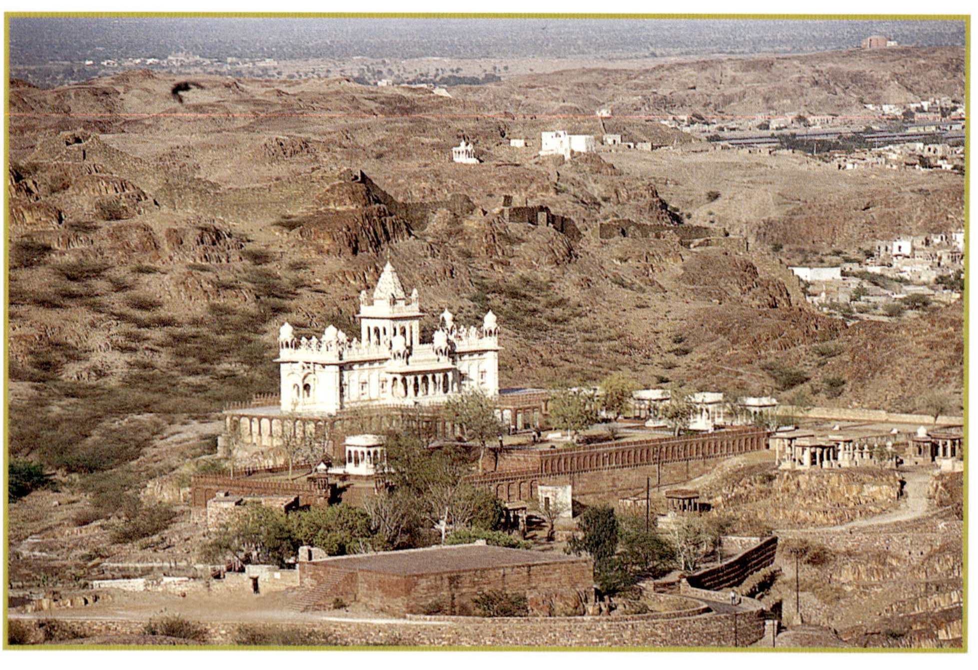

낮은 굉음이 가즈 싱(Gaj Singh) 2세의 궁전의 육중한 사각 마름돌들에 울려 메아리쳤다. 포화의 꼬리 하나가 달이 없는 밤하늘을 갈랐다. 인도 공군의 요격전투기가 서쪽 하늘을 향해 떠올랐다. 그곳엔 파키스탄이 있다. 잠무에서 또 한 번의 폭탄테러가 있은 후 카시미르 분쟁은 다시 첨예화되었다. 일촉즉발의 전쟁 분위기에 있는 두 핵무기 강국. 마하라자는 300평방미터 크기의 테라스에 서서, 옷차림과 자세에서 약간은 간디를 연상시키는 키 작은 남자에게 말했다. "사람은 스스로 자기 삶을 고달프게 만들지." 베드자 바르드와즈는 말 없이 고개를 끄덕였다. 마지막 제트전투기가 밤하늘에서 사라졌을 때 그는 영주에게 궁전 주방을 방문한 데 대해서 얘기했다. 새로 조성한 궁전 정원에 아유르베다 작물이 처음 싹튼 후부터 그의 권고로 다시 아유르베다 처방에 따라 조리가 이루어졌다. 카레 속의 강황, 달콤새콤한 전식에서 비타민C 폭탄으로 제공되는 과실 암라(Amla), 매운 소스에 곁들이는 신성한 바질풀 툴시.

'전하'는 잠시 후 새로 개발한 음식을 맛본다. '전하'의 입맛에 들었다! 이 특이한 식사가 끝난 뒤— 이 위대한 지배자는 평소 프랑스음식을 선호했다— 높으신 주인님은 즐거운 표정을 지으며 전일적(全一的)임을 자부하는 인도의 전통적인 건강체계를 높이 평가하고, 서양의 부유하고 배부른 나라들로 수출하면 히트를 치겠노라고 칭찬했다. 그런 뒤 후식을 먹으면서 그는 자신의 호화 호텔의 식단에 아유르베다 메뉴를 넣자는 아이디어를 내기에 이르렀다. "분명 히트를 치게 될 겁니다." 베드자가 이렇게 거들고는 덧붙였다. "전하께서도 당연히 가능한 자주 이 식이요법을 선택하셔야겠지요." 마하라자의 의사는 그러면서 자기 스승의 경구를 떠올렸다. "의사의 성공은 전하께서 편찮으시지 않을 때 완성됩니다!"

— 페터 프레스텔

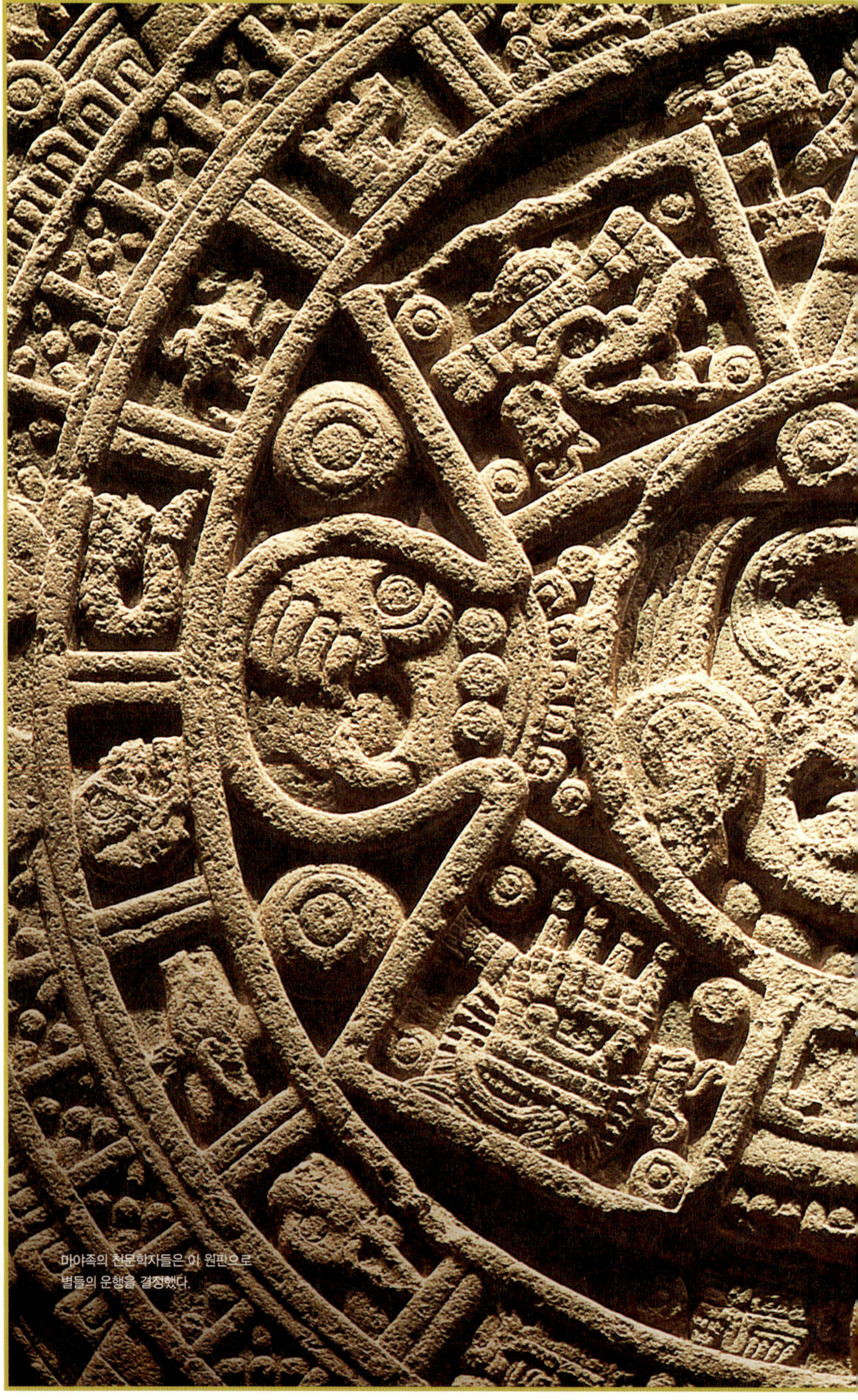

마야족의 천문학자들은 이 원판으로
별들의 운행을 결정했다.

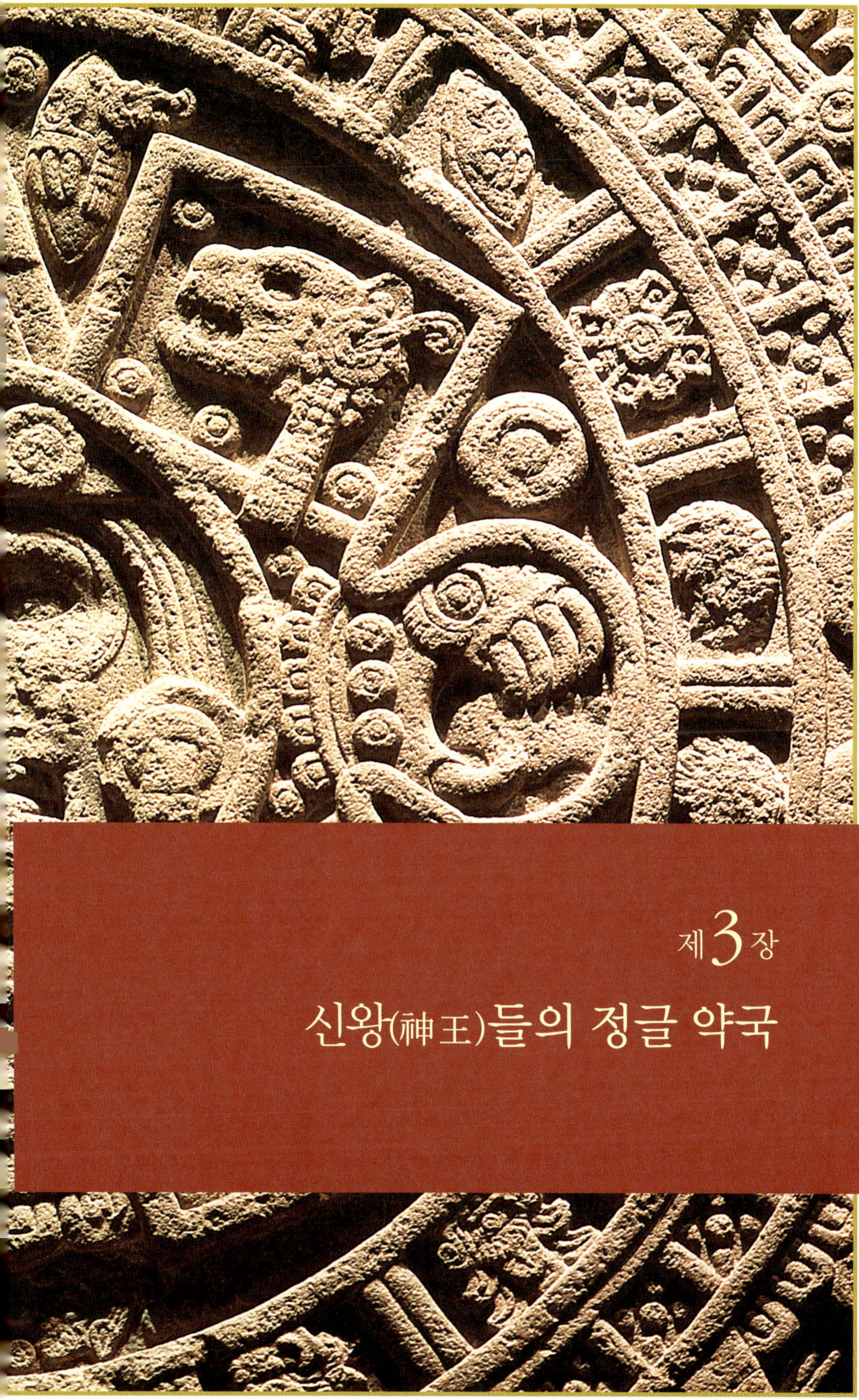

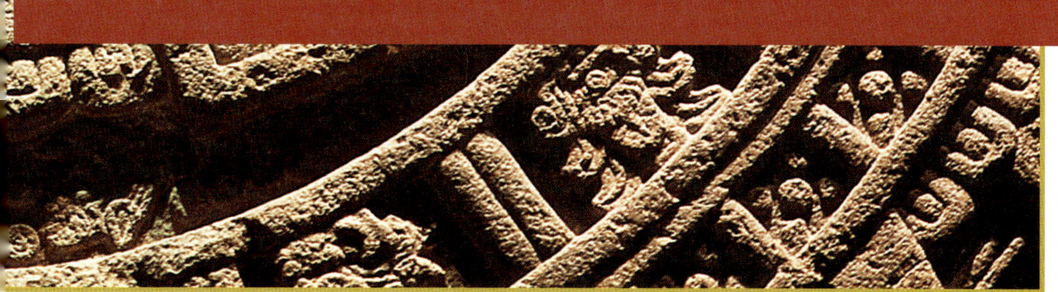

신왕(神王)들의 정글 약국

그들은 벌써 며칠 전부터 안간힘을 다해
정말 빈틈이라곤 없어 뚫고 들어가기 힘든 울창한 정글을
헤쳐 나아가고 있었다. 1미터 나갈 때마다 정글도(刀)로
힘들게 쳐서 길을 내야 했다. 사방엔 위험이 도사리고 있었다.
높은 습도와 수없이 많은 모기떼 때문에 한 걸음 한 걸음이
고통이다. 이렇게 애쓴 보람이 있을까?

그들은 지금까지 아무것도 찾아내지 못했다. 비문이 새겨진 돌도, 폐허도, 지금껏 발견되지 않은 마야족의 성역도. 고고학자 니콜라이 그루베(Nikolai Grube) 교수와 인디안 안내인들은 지칠 대로 지쳐 움직이지 않고 있었다. 또 다시 너무 늦게 와서 그저 황폐의 이미지만 발견하게 되는 건 아닐까? 그루베는 이미 속수무책으로 바라보고만 있어야 한 적이 한두 번이 아니었다. 도굴범들이 약탈한 사원, 훔쳐간 보물, 무지막지하게 파괴된 건축물. 이 모든 것들이 학문을 위해서는 돌이킬 수 없는 손실이었다.

하지만 독일 본 대학교에서, 그리고 동시에 오랫동안 오스틴에 있는 텍사스 대학교의 그 유명한 마야 전문가 린다 쉘레(Linda Schele) 교수 밑에서 활동했던 그루베는 포기하지 않았다. 몇 안 되는 학자들과 더불어 비밀로 가득 찬 마야문자를 해독하는 데 성공했던 이 활력에 찬 학자는 자신이 지금까지도 여전히 이 민족을 에워싸고 있는 많은 수수께끼를 풀 수 있는 곳은 오직 여기 가장 깊숙한 정글 속밖에 없다는 사실을 알고 있었다. 19세기의 우림연구 초창기와 거의 다를 바 없이 긴장되고 때로는 위험하기도 한 탐사. 그루베는 전설적인 초

▶팔렝케에 있는 비문의 궁전 지하 깊숙한 곳에 비밀로 가득 찬 묘실이 있다.

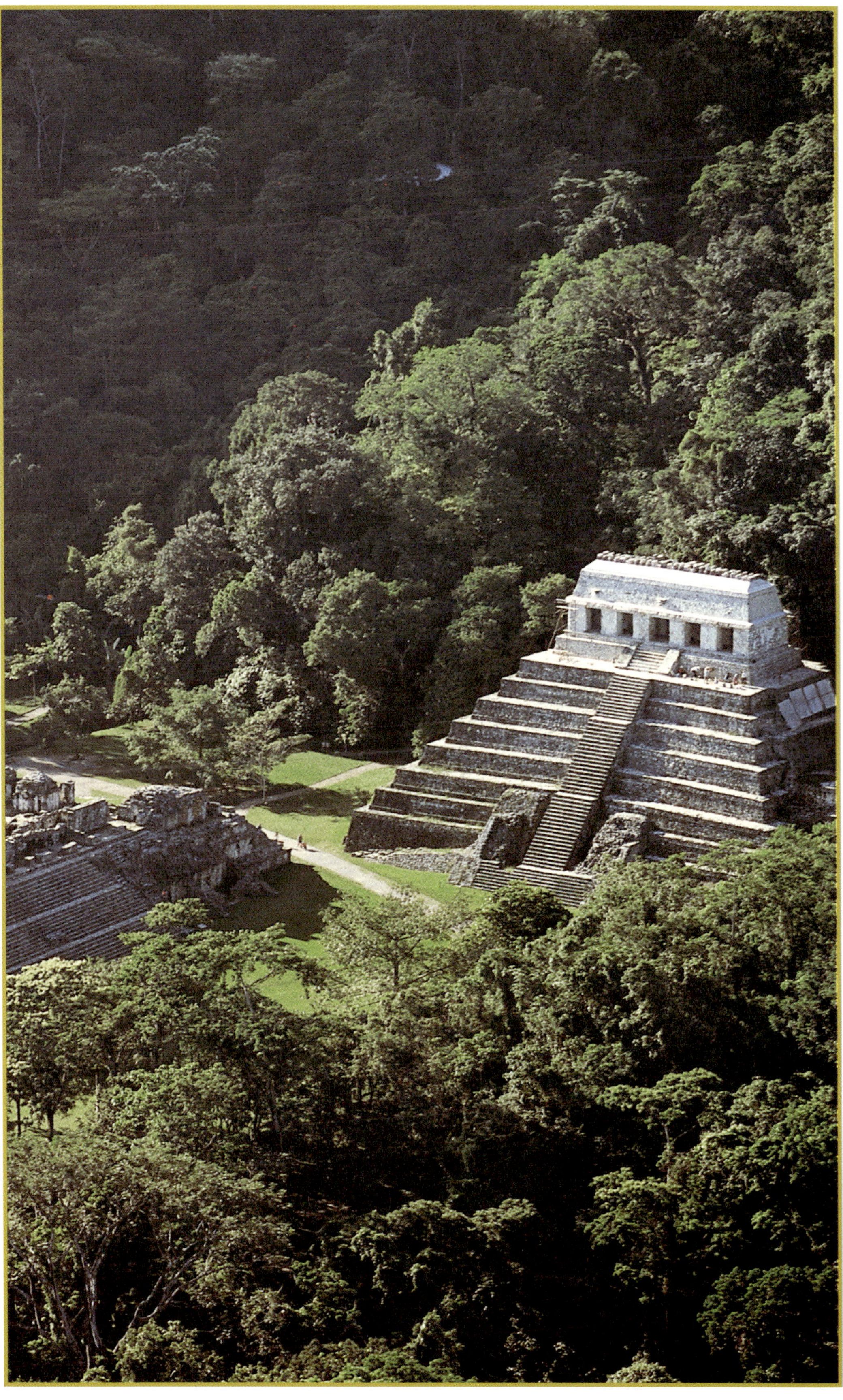

기 탐험가들과 마찬가지로 대부분 걸어서 이동하고, 짐을 나를 때만 드물게 노새의 도움을 받았다. 오늘날의 멕시코나 과테말라 혹은 벨리즈에 있는 많은 유명한 피라미드 건축자들의 옛 촌락지역에서는 하이테크 기기를 갖춘 비행기나 헬리콥터, 심지어는 레이더나 적외선탐지기가 장착된 위성조차도 쓸모가 없다. 60미터까지 뻗어 오른 나무거인들 아래로 펼쳐진 울창한 우림에서는 우거진 목초로 뒤덮여 있는 몰락한 고급문화의 사원과 폐허들이 하늘에서는 가늠되지 않는다. 현관이 없는 어마어마한 초록색 지옥이다.

마야 전문가 그루베는 다른 방법으로 승부를 걸었다. 이 위대한 민족의 후예들이 그에게는 가장 중요한 정보원이었다. 자신들의 부락에서 멀리 떨어진 곳까지 유랑하다 보면, 그들은 늘 비밀로 가득 찬 상형문자석(象形文字石)을 발견했다. 그것은 마야족의 주거지라는 명백한 표지였다. 가끔 물에 완전히 씻겨나간 돌들도 태고의 표석인 양 '팔리는' 경우가 있긴 했지만, 그런 경우에도 실제로는 이따금 명중탄이 있기도 했다.

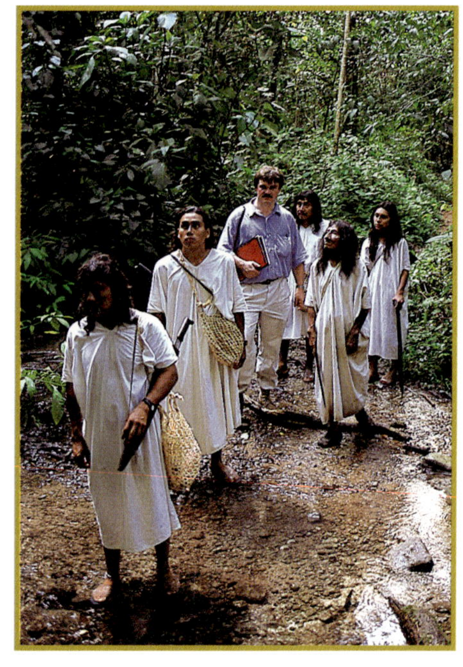

"마야족 연구에서만큼 지식과 관념이 그렇게 크게 바뀐 고고학 분야가 없어요. 예를 들어 몇년 전만 해도 마야인들을 성직자들의 말에 따라 별을 관찰하고 시간을 숭배한 평화로운 옥수수 농사꾼이었다고 믿었지만, 그 사이 마야민족도 이 세상 다른 어느 곳의 군주들과 마찬가지로 권력에 심취하고 허영에 빠진 왕과 제후들에 의해 다스려졌다는 것이 밝혀졌지요. 아직도 많은 책들에는 마야인들이 소박한 화전민으로서 오로지 옥수수만 경작했다고 적혀 있지만, 지금은 그들이 고전기 이전 시대부터, 그러니까 서기전 2600년에서 서기 250년에까지 이르는 기간에 이미 늪지대에 높은 두둑의 묘상과 수로를 만들고, 원예를 하고, 복합적인 관수체계를 계획하는 등 집약농업 형태를 개발했다는 사실이 드러났습니다. 몇년 전까지만 해도 과테말라 북부에 고전기 이전 시대의 대도시가 있었다는 것도 몰랐어요. 이곳에서의 발굴작업으로 저지대 도시문명의 시작을 500년 더 이전으로 기록하게 됐죠. 그리고 몇년 전부터야 비로소 우리는 마야족 서기관들이 어떤 언어로 전갈을 작성했는지 알게 됐어요. 고고학자들이 삽을 들이대는 곳이면 어디에서든 놀랄 일이 있을 거라고 예상해야 해요. 그래서 나는 이 모든 고문도 기꺼이 감수하는 거죠."

이렇게 얘기하면서 니콜라이 그루베는 땀을 비 오듯 흘리는 우리 얼굴을 쳐다보며 빙그레 웃었다.

우리는 그루베 교수와 함께 유실된 전설적인 마야족 신왕들과 제후들, 사제들의 치료지식을 찾아 나섰다. 우리의 여행은 모험이었다. 열대우림 속으로 들어가 본 사람이라면 누구나 울창한 덤불 속으로 몇 걸음 가지도 않아서 가장자리가 날카로운 야자수 잎에 베어 상처투성이가 된다는 것을 알 것이다. 냇물엔 심한 염증과 설사를 일으킬 수 있는 미생물이 득실거리기 때문에, 물은 조심스레 살균제로 처리해야 한다. 우리 작은 팀을 이끄는 인디오들은 우리가 가지고온 한 벌의 가루약과 알약을 보고 웃었다. 그들은 다른 생존수단을 선호했다. 맥주다. 그걸 마시면 갈증을 해소하고 배를 불리기도 한다고 그들은 생각했다.

이런 불편함 말고도 곳곳에서 나타나는 독사들이 우리에게는 제일 큰 고민거리였다. 초록의 총림 속에서 완벽하게 위장하고 있는 이 파행동물과의 달갑지 않은 조우는 아주 흔하디흔한 일이었다. 뱀에 물릴 것에 대비해 혈청을 가져가는 건 별 도움이 안 된다. 첫째는 이

구제물질이 지속적으로 냉장되어 있어야
하기 때문이고, 둘째는 뱀의 종류가 너무 다
양해서 해독제를 상자로 들고 와야 할 것이
기 때문이다. 따라서 조심하는 수밖에 없었
다. 니콜라이 그루베의 설명을 그대로 옮기
자면, "정글 속을 지나는 사람은 스스로 구
조원이 되는 방법을 알고 있어야" 한다.

이 일은 우리보다는 당연히 마야족 후예
에게 훨씬 더 쉽다. 그들은 수백 년 전부터
우림에서 살고 있고, 그 효능이 세대를 이
어오며 전해진 수많은 약초를 알고 있다.
대략 3만 가지의 서로 다른 식물종이 멕시
코 의학에 알려져 있고, 전통적인 민간의
학에서는 5000개 이상의 식물에 치료효능

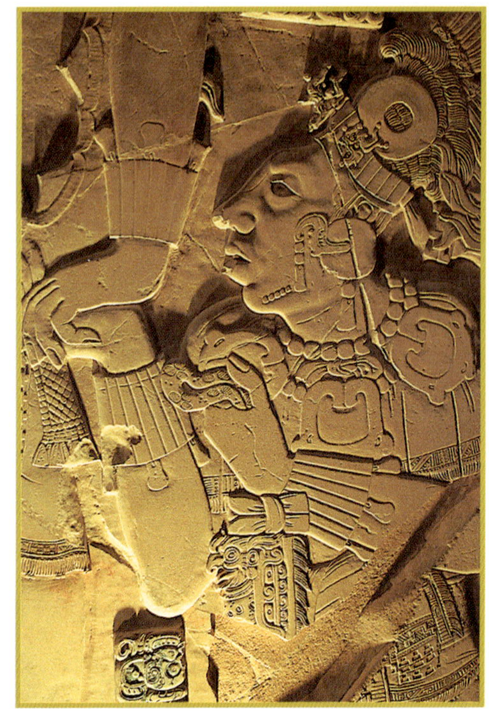

이 부여된다. 그리고 고갈되지 않는 정글의 식물 천국에서는 끊임없
이 새로운 것이 발견된다.

이 '초록의 약국' 앞에서 우리를 책동하는 질문은 오늘날 마야족
의 치료지식이 어느 시기로까지 거슬러 올라가느냐는 것이다. 고대
마야의 의사들이 그 당시에 벌써 우림의 이런 불리한 생활조건을 이
겨낼 수 있게 해주는 의학지식을 가지고 있었을까? 만약 그랬다면,
이 지식은 현재의 민간의학에 어느 정도까지 보존되어 있을까?

"우리가 고전기, 특히 스페인 식민시대 이전 마야족의 치료지식
에 관해서 알고 있는 것은 여전히 너무 적어요. 바로 이 분야 연구는
이제 겨우 시작단계죠. 예컨대 상형문자 비문들은 치료지식에 관해
명시적으로 보고하는 바가 없고, 또한 치료의 제의나 의식을 묘사한
것도 좀처럼 없어요. 그렇긴 하지만 마야인들에게도 스페인시대 이

전의 고전기에 이미 기초를 갖춘 의료지식이 있었을 개연성은 아주 높습니다. 왜냐하면 우린 현대 마야인들이 수백 년 된 식물들과 방법들을 사용하고 있다는 것을 알고 있기 때문이죠. 스페인 식민시대에도 아스텍문화가 여전히 꽃을 피우고 있었던 중앙멕시코의 인디오들이 식물과 그 치료효용에 관해 아주 많은 걸 알고 있었다는 기록이 아스텍 문헌에도 있어요."

마니의 학살

아스텍인들과 마찬가지로 마야인들도 한때 그들의 의료지식을 문자로, 즉 고사본인 그들의 성전들 속에 붙들어 두었었다. 레포렐로(Leporello, 모차르트의 오페라 〈돈 조반니〉에서 돈 조반니의 시종 레포렐로가 작성한 자기 주인의 기다란 연인 목록에 빗대어, 폭이 넓고 길이가 긴 종이를 하모니카처럼 접은 모양을 일컫는 말−옮긴이) 모양의 이 방대한 책들에는 연대기, 달력, 천문학과 수학 지식, 농사 관련 실용지침, 미술과 수공예, 의학적인 치료방법, 그리고 미래 사건에 대한 예언들이 담겨 있었다.

그런데 서기 1542년의 폭력적인 식민지화 이래 민속신앙을 제거하려고 했던 수도사들에게 마야족의 이 책들은 눈엣가시였고, 이단에 지나지 않았다. 1562년 7월 12일, 유카탄반도의 마니(Mani)의 프란체스코회 수도원 앞에서 교회재판이 수천 명의 원주민들에 대한 피비린내 나는 학살로 이어졌다. 무장하지 않은 희생자들의 머리카락이 잘렸고, 자신의 신들을 배반하려 하지 않는 사람들은 고문을 당했다. 많은 이들이 십자가에서 처형되었다. 이어서 수도원의 문앞에는 어마어마한 장작더미가 세워졌다. 나중에 유카탄의 주교가 된 디에고 델 란다(Diego de Landa)는 마야족의 수많은 우상과 입상, 그밖에 성물들을 불 속에 던지도록 했다. 저 값진 고사본들도 그 가운데 있었다.

본디 '악마의 물건'만을 파괴하려고 했던 디에고 델 란다는 그러나 놀랍게도 이 '영웅적 행위'를 한 뒤 곧 비판의 십자포를 맞게 된다. 스페인 왕이 분배해준 대사유지의 지배자들은 그가 원주민들에게 범죄를 저질렀고, 이 범죄행위에 대해 처벌이 내려져야 한다며 그를 비난했던 것이다. 스페인으로 돌아와서 재판을 기다리고 있는 동안 델 란다는 '유카탄의 상황에 관하여'라는 변호용 답변서를 작성했는데, 이 글을 보면 그는 자신이 무슨 짓을 저질렀는지 알고 있었다고 해야 할 것이다.

프란체스코회 수사들이 마야인들에 관해 당시 알고 있던 모든 지식을 담은 그의 기록들은 수백 년 동안 행방이 묘연한 것으로 알려졌다가, 1862년경에야 인디오들의 식물학적 치료지식을 일러주기도 하는 사본으로 발견되었다. 잃어버렸다고 믿어왔던 지식을 보존한 인물이 결국 다른 사람도 아닌 델 란다였단 말인가?

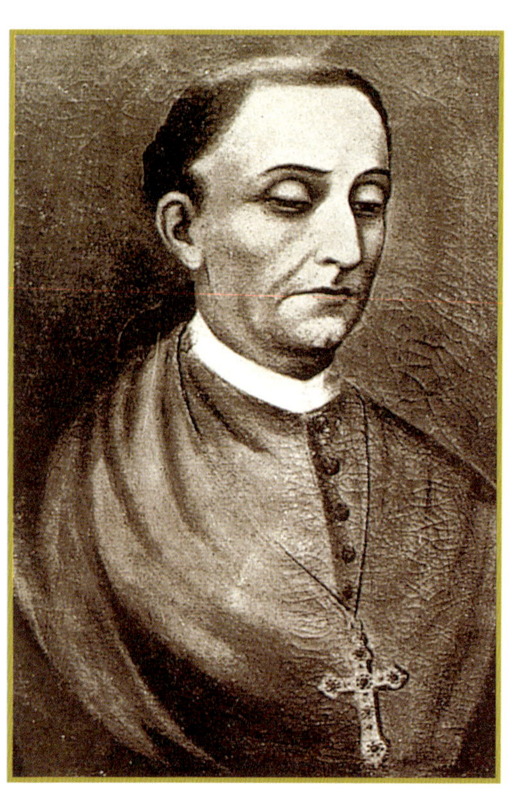

그러나 물론 이 사제의 문서를 엄밀하게 분석해 보면, 이 스페인인은 당시의 기준을 적용한다고 해도 정확하게 작업을 하지 않았다는 것이 금방 드러난다. 즉 그는 무엇보다도 스케치와 유색의 묵화를 이용해서 식물학적으로 명확하게 확인할 수 있도록 식물을 기술하는 것을 포기했다. 게다가 대부분의 작물들의 명칭이 수백 년이 흐르는 동안 바뀌었기 때문에 잊혀진 약초를 찾는 데 그의 저술은 단지 제한적으로만 쓸모가 있을 뿐이다.

따라서 학자들은 무엇보다도 기적처럼 보존된 몇 안 되는 마야족의 고사본 원본을 분석함으로써 새로운 사실을 알게 되리라 기대했다. 이른바 드레스덴 코덱스(Dresdner Codex)는 마니의 지옥을 견뎌낸 4권의 성전 중 하나일 뿐만 아니라, 가장 잘 보존된 것이기도 하다. 이 마야족 성전은 기이한 경로를 거쳐 작센 주의 수도로 들어왔고, 그곳 주립도서관은 비길 데 없이 훌륭한 이 마야문서의 편력을 재구성했다. "1739년 드레스덴 왕실도서관 사서였던 요한 크리스티안 괴체(Johann Christian Goetze)는 신분을 공개하기를 원치 않는 한 개인으로부터 '상형문자 형태의 그림을 담은, 값으로 매길 수 없을 정도로 귀한 책 한 권을 쉽게 무상으로' 구했고, 이를 1744년 목록에 실었다." 왕의 사서는 이 저술이 한 스페인인이 직접 유럽으로 가져왔다가 사후에 남긴 유물에서 나온 것으로 추정했다. 그러나 여전히 불분명한 것은, 어떻게 이 완전본이 1562년 마니의 재난을 무사히 피할 수 있었느냐는 것이다.

몇몇 학자들은 스페인의 정복자 에르난도 코르테스(Hernado Cortez, 1485~1547년)가 이 드레스덴 고사본을 비인의 황제 카알 5세의 황실로 직접 보냈으리라고 생각한다. 고사본은 처음에는 마야연구에 있어서 보물로서의 그 가치를 인정받지 못한 채 그곳 황실도서관 서가에서 수백 년 동안 먼지를 뒤집어쓰고 있었다. 그러다가 알렉산더 폰

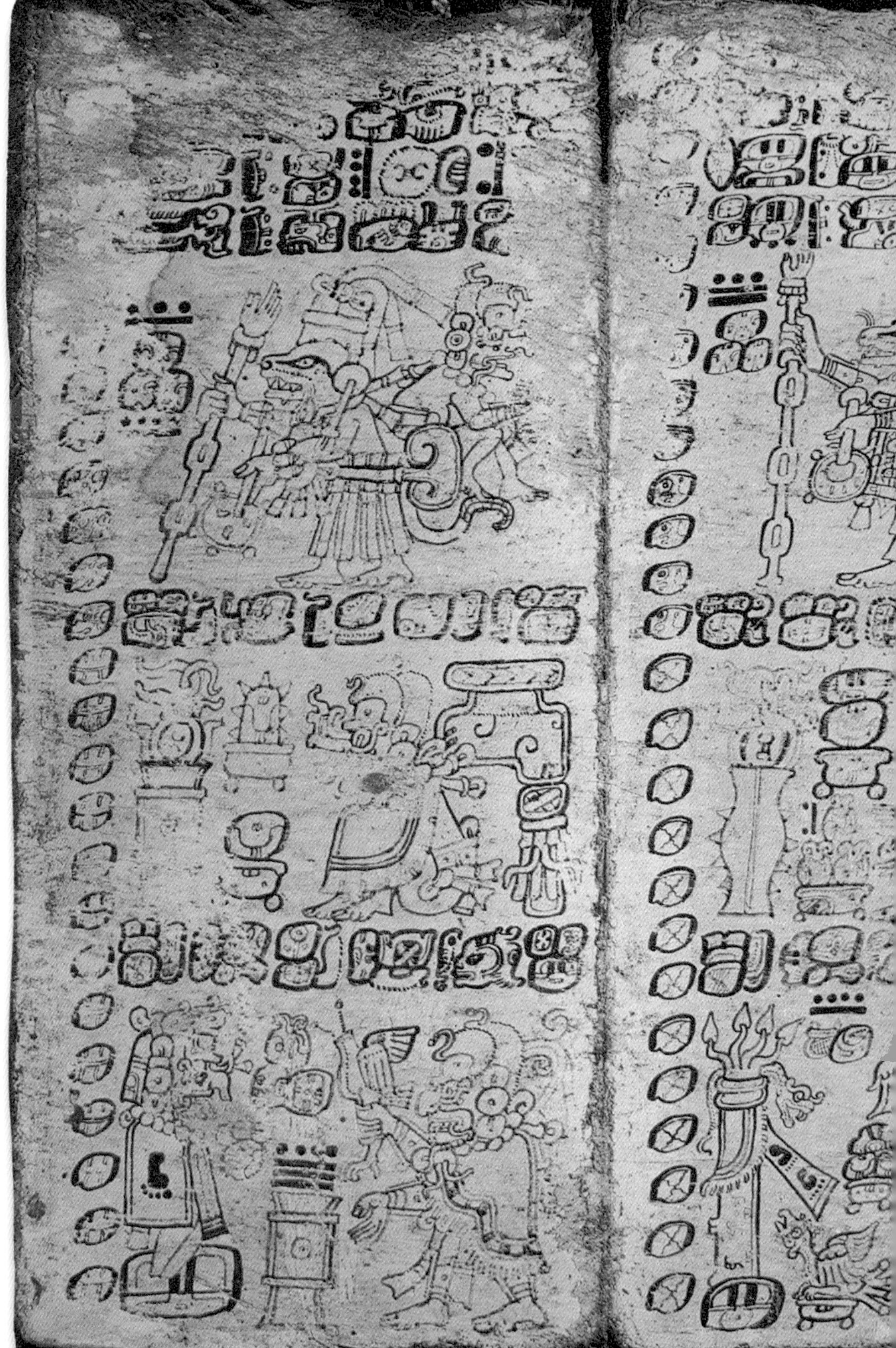

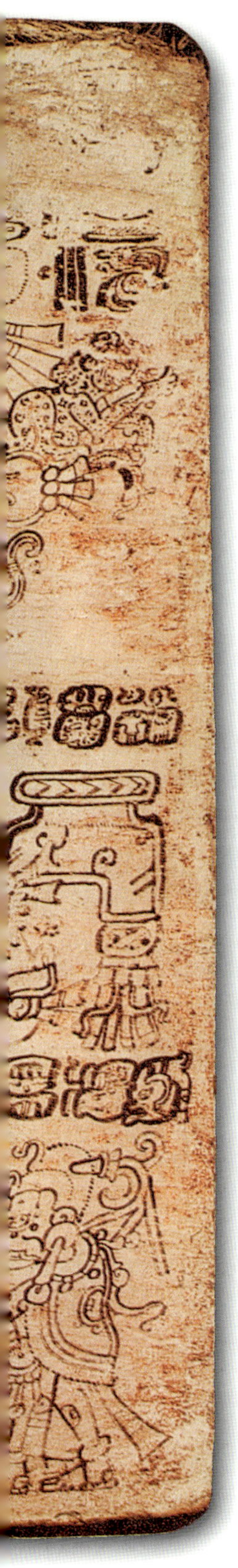

훔볼트(Alexander von Humboldt)에 와서야 이 무화과나무 섬유소 종이로 만들어진 3미터 길이의 레포렐로 책이 비로소 다른 세 개의 고사본보다 아름다움과 완전성 면에서 월등히 뛰어나다는 사실이 이해되었다. 4권의 성전 모두 현재의 보관지역 명칭에 따라 명명되었다. 그래서 코덱스 페르시아누스(Codex Persianus)는 파리에, 코덱스 코르테시아누스(Codex Cortesianus)는 마드리드에 보관되어 있고, 단지 편린으로만 보존되어 있는 코덱스 그롤리에르(Codex Grolier)는 멕시코 국립박물관의 도서관에 있다.

마야인들은 그들의 성스러운 문헌을 돌·뼈·금속·조개·석고세공·직물 또는 도자기만이 아니라 드레스덴 코덱스의 경우처럼 나무껍질로 만든 종이에다가도 기록했다. 긴 종이 띠는 레포렐로가 되게 접혀져서 재규어 모피나 나무로 제본되었다. 습하고 후덥지근한 기후조건에서 이 성스러운 문서들은 쉽게 부패되었기 때문에 매번 다시 베껴 써졌다. 그럼에도 불구하고 스페인의 정복과 마니의 란다의 지옥 불 이전에 이미 소장본 전체가 소실되었다고 가정할 수 있다. 이에 대한 증거는 식민지시대의 스페인 연대기에서도 발견된다.

최초의 성전은 이미 고전기에 서기 3세기부터 작성되었다. 특수 사제학교에서 되풀이해서 복사되고 보충된 이것들은 마야족의 지식 전체를 간직하고 있었다. 드레스덴 코덱스에는 심지어 추가 기록을 예상한 백지 페이지도 있다. 이 책의 용도에 관해 델란다 주교는 자신의 유카탄보고서에서 이렇게 적고 있다.

"사제들은 도구를 들고 추장의 집에 모여서, 처음에는 그들의 관습대로 악귀를 내쫓았고, 그런 다음 책을 꺼내서 함께 가지고 온 신선한 초지 위에 펼쳐놓았다. 기도를 하고 예배를 거행하면서 그들은 친차우 이잠나(Cinchau-Izamná)라고 불리는 신을 불렀

❀ 지금까지 보존되고 있는 마야문서 중 아마도 가장 아름다운 드레스덴 고사본은 얽히고 설킨 경로로 유카탄반도로부터 이 엘베 강의 메트로폴리스에 이르렀다.

다. 그들의 말로는 이 신이 최초의 사제였
다고 한다. 그들은 그에게 헌물과 제물을
바쳤고, 그리고 그 앞에서 구슬모양의 유
향을 새 불로 태웠다. 그 사이 그들은 숲
에서 가져왔다는 순결한 물이 담긴 그릇
에다 녹청을 녹여 책을 정화하기 위해 이
액체로 책장을 문질렀다. 그런 다음 가장
박식한 사제가 한 권의 책을 펼쳐 그 해에
관한 예언들을 검토해 좌중에 설명하면서
악을 물리칠 수 있는 수단을 추천했다.”

많은 도자기와 벽의 타일에도 신도들을
위해 신비적으로 묘사된 것들이 있긴 하지
만, 종교적인 삶에서 성전은 특별한 축제
를 위해 분명 포기할 수 없는 것이었다. 신
년을 위한 제의들과 예언달력의 사용은 고
사본에 나오는 천문학적 달력 없이는 가능
하지 않았다. 델 란다는 자신이 태워버리
게 했던 책들의 의미를 아주 잘 알고 있었
던 게 분명하다. 마야 사제들의 제식 서적
들이 있는 한, 한창 열을 올리고 있던 기독교 교화에
그들의 신앙과 엄격한 의식은 매우 위험한 것이었다.

그런데 마야인들의 일상에 그토록 돌출한 의미를 지닌 코덱스들
이 동시에 사제 의사들의 교과서이기도 했을까? “우리로서는 그저
그렇다고 추측만 할 수 있을 뿐입니다. 왜냐하면 전승된 네 권의 고
사본에는 아쉽게도 그에 관해 한 마디도 없기 때문이죠.” 니콜라이
그루베가 의문을 풀어주었다. “그럼에도 불구하고 불에 탄 문서들

속에는 치료지식이라는 주제를 알려주는 중요한 내용들이 있었다고
생각할 수 있어요. 스페인 시기에 작성된 제의서를 보면 그런 게 어
떤 것이었을지 짐작할 수 있어요." '바까브인들의 제의(El Ritual de los
Bacabes: The Ritual of the Bacabs)'에서 이런 구절을 읽을 수 있다.

뼈가 아픈 걸 (고치기 위해)
그리고 천연두도.
이것이 그 풀이다: 뼈 약초.
(환자가) 치료되었다면,
옮겨도 된다.
그것이 사라지도록
너는 열세 가지 기도를 외워야 한다,
빨간 아니캅(Anikab) 덩굴에,
하얀 아니캅 덩굴에.
열세 가지 기도를 외워야 한다.

알렉산더 폰 훔볼트와 민속식물학의 난점들

미햐엘 하인리히 교수(런던 대학교)

연구여행가의 민속식물학적 관찰에 근거해서 약제가 개발된 역사적인 예가 알렉산더 폰 훔볼트(Alexander von Humboldt)의 보고서이다. 특히 1800년 그가 오리노코의 에스메랄다에서 쿠라레(Curare) 조제를 상세하게 기술한 것이 유명해지게 되었다. 쿠라레는 남아메리카의 열대지역에서 독화살에 사용되는 식물성 독에 대한 일반적인 명칭이다. 훔볼트는 에스메랄다에서 쿠라레를 만드는 것을 관찰할 수 있었다.

"그(한 늙은 인디언)는 이 지역의 화학자였다. 우리는 그의 집에서 식물의 즙을 끓일 수 있는 커다란 토기 가마솥, 넓은 표면 때문에 증발을 용이하게 하는 납작한 용기, 봉지 모양으로 둘둘 말려져서 어느 정도 섬유소를 함유하고 있는 액체를 거르는 데 사용되는 바나나 껍질들을 발견했다. 화학실험실로 변형된 이 오두막 안은 아주 질서정연했고, 극도로 청결했다."

화살의 독을 만드는 과정을 추적하고 있는 동안에도 훔볼트는 이를 위해 필요한 식물들을 규정하려고 할 때는 민속식물학적 현지연구의 고전적인 문제와 씨름했다. "(쿠라레를 얻을 수 있는 원료를 제공하는) 이 나무는 에스메랄다에서 아주 멀리 떨어진 곳에서 자라고 있고,

당시에는 (…) 꽃도 열매도 없었기 때문에, 우리로서는 그것을 식물학적으로 규정할 수 있는 처지가 아니었다. 화학적 특성들이 우리에게 알려져 있는 다른 식물들은 꽃과 열매를 달고 나타나는 반면, 아주 기이한 식물들을 여행자로 하여금 검사할 수 없게 만드는 이런 종류의 불운에 관해서 나는 이미 여러 번 언급했다.”

쿠라레의 주성분 식물은 그로부터 몇십 년이 지나서야 확인될 수 있었는데, 그 중에는 이른바 투보쿠라레(Tubocurare, 대나무 관에 관 모양으로 포장되어 있다는 데서 이름이 붙여졌다)를 제공해주는 *메니스스페르마케아이(Menisspermaceae)*과에 속하는 *콘드로덴드론 토멘토숨 루이스 에트 파원(Chondrodendron tomentosum Ruiz et Pavon)*이 있다. 이 독에 관한 과학적 연구는 분명 단일 부족집단이 사용한 약물이 현대의 약성분으로 변형된 데 대한 가장 흥미 있는 예 중 하나라고 할 수 있다. 화살독에 대한 최초의 체계적인 생리약학적 연구는 프랑스 과학자 끌로드 베르나르(Claude Bernard, 1813~1878년)로 거슬러 올라간다.

“만약 쿠라레가 살아 있는 조직 속에 화살이나 혹은 중독된 기구로 주입된다면, 독이 혈관 속으로 빨리 침투할수록 더 일찍 죽음을 야기한다. 쿠라레에 관해서 보고한 모든 사람들에게 가장 두드러져 보였던 사실 중 하나는 소화경로 내에서는 독이 무해하다는 것이다. 실제로 인디언도 쿠라레를 위 치료제로 사용하고 있다.”

동물실험에서 베르나르는 또한 호흡근육의 마비가 “가장 주된 쿠레라를 통한 죽음의 표지”임을 밝혀줄 수 있었다. 이에 책임이 있는 결합물, 즉 비스벤질이소키노린알칼로이드 D-투보쿠라린(Bisbezylisochinolinalkaloid D-Tubocurarin)이 1898년 최초로 콘드로덴드론 토멘토숨으로부터 분리될 수 있었고, 그 구조는 마침내 1947년 최종적으로 밝혀졌다. 쿠라레가 독일에서는 1949년 이래 충분하게 구할 수 있게 되었는데, 물론 요즘에는 부작용 때문에 아주 드물게

만 사용되고 있다. 그러나 이 물질을 이전과 같이 급작스런 근육수축
을 막기 위해 수술에 사용하는 프랑스에서는 사정이 다르다.

알렉산더 폰 훔볼트의 중앙아메리카 화살 독에 관한 최초의 기술
에서부터 그 작용에 책임이 있는 결합물의 분석에 이르기까지는 약
100년이 걸렸다. 오늘날에도 새로운 약제가 시장에 도입되어 '히
트' 치는 데까지 20년 혹은 그 이상의 시간을 계산한다. 환자들에게
는 짧지만 요원한 시간이 아닐 수 없다.

화산과 우림 사이에서

우리는 니콜라이 그루베를 통해, 스페인의 정복으로 인해 자신들의 태고의 지혜가 몰락해버린 저 전설적인 민족에 관해 더 많은 것을 알기 원했다. 마야인들은 세 개의 전혀 상이한 지역에서 살았다. 즉 화산의 본토이자 특히 께찰(Quetzal) 새의 화려한 깃털과 마야인들이 장신구로 사용했던 비취로 유명한 과테말라의 고원지대에서였다. 여기에는 비록 잘 알려져 있지는 않지만 중요한 고급문화의 증거들이 있었다. 높은 관목들로 뒤덮여 있는 석회암 지형의 반도 유카탄에 마야인들은 그 유명한 치첸 이쯔아(Chichen Itzá)의 피라미드나 카리브 해안의 뚤룸(Tulum) 사원 같은 세계적인 건축물들을 세웠다.

저층의 석회암 구조 때문에 반도에는 또 마야인들이 오늘날이나 마찬가지로 당시에도 식수저장고로 이용했던 지하 동굴들이 형성되어 있었다. 마야언어로 '쎄네또스(cenetos)'라고 하는 이 자연적인 저수통에서는, 많은 발굴물들이 입증해주듯이, 산 사람을 제물로 바치는 일이 행해지기도 했다. 해발 200미터도 채 안 되는 뻬뗀(Peten)의 저지에서는 전형적인 우림식물계 한가운데 사람들이 정주했었다. 지난 몇십 년 동안 이곳에서 지속적으로 놀라운 폐허들이 새롭게 발견되고 있다. 울창한 열대우림에는 마호가니, 삼나무, 그리고 나스베리 나무가 대부분이었다. 이 지역이 수많은 전염병의 온상으로 인식되는 것은 모기들이 떼 지어 나타나기 때문만은 아니다.

이 지역에는 재규어·앵무새·원숭이 같은 다양한 동물들이 서식하고 있었다. 의학사가인 프란치스코 데 게라(Francisco

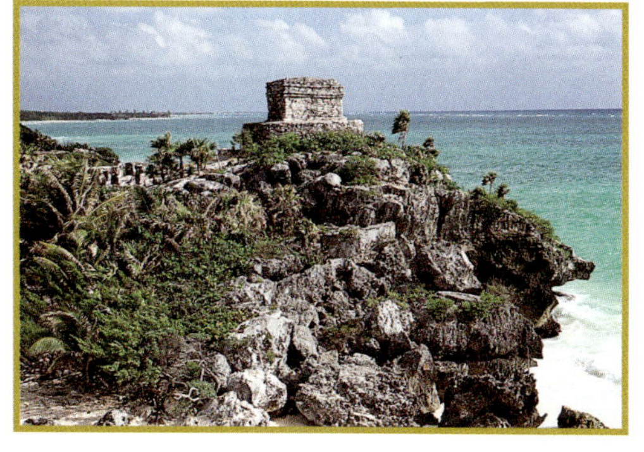
❀ 급경사의 해안 위에 위치한 뚤룸은 마야 건축술의 가장 아름다운 예 중 하나이다.

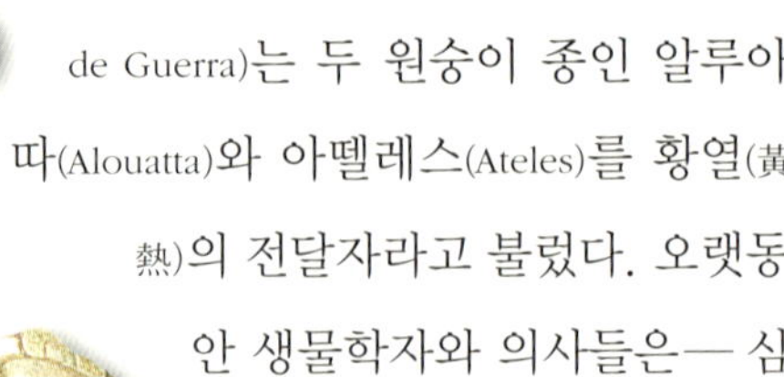

de Guerra)는 두 원숭이 종인 알루아따(Alouatta)와 아뗄레스(Ateles)를 황열(黃熱)의 전달자라고 불렀다. 오랫동안 생물학자와 의사들은— 심지어 말라리아일 수도 있는— 미지의 전염병들이 그 옛날 마야인들을 우림에서 저지로 몰아냈을 수 있다고 믿었다. 왜냐하면 서기 800년과 950년 사이에 많은 마야국가들이 사라졌기 때문이다. 마야국가들의 급격한 몰락의 배경은 오늘날까지도 아직

⊛ 마야인들은 비취로 만든 이 가면 같은 예술작품들을 많이 제작했다.

명확하게 해명되지 않고 있다.

마야의 지배자들은 예속된 영토와 주변의 소도시들에 대해 종교적 중심지이자 행정소재지 역할을 했던 인상적인 도시들에서 살았다. 넓게 펼쳐진 사원시설들과 행정관청 건물들, 그리고 수많은 작업장들이 도시의 이미지를 만들었다. 농부와 수공업자들은 단순한 오두막에서 살았던 반면, 귀족과 제후들은 내로라하는 개인 주택과 궁전에 거주했다.

귀족들은 대부분 지배 제후들과 인척지간이었고, 이런 식으로 그들은 상당한 비용을 덜 수 있었다. 왜냐하면 혈연관계를 입증할 수 없는 사람은 공납의 의무가 있었기 때문이다. 마야신앙에 따르면, 신들의 혈통을 잇는 지배자들은 그들의 귀족계급 추종자들에게 값

진 선물로 그들의 충성에 보답했다. 그리고 이렇게 왕의 은총으로 신분이 상승한 많은 사람들은 곧바로 큰돈을 들여 궁전을 문화 중심지에 세울 수 있었다. 라깜하(Lakamha), 즉 '큰 물'은 오늘날 팔렝케라는 이름을 달고 있는 이 화려한 관저 소재 도시 중 한 곳이었다.

팔렝케의 새 신전

마야의 고전기(서기 250~900년)에 세워진 가장 중요한 신전 시설 중 하나인 팔렝케(Palenque)는 거대한 건물과 중요한 피라미드, 그리고 수많은 다른 작은 사원들과 더불어 이 몰락한 고급문화의 가장 아름다운 시설 중 하나이다. 멕시코의 치아파스(Chiapas) 지방에 있는 빌라 헤르모사(Villa Hermosa)로부터 약 150킬로미터 떨어져 있고, 오래 전부터 연구와 여행에 개방되어 있는 이 넓은 부지는 지금도 여전히 고고학자들에게 새로운 비밀을 털어놓고 있다.

페드로 로렌조 데 나다(Pedro Lorenzo de Nada) 수도사는 이 신전 시설의 가치를 최초로 알아보고 경탄한 사람에 속했다. 그러나 그럼에도 불구하고 그는 그 진정한 가치를 제대로 알지는 못했다. 데 나다는 1567년 팔렝케 인근에 마야의 하부 집단인 라깐돈(Lacandon)족을 기독교화 하기 위해 요새화된 도시 오뚤룸(Otulum)을 세우게 했다. 그러나 이는 결실이 없는 사업이었는데, 왜냐하면 약 2400만 명의 멕시코 원주민이 스페인의 정복에 희생되었던 반면, 라깐돈족은 20세기 초까지 접근 불가능한 치아파스의 우림지대로 피신해 눈에 띄지 않게 살았기 때문이다. 이 부족은 팔렝케의 폐허들과 마찬가지로 수백 년 동안 잊혀졌다가, 1784년에 와서야 호세 안토니오 칼데론(José Antonio Calderón) 총독이 이 신전 도시를 조사했고, 그리고 최초의 그

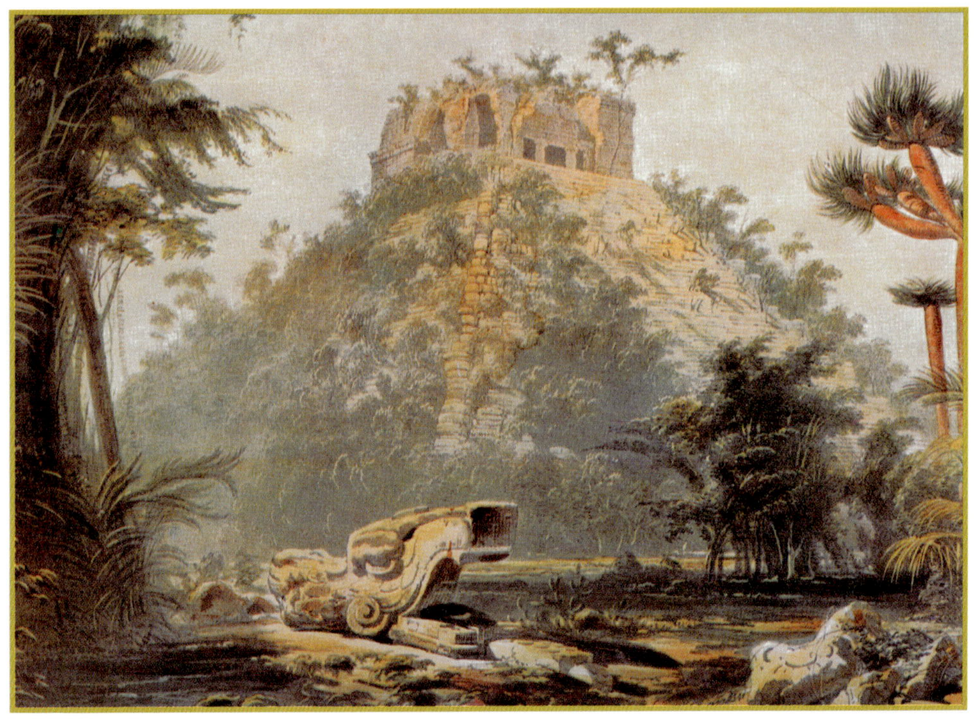

림들을 완성했다.

칼데론은 이 시설이 카르타고인이나 로마인, 아니면 적어도 스페인 귀족들에 의해 세워졌을 것이라고 확신했다. 100만 명 남짓 생존했던 원주민들이 스페인에게 지배당하고 탄압받던 수백 년이 지난 이후 시대의 그로서는, 마야인들이 그렇게 정교한 건축물들을 세웠으리라고는 전혀 생각할 수 없었던 것이다.

또 다른 연구들이 1807년 스페인 왕의 지시로 이루어졌다. 조사위원회의 보고서가 말 그대로 최초의 '여행 붐'을 일으켰다. 그라프 발데크(J.F. Graf Waldeck), 존 스티펀스(John L. Stephens), 그리고 우리에게 가장 감동적인 폐허그림을 남겨준 프레데릭 캐서우드(Frederik Catherwood) 같은 평민계급에 속한 모험가들과 귀족 탐구여행자들이 팔렝케로 여행했다. 그러나 이 어마어마한 신전 시설을 고고학적으

로 정확하게 연구하는 작업은 20세기 초에야 비로소 영국인 알프레
드 모즐레이(Alfred Maudslay)의 지휘 아래 시작되었다. 이것은 물론 현
재까지도 계속되고 있는 작업이다. 최근 니콜라이 그루베와 그의 발
굴팀이 한 제후의 또 다른 미답의 무덤을 발견했다.

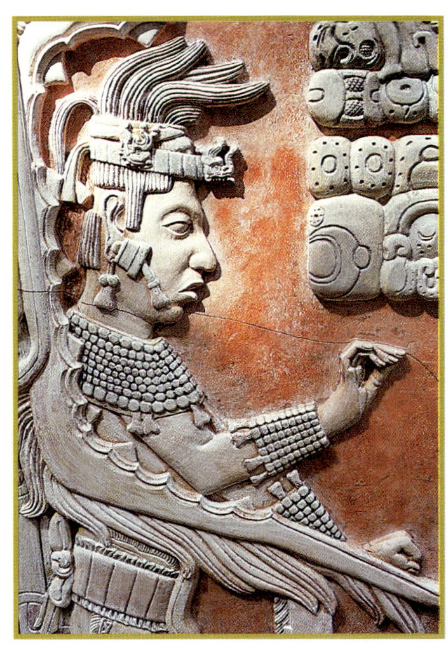

1997년 이래 지금까지 그동안 알려져 있던
건축물들로부터 멀리 떨어진 곳에서 이른바 십
자(十字)그룹이 발굴되고 있다. 많은 조각석판
으로 장식된 대형 건물들로 틀이 지어진 세 개
의 광장은 이 부분의 시설에 독특한 구조를 부
여해주고 있다. 학자들은 예컨대 태양신전과
십자신전에 있는 이 상형문자들과 수많은 프레
스코에서 이 건축물들의 탄생과 역사에 관한
진술이 있기를 기대한다.

니콜라이 그루베가 우리를 신전 IXX로 인도
했다. 멕시코의 국립고고학역사연구소(Instituto
Nacional de Antropologiá e Historia, INAH)와 더불어
텍사스 대학의 고고학자들이 그루베와 멕시코 고고학자 알폰소 모
랄레스(Alfonso Morales)의 지휘 아래 이 감동적인 건축물을 발굴했다.
길이가 33미터이고 폭이 8미터인 이 건물의 유별나게 큰 입구에는
석고로 세공된 정교한 석주가 있는데, 건물이 대부분 붕괴되었기 때
문에 학자들은 인내와의 싸움을 벌이며 세부까지 재구성해야 했다.
기둥의 두 부분만 가지고도 고고학자들은 7개월 간 작업해야 했다.
3000개가 넘는 조각들이 조합되어야 했기 때문이다.

하지만 그 노력에는 정당한 대가가 주어졌다. 학자들의 눈앞에 화
려하고 웅장한 새머리 장식을 한 한 남자의 상이 생겨났고, 마지막
으로 상형문자들이 그의 이름과 기능을 알려주었다. 빠깔 끼니츠

(Pakal Kinich). 서기 8세기의 팔렝케 지배자 중 한 사람이었다. 또 다른 대상(帶狀) 장식에서는 악 칼 모 납(Akhal Mo´Nab)이 확인될 수 있었다. 석고 석주의 인물과 동일한 새 장식을 쓰고 있는 지배자 말고도 두 명의 인물이 무릎을 꿇고 있는 모습을 볼 수 있다. 현재의 연구 현황에 따르면 이 인물들은 군주의 삼촌과 '불의 보존자' 라는 호칭을 지닌 사제이다.

매장된 고급문화의 치료지식을 찾는 우리의 작업을 위해서는 물론 또 다른 발굴물이 중요하다. 신전 시설의 한쪽 모퉁이에는 측면에 섬세한 부조가 있는 낮은 제단이 있는데, 여기에는

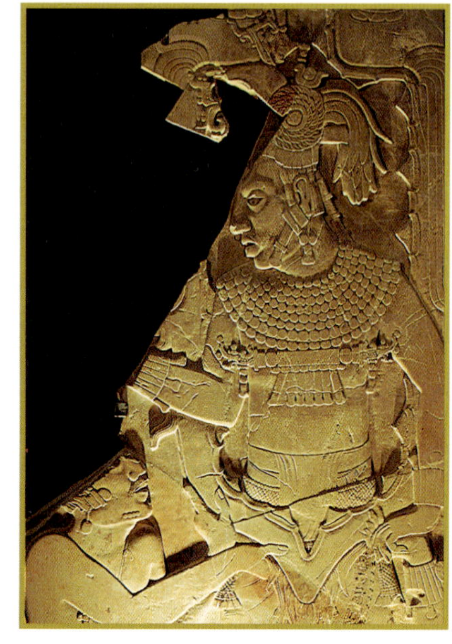

❀ 악칼 모 납이 손에 들고 있는 다발은 아직도 풀어야 할 수수께끼를 제공한다.

팔렝케의 한 사제가 악칼 모 납에게 머리 장식을 건네는 예식이 그려져 있다. 우리는 제단의 좁은 측면에서 깜짝 놀랄 만한 것을 발견했다. 우리는, 금은선(金銀線) 장식으로 둘러싸인 채 손에 줄을 엮어 만든 다발을 들고 왕좌에 앉아 있는 한 사람을 알아보게 된 것이다. "이 제단은 특히 문서연구 분야에서는 지난 20년 동안 가장 중요한 고고학적 발견 중 하나입니다." 눈에 띄게 감명 깊은 표정으로 그루베가 우리에게 설명했다.

"상형문자판 중 하나는 지금까지 우리가 별로 아는 게 없는 팔렝케의 후기 왕들 중 한 명의 대관식을 보여주고 있습니다. 제단의 다른 측면에는 세상과 우주

❀ 니콜라이 그루베가 최근에야 발견된 팔렝게의 한 제단에 있는 부조를 설명하고 있다.

의 창조, 그리고 수호신으로서 팔렝케의 왕들을 보호해주는 신들이 그려져 있지요. 여기에서도 세 명의 귀족이 있는 걸 볼 수 있어요. 그 중 한 명은 큰 왕좌에 앉은 채 밧줄로 매듭을 지어 만든 이 다발을 손에 들고 있습니다. 다양한 밧줄 층을 잘 식별할 수 있죠. 그런데 악칼모 납 왕의 대관식을 위해 아주 중요해 보이는 이 다발 속에는 무엇이 들어 있었을까요? 성례문서? 식물?”

긴장이 고조됐다.

“아쉽게도 제단은 이 비밀을 털어놓지 않아요.”

그루베의 말이다. 하지만 우리의 실망이 너무 커지기 전에 이 고고학자는 마야인들의 치료지식을 찾는 우리 작업에 중요한 단서가 될 수 있는 또 다른 부조에 관해서 말해주었다. 그것은 팔렝케의 피라미드, 즉 이른바 비명(碑銘)의 신전 속 깊이 들어 있었다.

지하 무덤 속 수수께끼

서기 7세기에 세워진 비명의 신전은 분명 가장 아름답고 특이한 신전 중 하나였다. 고전기의 신전치고 이것은 유별나게도 처음부터 무덤피라미드로 계획되었던 것으로 보였고, 전면의 인상적인 계단도 눈길을 끌었다.

1949년 학자 알베르토 루스(Alberto Ruz)는 피라미드의 꼭대기 플랫폼에서 아무도 예상하지 못한 것을 발견했다. 바닥에 12개의 잠금장치가 하나의 커다란 석판에 끼워져 있었던 것이다. 루스가 이 판을 들어올리게 했을 때 그의 눈앞에 나타난 것은 완전히 흙으로 덮혀 있는 가파른 계단이었다. 곧 다음 것을 열어젖혔고, 그리고는 그 다음 것. 이렇게 해서 4년이 지난 뒤 지하세계로 내려가는 30미터 길이의 비밀의 계단이 그 화려함을 드러냈다. 그리고 그것은 서쪽으로 인도하는 통로를 눈앞에 펼쳐보여 주었다.

처음에 루스는 사제들이 피라미드 꼭대기에서 자신들의 마술적 등장을 연출하기 위해 눈에 보이지 않는 오르막 통로로 사용했던 비밀의 신전 출입구를 발견했다고 생각했다. 그러나 그 뒤 발굴팀은 또 다른 더 아찔한 계단을 발굴했는데, 그 한 끝에는 대(臺) 하나와 쪼그려 있는 몇몇 남자의 유골들이 있었다. 인상적인 무덤으로 들어가는 입구, 삼각형 모양의 석조 관문의 문지기들이었다. 그리고 묘실로부터 피라미드 꼭대기에 이르기까지 관 하나가 이어져 있었다. 이른바 심령의 관이었다. 로마인들의 식수도관 체계인 물의 관과 비슷하게, 이 관은 죽은 사람의 영혼이 다시 올라가서 무덤피라미드의 상부 신전에서 산 사람들과 결합할 수 있도록 안전한 길을 제공하는 역할을 했다고 한다.

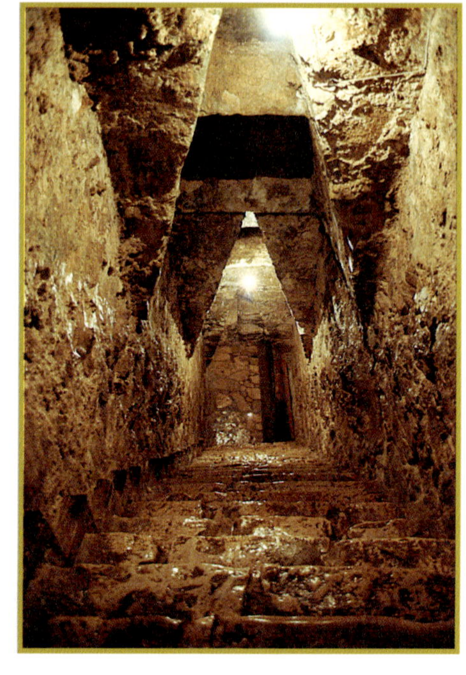

❋ 비명의 신전에서 가파른 계단이 빠깔 왕의 묘실로 인도한다.

1000년 이상 건드려지지 않고 보존되어 온 묘실의 어마어마한 돌문을 열었을 때 루스는 숨이 막혔다. 그리고 동굴의 어두운 빛 속에서 석관 하나의 윤곽이 눈에 들어왔다. 지금까지 아메리카 대륙에서 발견된 것 중에서는 가장 큰 것이었다. 683년, 68년간 지속된 팔렝케 통치를 마치고 80세의 고령으로 죽은 위대한 왕 빠깔이 자신의 마지막 안식처를 이곳에서 찾았던 것이다.

관의 비밀

피라미드 아래 깊숙이 들어 있는 지하 묘지 입구는 수년 동안 폐쇄되어 있었다. 방문객들의 호흡만으로도 이미 심한 풍상을 겪은 유일무이한 벽화들이 복구 불가능하게 파괴될 수 있기 때문이다. 오로지 명성 높은 학자 니콜라이 그루베가 동행하기 때문에, INAH의 최고당국이 특수 카메라 장비를 가지고 관에까지 내려갈 수 있는 허가를 우리에게 예외적으로 내려주었다. 그러나 현지에서 우리는 이 멕시코 지방의 수도에서 발급한 허가증이 제한적으로만 유효하다는 사실을 알게 되었다.

우리의 촬영팀장인 오르톨프 카를라(Ortolf Karla)가 팔렝케의 고고학 지대 보안요원들과 끊임없이 대화를 나누면서, 이 관을 조사하는 일이 사라진 마야의 치료지식을 찾는 우리의 작업에 있어서 얼마나 중요한 일인지를 되풀이해 설명해야 했다. 고도로 민감한 우리 카메라는 인위적인 조명을 거의 필요로 하지 않다는 사실을 그들에게 납득시키고 추가로 생기는 모든 비용을 부담하겠다고 서약한 뒤에야 비로소 우리는 비밀로 가득한 지하 묘지로 내려갈 수 있었다.

조심스레 한 걸음 한 걸음, 우리는 미끄러지기 쉬운 계단을 더듬어가며 지하로 내려갔다. 과거로의 여행이었다. 어마어마한 삼각형 석문 안쪽으로 마침내 관이 보였다. 사암으로 된 이 거물은 거의 묘실 전체를 채우고 있었다. 왕의 육신과 부장품을 검사할 수 있게 하기 위해서 관의 뚜껑 상판은 이미 루스에 의해 벗겨져서 두 개의 강철지지대 위에 안치되어 있었다. 4×2미터에 달하는 이 석판은 정교한 부조로 장식되어 있었는데, 이것은 임종 시점에 마야 지배자 빠깔에게 일어난 것을 문자와 그림 기호로 표현해주고 있는 것이었다.

유명한 미국 여성 고고학자 린다 쉘레가 관을 정밀하게 분석해서 새김글과 부조를 해석했다. 그림 중 몇개는 신전 및 묘실 축조를 감독했던 신들을 나타냈다. 꽃·조개·뼈·피·식물즙을 상징하는 것들, 그러나 또한 산·강·집·행정집기를 상징하는 것들도 빠깔의 마지막 안식처를 장식하고 있었다. 사크 바크 나깐(Sak-Bak-Nakan)으로 확인될 수 있었던 커다란 뱀 한 마리의 형상이 특히 압도적이었다. 이 뱀은 마야인들에게는 살아 있는 사람들의 세계와 죽은 그들 조상들의 세계의 연결을 위한 상징이었다. 마야인들의 생각에 의하면, 초자연적인 새들과 '세계들의 나무'를 그린 다른 그림들은 죽어 가는 왕이 저승 가는 길에서 통과해야 하는 관문을 상징한다.

빠깔 자신은 옥수수신의 한 변형으로 신격화되었다. 마야인들의 신화에 의하면, 공놀이를 하는 아름답고 젊은 존재인 옥수수신들은 잘못된 행실로 인해 죽음의 지배자에 의해 교수형에 처해졌다. 그러나 그들은 다시 태어나서 젊고 예쁜 여자들에 의해 옷 입혀진 다음 '노 젓는 자'로 불리는 나이 든 신들에 의해 카누에 태워져 부활의 처소로 데려다졌다. 오늘날 우리가 오리온자리로 알고 있는 '우주의 거북이'의 등에 난 구멍을 통해서 그들은 밖으로 나왔고, 최초의 심장을 만들었으며, 신세계에서 최초의 불을 지폈다.

니콜라이 그루베는 우리를 관의 측판에 있는 식물그림들에 주목하게 했다. 정교한 부조들이 다양한 식물들 한가운데 있는 빠깔의 조상들을 나타내고 있었다. 그러나 그들은 누구란 말인가? 과거 고고학자들은 제왕인 크아안 호이 치땀(K'aán-Hoy'-Chitam)과 함께 그려진 식물을 아보카도나무(*Persea americana*)일 거라고 추측했다. 그의 아들 중 한 명이 '하아스(haás)', 즉 자뽀떼나무(*Calocarpum mammosum*) 옆에 그려져 있었다.

이와 달리 그림으로 재현되어 있는 다른 10개 식물들의 의미는 여전히 짙은 안개 속에 있다. 비록 지금까지 어떤 생물학자도 이 그림

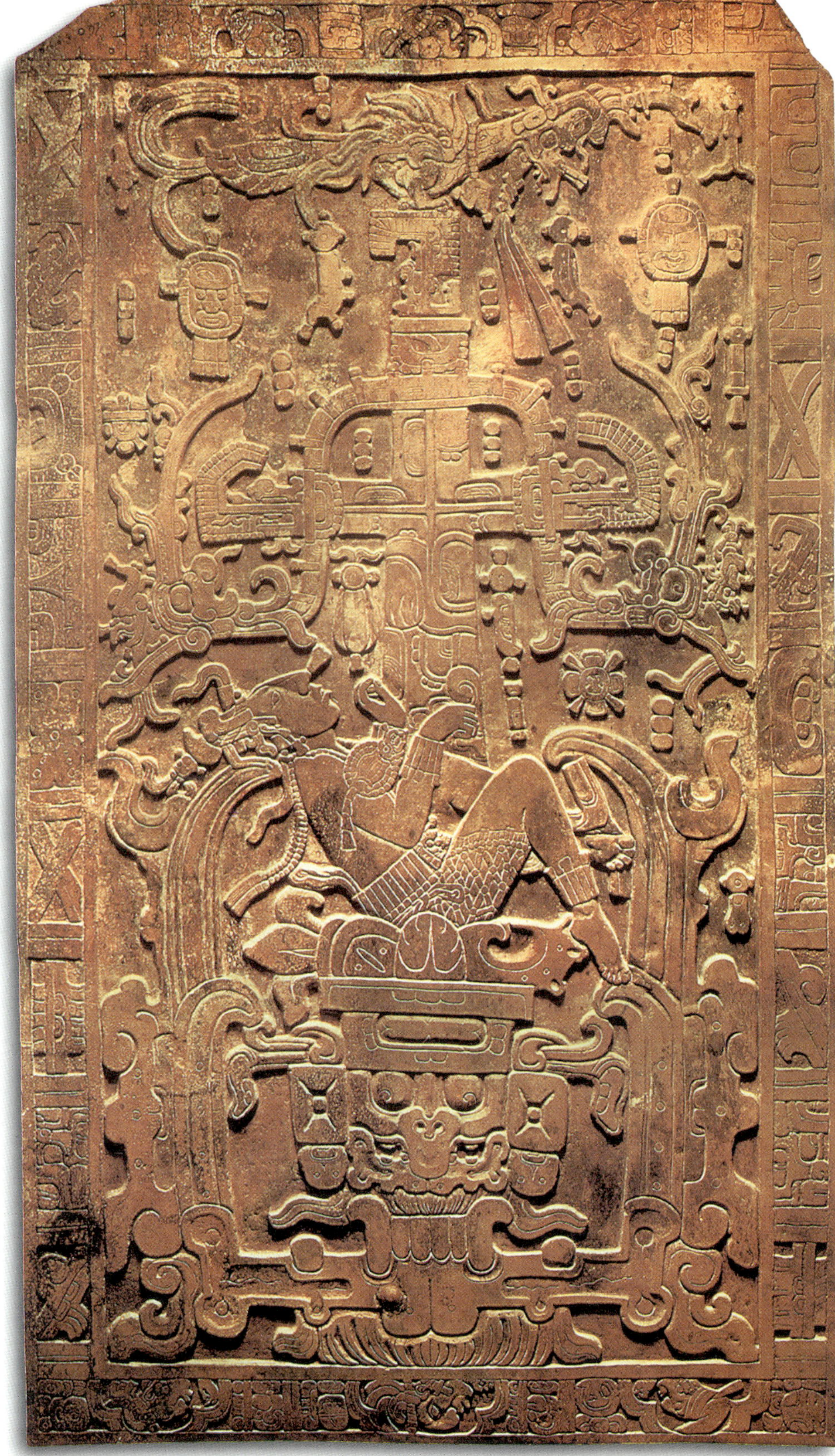

들을 식물학적으로 분석하지 않았지만, 그루베는 이것들이 약초일 것이라고 추정했다.

멕시코 민간의학

수수께끼 같은 관의 식물그림들의 실체를 확인하기 위해 우리는 민족약리학자이자 민족생물학자인 런던 대학 약학부의 미햐엘 하인리히(Michael Heinrich) 교수를 끌어들였다. 민속식물학의 본질적인 연구 목표는 한 민족 집단 혹은 한 공동체 내에서의 식물 이용과 그 의미를 연구하는 것이다. 이에 반해 민족약리학은 무엇보다도 한 문화의 약용식물과 유용식물의 역할을 연구한다. 독일어권에서 거의 알려져 있지 않은 이 연구방향의 학자들은 민간의학의 지식과 경험을 수집하고, 여기에서 사용된 약초들의 실질적인 의학적 효능을 검사한다.

하인리히 교수는 오래 전부터 마야 후손들의 치료지식에 몰두하고 있었다. 인디언 계통의 멕시코 원주민들 사이에서는 식물치료학과 민간의학이 현재도 여전히 학과 과정에 들어 있는데, 이는 그들 중 많은 이들이 대학에서 양성되는 의사들을 불신하고 있기 때문이다. 게다가 대규모 중심지에서 멀리 떨어져 있는 많은 마을들에는 여전히 약국이 없고, 빈곤층은 비싼 수입약품을 살 수 있는 돈을 마련할 수 없기 때문이다. 현인들과 치료사들, 그리고 식물에 정통한 사람들에 의해서 여러 세대에 걸쳐 전해진 수백 년 된 지식은 결국 관념적인 의미만 지니는 게 아니라, 종종 의료조치의 유일한 방법인 것이다.

서로 다른 치료사 집단들이 환자의 평안을 책임진다. 약초를 성공적으로 사용하는 약초 전문가가 있는 것과 마찬가지로, 또한 의식을 통한 정화로서 악을— 그것으로 또한 질병도— 몰아내는 종교적 치

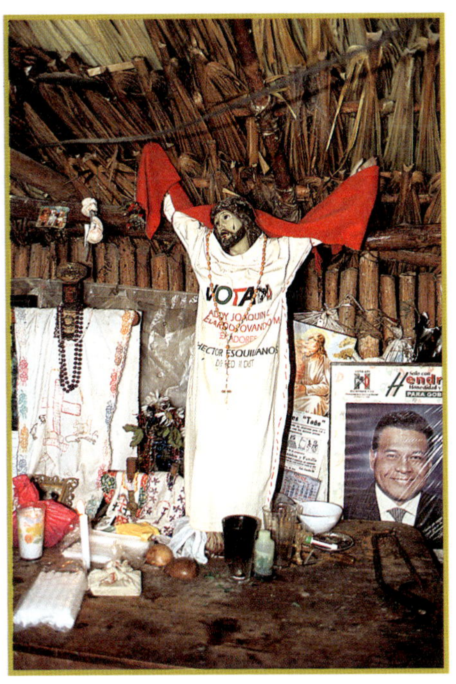

❋ 마술과 기독교. 낀타나 루에 있는 한 치료사의 제단.

료사들도 있다. '림삐아(limpia)' 라고 하는 이 절차는 500년에 걸친 기독교화에도 불구하고 여전히 사용되고 있었다. 멕시코 농민들 중 많은 이들은 아무 의미를 두지 않고 일요일 아침에 가톨릭 미사를 드리러 가는 것과는 별도로 같은 날 저녁 관습적인 치료의식을 받으러 간다.

멕시코 인디언 주민들의 약초 사용은, 지금까지 여섯 개밖에 안 되긴 하지만 독립적인 대규모 연구에서 과학적으로 정확히 파악되었다. 조사대상은 오악사나의 믹세족과 자뽀떼크족, 베라크루스의 나후아족, 치아파스의 첼라딸족, 그리고 뽀뿔까족이었다. 여기에서 민족생물학자들은 대부분 해당 종족의 남녀 치료사들과 긴밀하게 협력했다.

마야 후손들이 수백 가지 약초를 알고 있으면서 사용하고 있음에도 불구하고, 여섯 개보다 크게 많지 않은 개수만이 모든 민족들에 의해 동일한 목적으로 사용되고 있었다. 이는 특별히 높은 효능을 암시하는 것일 수 있다. 이를테면 예컨대 진짜 구아바(Guave), 즉 프시디움 구아야바(Psidium guajava)는 설사질환에 사용되는 반면, 뷔르소니마 크라시폴리아(Byrsonima crassifolia)는 위장경련이 있을 경우 처방되고 있는 것이다. 중앙아메리카의 넓은 부분의 위생적인 조건에서 흔히 나타나는 기생충병에 대해 치료사들은 많은 인디언 치료사들이 최고의 만병통치약이라고 부르는 허브인 케노포디움 암브로시오이데스(Chenopodium ambrosioides)로 만든 기생충차를 처방했다.

치료사들이 식물을 우림에서 직접 가져오지 않는 경우에는 오늘날의 마야 마을의 정원이 '약국' 이다. 수많은 약초들이 오두막 바로 옆에서 재배되고 있었다. 그 중에서 '크암발 바우', 즉 도르스테니아 콘트라예르바(*Dorstenia contrajerva*)는 지금도 범용되는 약초 중 하나이다.

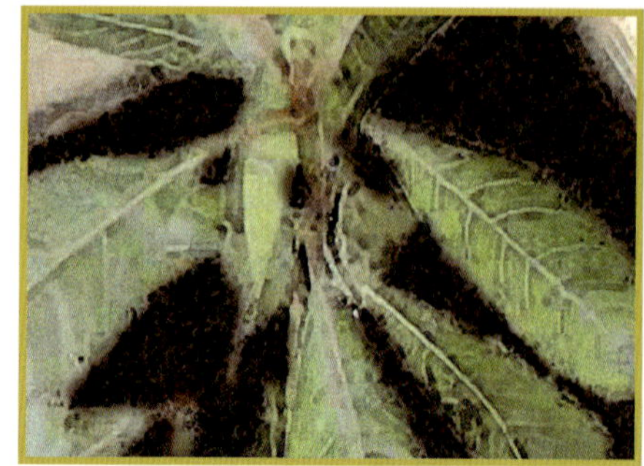

현재의 마야 후손들은 뱀에 물렸을 때나 다른 병에 걸렸을 때 땅에서 자라고 있는 녹색 잎들을 신뢰한다. '악마의 척추'라는 뜻의 '마요르가', 즉 페딜란투스 티튀말로이데스(*Pedilanthus tithymaloides*)는 두통을 없애는 데 사용되고, 또 다른 식물은 심지어 암질환과 당뇨병까지 예방한다고도 한다. 선인장종인 노팔레아 코케닐리페라(*Nopalea cochenillifera*)가 바로 그것이다. 그리고 피부암에 대해 전통적인 치료사들은 '엑스 카난', 즉 하멜리아 파텐스(*Hamelia patens*)를 목욕첨가제로 권한다. 독일어로 벌새관목이라고 번역되는 이 식물의 꽃은 오렌지 색상의 관 모양이다.

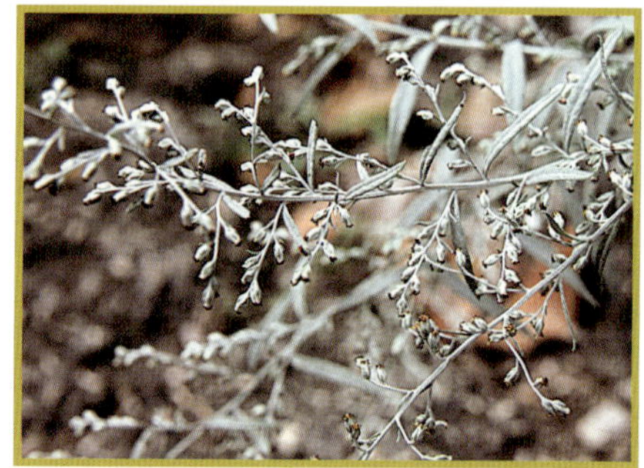

"요즘의 치료사들이 가지고 있는 엄청난 지식이 우리에게는 언급된 종들이 지닐 수 있는 약리학적이고 임상적인 잠재성에 대한 결정적인 단서를 제공할 수 있고, 이로써 계속되는 연구를 위해 중요한 기초가 됩니다." 하인리히 교수의 말이다.

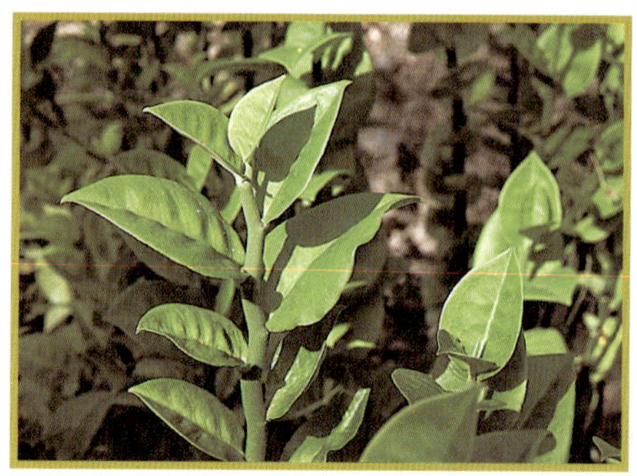

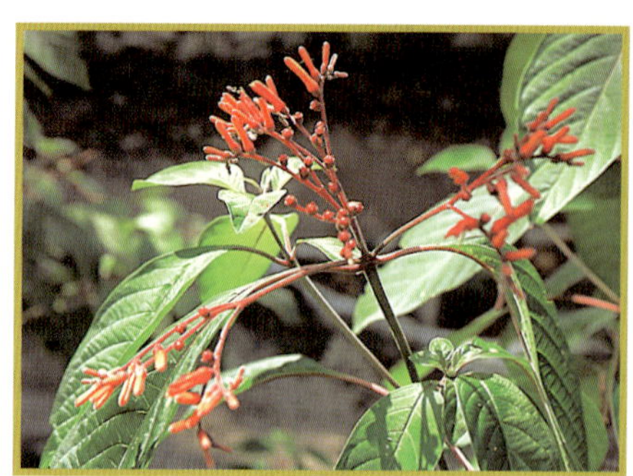

❀ (위에서부터)뷔르소니마 크라시폴리아는 경련을 완화시켜 준다고 한다.
케노포디움 암브로시오이데스로는 차를 만든다.
페딜란투스 티튀말로이데스는 두통에 좋다.
하멜리아 파텐스, 벌새관목.

중앙아메리카 문화의 약초

조각·회화·도자기에 재현된 식물들은 그 종들에 관한 값진 정보를 제공해 주는데, 그 중에서 옥수수·카카오·쩸포알쏘치틀(cempoal-xochtl), 그리고 뻬요떼(Peyote)는 특별한 지위를 차지했었다. 식물은 중앙아메리카의 민족들에게 식료품으로만 사용된 게 아니라, 병고의 경감과 치유 및 정신 확대에도 기여했다.

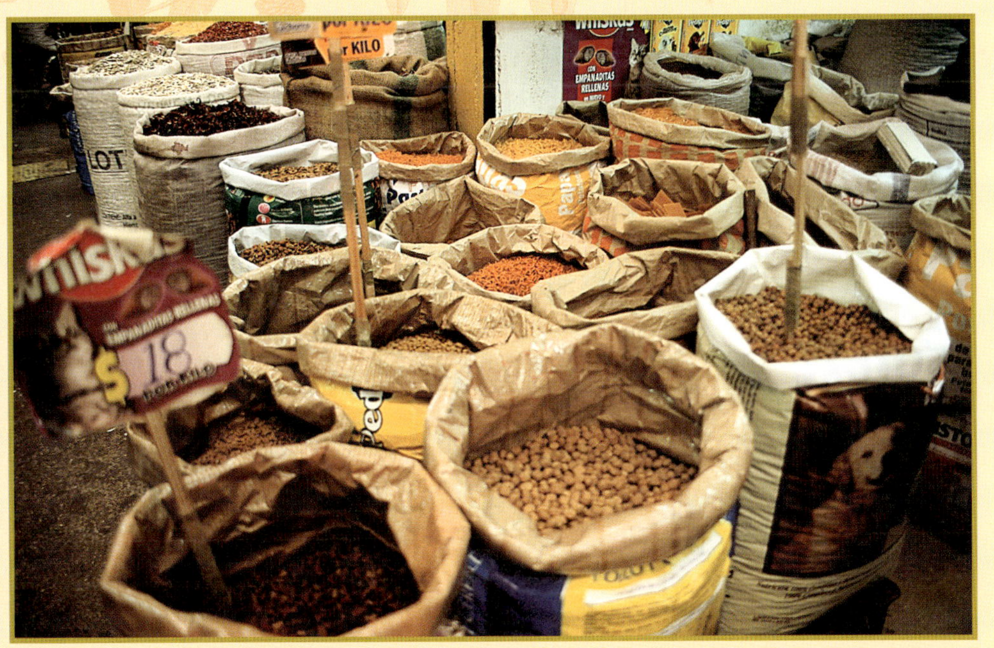

식물은 다양한 마법의식에서 본질적인 보조수단이었고, 이를 위해 필요한 공예품을 장식했다. 고대에서 식물의 사용범위는 정말 넓었다. 그런데 우리에게 특별한 관심을 끄는 것은 마야인들이 식물을 식료품으로써, 그리고 이와 더불어 건강개념의 일부로써 사용했다는 것이다. 식량에 대해 기대한 것은 편안함과 육체와 정신 사이의 균형 유지였다. 게다가 식물은 여타의 자연계와 마찬가지로 이원적이고 대립되는 범주들로 분류되었는데, 이 중에는 찬-따뜻한, 가벼운-무거운, 여성적-남성적, 젖은-마른이 있다. 이것들은 특정한 사람이 나이와 성, 사회적 지위에 맞게 섭취해야 하는 식량의 종류에 영향을 주었던 특성들이다.

여기에서 오늘날의 민속식물학에 문제가 되는 것은 식물들의 정확한 실체 확인과 해석이다. 왜냐하면 식물그림은 대개 식물학적으로가 아니라 상징적으로 묘사되어 있고, 이념이나 개념을 전달할 목적으로 그려졌기 때문이다. 예컨대 네 잎 달린 꽃의 경우엔 다양한 의미를 지니고 있는데, 무엇보다도 우주의 네 방향을 대변해주고 있다. 어떤 초목들은 그럼에도 불구하고 식물학적으로 정돈될 수 있고, 역사적이고 문화적인 맥락에서 몇몇 중앙아메리카 사회의 조각·벽화·도자기로부터 더 정확하게 약초로 해석될 수 있다.

◆ 옥수수(Zea mays)는 중앙아메리카 섭생의 역사에서 오늘날까지도 기초적인 역할을 맡고 있다. 한 신화에서는 옛날에 신들이 인간들을 강하게 하고 호흡과 생명력을 불어넣기 위해 인간들에게 옥수수를 주었다고 한다. 올메께(Olmke)인들의 시대 이래로 옥수수는 마야인, 자뽀떼크인, 그리고 테오띠후아까노인들에 의해

지속적으로 숭배의식에 사용되었다.

이 식물은 신들의 장식의 일부분이 되었고, 다양한 형식과 음식에서 제물로 제공되었으며, 초자연적인 것과 결합된 의식들에서 사용되었다. 아픈 사람들에게 치료 목적으로 옥수수가 제공되면서 의식이 동반되었는데, 이때 옥수수는 예컨대 환자의 병고 종류에 따라서 다양한 허브가 곁들여진 옥수수가루 음식인 '아똘리(atolli)' 형태로 구워지고 빻아졌다. 아스텍족은 날것대로 빻아서 물에 섞어 생명수 '욜라뜰(yolatl)'이라고 불렀고, 실신할 때 사용된 음료수를 만들었다. 마지막으로 옥수수씨는 예언을 하거나— 또한 가능한 질병의 본성을 규정하는 게 문제가 되었을 경우에도— 주문을 외울 때 중심역할을 했다.

◆ 카카오식물(*Theobroma cacao*)은 떼오띠후아깐에 있는 떼빤띠뜰라(Tepantitla)의 인상적인 벽화들 위에서 영구화되었다. 그 씨는 빻고, 구운 데 이어서 칠리와 꿀과 옥수수와 꽃에 섞어 특히 떼노치띠뜰란에서 주로 공무원들이 심장강화를 위해 마시는 다양한 음료수를 만들기 위해 사용된다. 알프레도 바레라(Alfredo Barrera)에 따라서 *테오브렘. 비콜로르*(*Theobrem. bicolor*)라고 명명된 야생 카카오종도 마야인들에게 알려

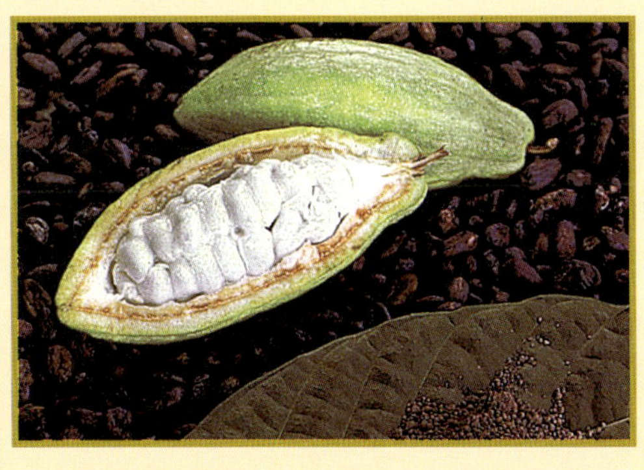

져 있었는데, '발람테', '재규어의 나무' 혹은 '숨어서 움직이는 마법사의 나무'로 알려져 있었다.

그들은 멕시코의 이전 문화들에서와 마찬가지로 카카오에 흥분 혹은 마취 작용이 있는 것으로 생각했다. 마께후알띤족은 그것을 예컨대 구강소독과 '혀 위의 경피'를 완화하기 위해 사용했다. 틀릴쏘치틀(Tlilxochitl) 꽃, 즉 바닐라와 결합해서 그것은 더 이상 먹을 수 없

는 사람에게 음료로 투여되었다.

마야인들은 동일한 처방을 혈변·이질을 치료하는 데 썼다. 현대의 연구에서는 카카오가 기분을 명랑하게 하는 작용을 하는 것으로 입증되었는데, 그러나 확인 가능한 결과에 도달하기 위해서는 정상적인 몸무게를 가진 사람의 경우 하루에 약 20킬로그램의 초콜릿을 먹어야 한다.

다른 약초들의 실체가 떼오띠후아칸의 템플로 델 라 아그리쿨투라(Templo de la Agricultura)에서 벽화에 기초해서 확인될 수 있었다.

◆ 편평하고 소택이 많은 하상에서 자라는 *아마말로꼬틀*(*Hydrocotyle spp.*)은 식량 및 열과 간장병 치료용 약으로 사용되었다.

◆ 오디나무과에 속하고 떼오티후아칸 지역에서는 치료목적으로도 사용되었던 *도르스테니아 콘트라예르바*(*Dorstenia contrajerva*)의 꽃과 꽃눈이 물 모티브와 결합하여 재현되어 있다. 마야어로 이 식물은 '쌈발하우(xambalhau)', 즉 '여기로부터 바닥을 거쳐 아래로 휘어진 것'을 의미한다.

◆ 껨포알쏘치틀과 *페리콘. 타게테스*(*pericon. Tagetes*)는 중앙아메리카 문화에서 두 개의 형태로 발견된다. 티. 맥시마(T. maxima)와 티. 루키다(T. lucida). 전자는 독일어로 '스무 개의 꽃'을 뜻하며, '죽음의 꽃' 혹은 '카네이션'을 말한다. 이 식물들은 강한 향기와 눈에 띄는 색깔 때문에 특히 불과 물과 결합된 마법의식에서, 그러나 또한 의학적으로도 사용되었다. 꼬욜싼뀌 여신의 머리 장식에까지 있다는 사실은 이것이 옛날에 식량의 여신이었다는 것을 암시하는 것일 수 있다. 아스텍인들은 껨포알쏘치틀을 설사 치료용으로 주입해 사용했다. 향은 두통이 있을 때 흡입되었고, 위통이 있을 때는 경구복용용으로

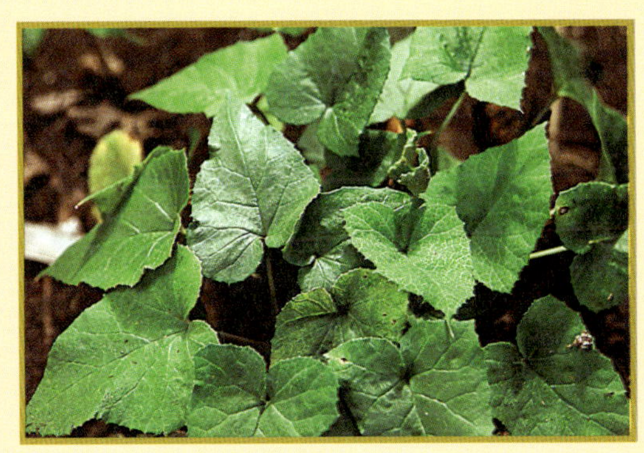

❈ 마야인들은 도르스테니아 콘트라예르바를 "여기로부터 바닥을 거쳐 아래로 휘어진 것"이라고 불렀다.

처방되었다.

뻬리꼰은 의학적으로나 마법적으로나 다양하게 사용되었고, 현재도 그렇게 사용되고 있다. 열을 내리게 하기 위해 사용되거나 생리통과 설사, 복부 팽만증을 없애기 위해 옥수수 밭을 보호하거나 강을 건널 때 보호받기 위해, 눈상처와 만복감을 통한 위통을 치료하기 위해 사용된다. 이 식물의 경우에는 성스러움과 치료작용성 사이의 경계가 뚜렷하지 않다.

◆ 뻬요틀(Peyotl) 버섯은 그 향정신적 특성 때문에 신의 도움으로 질병과 그 진행과정, 그리고 치료를 예언하기 위해 사용되었다. 이 버섯은 번역하면 '번득이는 것' 혹은 '발아하는 것'을 의미한다. 뻬요틀(*Lophophora lewinii*)은 다른 마법적이고 성스러운 식물들과 마찬가지로 '뜨거운' 자연성질이 있는 것으로 분류되었다. 그래서 흔히 추위에 의한 병고나 학질에 사용한다.

◆ 질병진단을 위해서는 뻬요틀, 담배, 그리고 '올롤리우히뀌(ololiuhqui)'가 사용되었다. 마야인들에게 담배는 상처치료를 위해서, 그리고 국소 진통제로 사용되었다.

유카탄반도 마야인들의 치료지식

1997년 아니타 안클리(Anita Ankli)와 미햐엘 하인리히 교수는 공동연구 프로젝트에서 마야 후예들의 약초 사용을 조사했다. 이는 이 분야에 대해 세부적으로 이루어진 최초의 의학적 민속식물학 연구였다. 유카탄반도의 발라돌리드 시 남쪽의 작은 마을 치킨드조노트의 토착치료사들이 그들 연구의 중심에 있었다.

스페인인들이 정복해서 파괴한 마야의 주요 도시 자끼(Zaci)의 하부구조 위에 세운 발라돌리드는 오늘날 여행객들에게는 현대적인 인상을 준다. 많은 사람들이 이곳을 저 유명한 치첸 이쯔아의 피라미드로 가는 길로 이용하고 있다. 그러나 새로 난 도로들 너머 몇 킬로미터 떨어지지 않은 곳에는 지금도 여전히 수백 년 동안 거의 변한 게 없어 보이는 시골 구조를 찾아볼 수 있다. 포장되지 않은 도로와 단순한 진흙 오두막들, 그리고 돼지들이 '간선도로'에서 먹을 것을 뒤지고 있다.

이 마을들에 사는 성인의 거의 반이 문맹자이다. 주민들은 옥수수·콩·레몬 농사와 양봉으로 먹고 산다. 젊은 남자들은 사냥으로 부수입을 올리려 하고, 여자들은 발라돌리드에서 수공예품·과일·야채를 여행객들에게 팔고 있다. 대개가 유럽이나 북아메리카에서 온 고객들 중 산뜻하게 차려입은 이 상인들이 얼마나 열악한 경제적·의료적 조건에서 살고 있는지 아는 사람은 거의 없다. 만성적 전염성 눈병, 당뇨병, 고통스러운 위장병, 그리고 아물지 않는 상처와 기도질환은 주민들

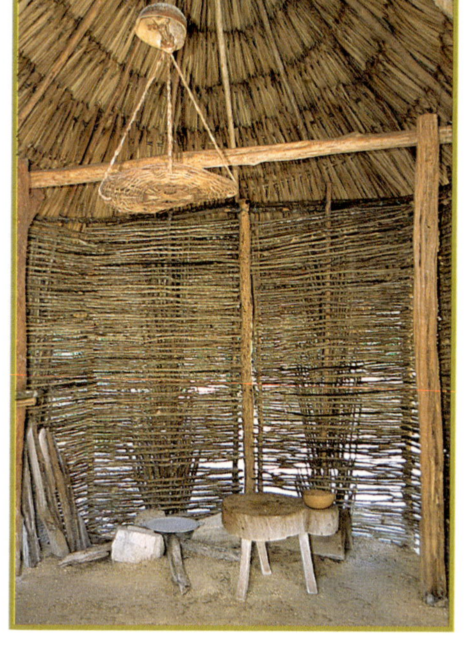

❈ 옛 모양대로 본떠 만든 역사적 마야 오두막의 전형적인 시설.

에게 가장 빈번하게 일어나는 질병에 속한다. 그래서 마야 치료사들이 마을마다 가장 중요한 주민으로 인정되고 있는 사실은 놀랍지 않다.

가장 유명한 치료사는 동시에 사제 역할까지 행하고 있는 '흐메엔(hmèen)'이다. 이들은 질병 치료에 통달하고 있을 뿐만 아니라 정글 내 농부들의 화전(火田)인 '밀파스(milpas)'를 지원하고 보호해 달라고 비의 신에게 빌기도 한다. 이때 그들은 지금도 미래의 예언에 사용되는 마법의 돌인 '사스툰(Sastun)'을 사용한다. 흐메엔 이외에 약초에 정통한 사람들인 '헤르바테로스(herbateros)'와 산파도 역시 '사악한 눈초리'의 저주를 깨트릴 수 있는 치료사로 통한다.

오늘의 마야인들에게도 만취한 사람, 월경 기간 중의 여성, 그리고 화요일이나 금요일에 태어난 사람들을 사로잡을 수 있는 '사악한 눈초리'는 많은 질병의 발원이다. 물론 치료사들은 확실한 식물 지

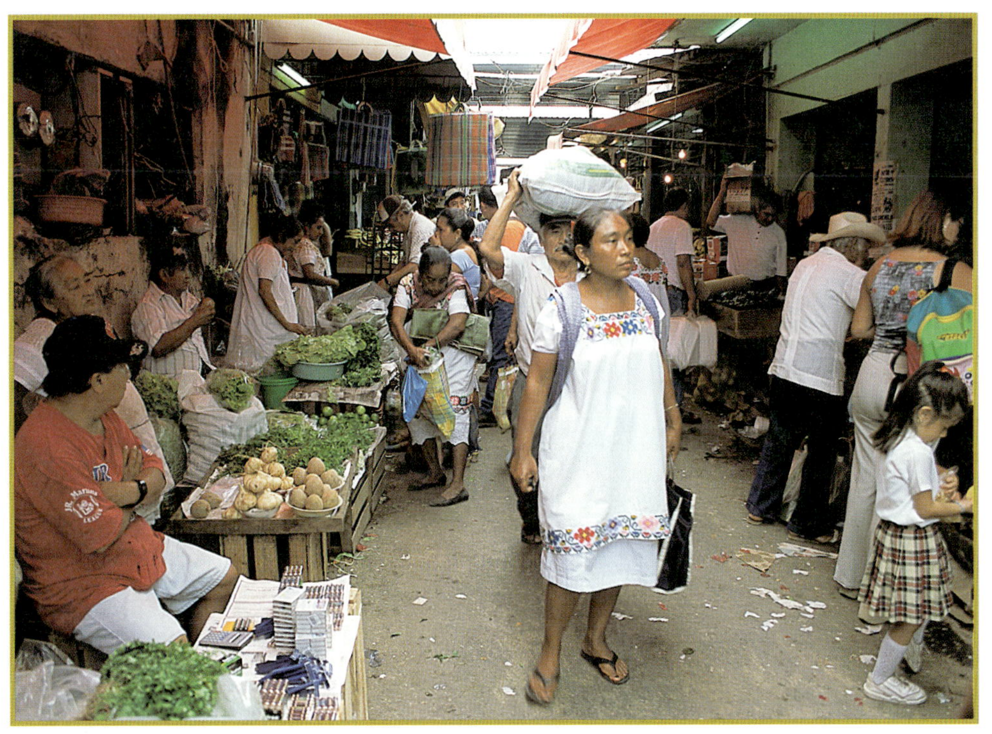

식에 기대 치료한다. 안클리와 하인리히는 18개월 동안 지속된 설문이 끝난 뒤 무려 320가지의 약초를 열거했다.

◆ 마야인들은 안염(眼炎)에 칼리카르파 아쿠미나타(*Callicarpa acuminata*)를 사용한다. 초록색 설사와 이질에도 이 식물이 사용된다. 물론 실험실 테스트를 통해서 거기에 함유된 작용물질이 측정 가능한 약리효과를 지니고 있는지가 구명되어야 한다.

◆ 리피아 알바(*Lippia alba*)는 위장병에 사용된다. 이 속(屬)의 많은 과(科)들은 방향유가 풍부하기 때문에 실제로 구풍제(驅風劑)로서 효과적일 수 있다. 도르스테니아 콘트라예르바(*Dorstenia contrajerva*)의 뿌리도 마찬가지로 장의 통증에, 특히 경련에 사용된다.

◆ 프시디움 구아야바(*Psidium guajava*)도 마찬가지로 설사에 대비한 마야인들의 상비약이다. 그 사이 현대식 실험실 테스트를 통해서 그 잎이 에쉐리키아 콜리(*Escherichia coli*) 박테리아의 독성작용을 해칠 수 있다는 것이 확인되었다.

◆ 기생충에 대해서 마야인들은 텔록시스 암브로시오이데스(*Teloxys ambrosioides*)라는 특수 회충차를 쓴다. 여기에서도 의학적 효과가 검증되어야 하긴 하지만, 바람직스럽지 않은 부작용도 관찰되었다.

◆ 아르테미시아 루도비치아나(*Artemisia ludoviciana*), 즉 멕시코 쑥은 구토증 치료를 위해 처방된다. 이것에는 세스키터펜락톤(Sesquiterpen-lacton)이 풍부하기 때문에, 정말로 효과를 발휘할 수 있을지도 모른다. 그러나 여기에도 현재 약리학적 결과가 없는 상태다.

◆ 멘타 피페리타, *M.* 키트라타(*Mentha piperita, M. citrata*), 즉 페퍼민트, 그리고 멘타 아르웬시스(*Mentha arvensis*)는 유럽에서나 마찬가지로 구역질과 구토에 자주 사용된다. 중앙아메리카의 배양식물이 아닌 박하의 작용에 관한 지식을 마야인들은 스페인 수도사들에게서

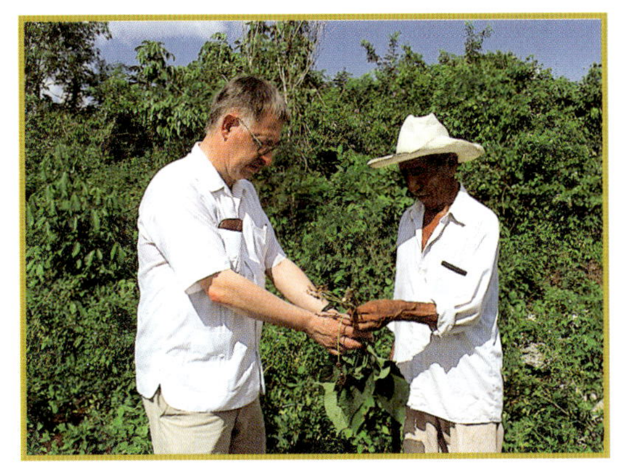

받아들였던 것 같다. 중세의 수도원 정원에서 나온 많은 유용한 처방들, 특히 아르니카(Arnika)를 쓰는 그런 것들은 멕시코로 유입되었고, 시간이 흐르면서 마야인들에 의해 의술에서 사용되었다. 하지만 멕시코에서는 아르니카가 잘 자라지 않기 때문에 치료사들은 재빨리 노란 꽃을 피우는 아스테라케엔(Asteraceen)처럼 외관이 비슷한 토착식물을 대용으로 삼아 치료용 물약에 사용했다.

이렇게 하면서 마야인들이 아무리 실용적으로 대처했다 하더라도, 하인리히 교수 같은 민속식물학자들에게는 유실된 마야인들의 치료지식을 찾는 일이 이를 통해서 힘들어진다. 왜냐하면 박하물약이 보여주듯이 오늘날의 용례로부터 곧장 스페인 식민 이전 시대의 사용으로 추론할 수 없기 때문이다. 연구자들에게는 또 다른 문제가 생기는데, 이는 현대적 기준에 따른 약리학적 연구가 흔히 수년 걸린다는 것, 그리고 고가의 기술이 필요하고, 학문적 인력이 부족하며, 많은 식물종들이 멕시코나 과테말라 같은 경계국가들에 있는 터라 완수하는 일이 지난한 작업이기 때문이다. 또 현지 제약산업의 관심은 몇 배로 낮고, 이곳에서는 대부분의 약초들이 가정집 정원에서 자라고 있기 때문에 수익에 대한 기대가 매우 낮다.

하인리히 교수 같은 과학자에게는 이와 반대로 신왕들의 식물약국은 엄청난 잠재성을 간직하고 있다. 서양세계는 새로운 연구의 길을 개척할 수 있고, 또한 토착 과학자들과 치료사들도 수천 년 된 민간의학을 철저하게 잘 연구할 수 있을 것이다. 의료 목적으로 사용되

고 있는 많은 초목들에는 실상 위험이 도
사리고 있다. 고대의 처방들이 부정확하게
전승된다면, 치료는 최악의 경우 심지어
치명적인 결말을 맞을 수 있기 때문이다.

"치아파스에서 흔히 보이는 약초 중 하
나인 아스클레피아스 쿠라사비카(*Asclepias
curassavica*)에는 글리코사이드가 들어 있는
데, 이것은 심장에 아주 강하게 작용하기 때문에 과다 투여할 경우
죽음을 부르게 됩니다. 사람들은 근본적으로 이 식물을 위장의 통증
에 사용하죠. 치료사가 아주 사소한 실수라도 하는 경우에는 환자가
죽을 수 있어요."

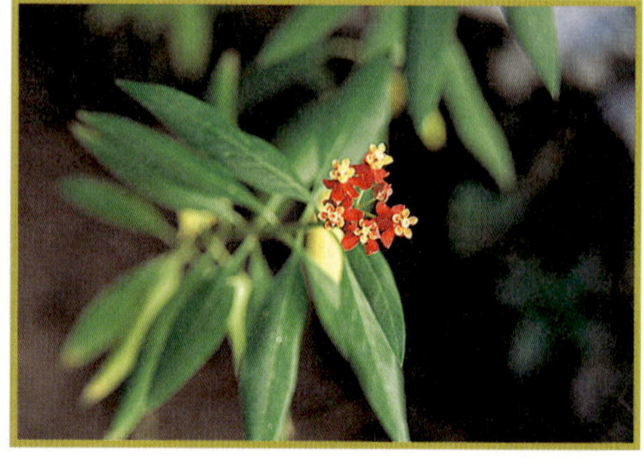

❀ 아스클레피아스 쿠라사
비카는 잘못 사용하는 경우
치명적일 수 있다.

인간과 약초—
멕시코의 의학적 민속식물학

미햐엘 하인리히 교수(런던 대학교)

오늘날의 멕시코에서 사용되고 있는 약용식물에 관해 1년 이상 지속된 연구에서 저지대 믹세족 사람들은 우리에게 중요한 파트너였다. 그들은 멕시코 연방주인 오악사까스의 고온다습한 저지대에서 살고 있고, 오늘날에도 여전히 많은 약초를 사용하고 있기도 하다.

믹세족은 옥수수와 기타 논밭의 농작물 경작과 다양한 레몬과실 및 —90년대 초까지는— 커피 판매가 생존 기반인 농경문화이다. 이 지역의 믹세족 사람들은 오늘날에도 씨 뿌릴 때나 새 집을 지을 때, 또는 중요한 활동이 있을 때 사용되는 스페인 시기 이전의 제의적 달력을 사용하는 것으로 특히 유명해졌다.

의학에서는 식물성 물질들이 치료사들이 처방한 질병치료의 본질적인 부분을 차지하고 있다. 약초는 피부병이나 위장 문제를 치유하기 위해 가장 빈번하게 사용되고 있다. 가령 설사에는 믹세어로는 '에에크(ëëk)'라 하고, 스페인어로는 카울롯테(Caulote)라고 부르는 *구아주마 울미폴리아(Guazuma ulmifolia)*를 차로 사용한다. 다양한 종류의 참나무(특히

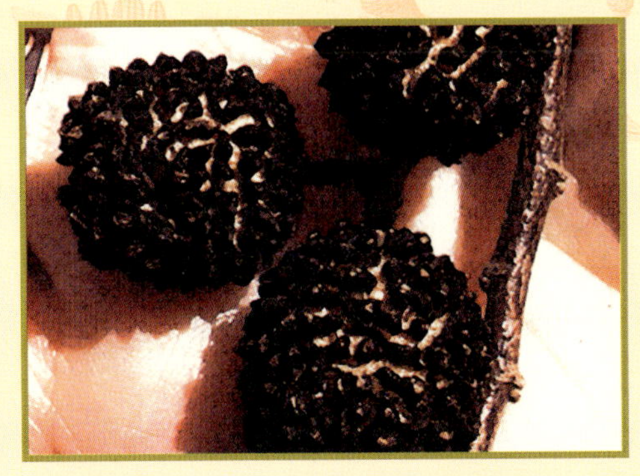

※ 약간 독특하게 생긴 *구아주마 울미폴리아* 열매는 설사에 처방된다.

Qeurcus perseafolia)의 수피도 사용된다. 여기에서 흥미로운 것은 다양한 참나무 종류가 무엇보다도 수피의 색상에 따라 구별되고 있다는 점이다. 이를테면 유피제가 풍부할 것으로 추정되는 어두운 색상은 예컨대 쿠. 사포티폴리아(Qu. sapotifolia) 같은 밝은 색 종보다 더 많은 치료효과를 보인다고 알려져 있다.

믹세인들에게 약물의 맛과 향은 해당 식물이 약으로 사용될 수 있는지, 그리고 만약 그럴 수 있다면 어떤 목적으로 사용될 수 있는지에 대한 중요한 기준이다. 수렴(지혈)작용을 하는 종류들은 설사치료에 특히 적합하다고 인정되는데, 이는 또한 유럽의 식물치료학에서도 중요한 개념이다. 반면 쓴 약물, 예컨대 아르테미시아 루도비키아나 ssp. 멕시카나(Artemisia ludoviciana ssp. mexicana)는 위통치료에 특히 성공적인 것으로 통한다.

문화 간 비교

총 다섯 개의 서로 독립적인 연구에서 멕시코의 여섯 개 인디언 집단, 즉 마야족(유카탄), 믹세족과 자뽀떼크족(오악사카), 나후아족(베라크루스) 그리고 첼딸/촐칠족(치아파스)이 사용하는 약초가 주의 깊게 기록되었다. 이 연구 중 세 개 연구에서 학자들은 의도적으로 남녀 치료사들과 협력한 반면, 다른 두 연구는 믹세족과 첼딸/촐칠족을 대상으로 각 지역의 전체 주민에게서 얻은 정보에 의존했다.

첼딸/촐칠족과 믹세/자뽀떼크족과 이웃하는 부족들에 이르기까지 집단 상호간의 직접적인 접촉이 거의 가능하지 않았음에도 불구하고 많은 약초가 서로 다른 종족들에 의해 동일한 치료목적들에 사용되었다. 이러한 평행성의 이유는 여러 가지가 있을 수 있다.

◆ 사용상의 우연적 일치

◆ 거명된 모든 문화들이 특정 질병을 치료하기 위한 식물 선택에 있어서 비슷한 기준들을 지니고 있기 때문에, 동일 식물 혹은 유사 특성을 지닌 식물들이 이 기준들에 의거해서 선별된다.

◆ 다른 문화들(이 경우에는 멕시코의 메스티소 문화)을 거쳐 우회적으로 이 식물들의 사용에 관한 정보가 토착 문화들 사이에 교환되었거나, 아니면 스페인시대 이전에 이미 알려져 있었다.

무엇이 맞든 간에 이 경우 여러 지역에서 동일하게 사용되고 있다는 사실은 각 인디언 집단의 생각에 따르면 식물에는 '예상되는' 특정 약리효능이 있음을 보여준다. 현대 과학에는 이것이 추후 실험실에서 분석하기 위한 중요한 단서이다.

연구의 틀 안에서 유카탄반도의 마야인들에게 약초 선별기준에 대한 질문을 했다. 10명의 치료사들에게 그들이 약으로 사용하는 10개 종류 이외에 약초가 아닌 종류 10개도 열거해보라고 요청했다. 이어서 이것들을 치료사·번역가·민속식물학자가 맛을 보고, 주관적인 맛과 냄새 감각들이 상응하게 기록되었다. 인지할 수 있는 맛이나 냄새가 없는 경우는 특정 종이 약으로서 아무런 효용이 없다는 것을 나타내는 것이었다. 단맛이 나고 향기로운('좋은 냄새가 나는') 종류들은 약초 가운데서 특히 자주 발견된다. 이와 반대로 쓰고 매운 맛이 나는 종류들의 비율은 약초집단과 비약초집단에서 동일하게 높게 나타난다.

현지의 약초 출처

떼후안떼뻬크의 이스트무스에 있는 두 개의 인접 집단— 믹세족과

자뽀떼크족—의 예에서 우리는 해당지역 주변의 다양한 생태공간
과 관련해서 약초의 출처를 조사했다. 흔히 약초는 열대성 우림에서
자연적으로 자라는 것으로 생각한다. 그런데 우리의 자료들은 훨씬
더 복합적인 민족생태학적 이용전략이 있음을 보여준다. 검사결과를
평가하기 위해 환경에 관한 토착민의 생각들이 사용되었다. 믹세족과
마찬가지로 자뽀떼크족도 환경을 다섯 개의 주요 구역으로 나누는데,
이는 토지이용유형이라고 하면 가장 잘 이해될 수 있을 것이다.

 ❖ 마당의 정원(태양광)
 ❖ 고장의 경계 내
 ❖ 고장의 변두리, 도로
 ❖ 논밭과 목초지
 ❖ 숲

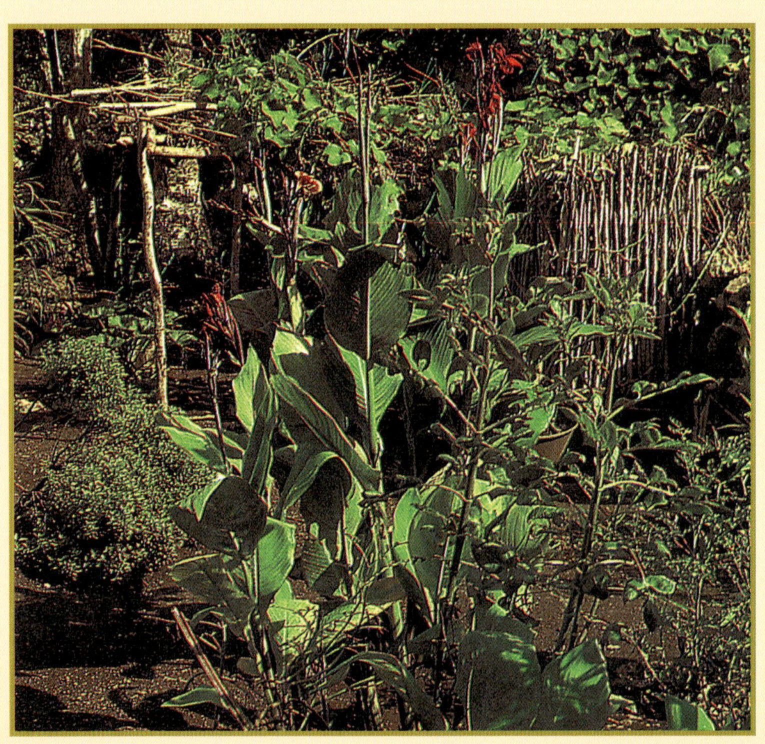

❀ 마야 후손들은 정원에서
많은 약초를 키우고 있다.

이밖에도 시장에서 산 약초도 일정한 역할을 하고 있다. 두 민족은 약초 대부분을 자기 고장(특히 마당의 정원)과 인근 주변에서 얻는다. 믹세족의 경우는 심지어 그 비율이 70퍼센트를 초과한다. 숲에서는 상대적으로 적은 부분만을 얻었다.

이 평가는 살고 있는 곳에 인접한 주변에서 자라는 식물들이 먼 데서 자라는 것들보다 약초로 선정될 개연성이 더 높다는 것을 보여준다. 그럼에도 불구하고 먼 데서 자라는 종이 특별한 관심을 끌 때는, 치료사들은 왕왕 개별 식물들을 자기 집 정원에서 재배하려고 한다. 약초는 많은 농경문화 환경의 주요한 구성성분이다. 여기에서 의학적인 사용은 단지 한 가지 사용형식에 지나지 않는다. 많은 종들은 추가로 식료품·건축자재·땔감·장난감 등의 역할을 한다. 이 다양성을 과학적으로 연구하는 일은 매력적인 과제가 아닐 수 없다.

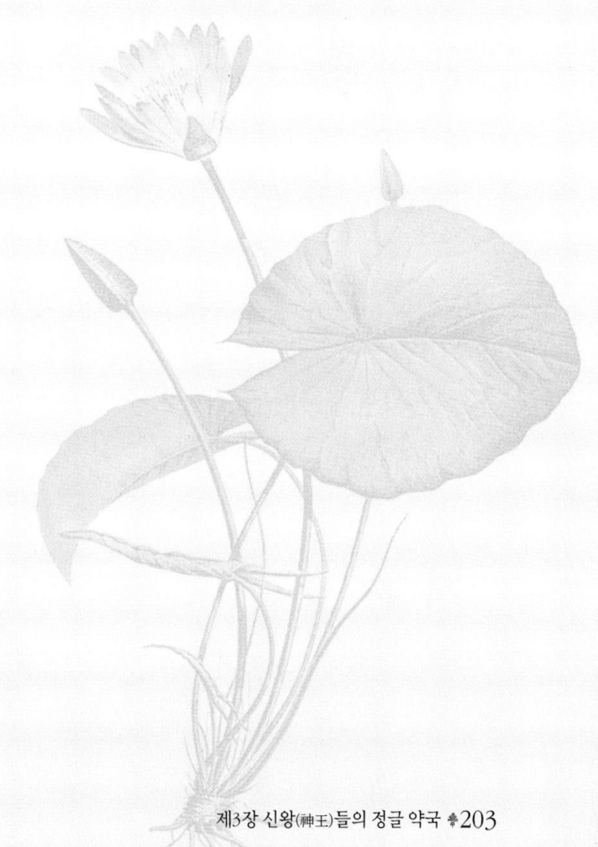

왕궁 안의 자취

우수마친따 강변에서 니콜라이 그루베는 고풍스러운 마상이(독목주, 獨木舟)에 올라탔다. 몇년 전까지만 해도 통나무를 파서 만든 이 거룻배는 멕시코와 과테말라를 가르는 넓은 경계천에서는 유일한 이동수단이었다. 팔렝케에서 출발한 우리는 오전에 몇 시간 동안 갈수록 울창해지기만 하는 우림을 헤치고 프론떼라 꼬로잘까지 갔다. 도로는 의외로 훌륭하게 건설되어 있었다. 그런데 그것이 전략적인 의미를 지니는 것이었음을 알 수 있었던 것은, 우리 앞에 계속해서 군사봉쇄구역이 있었기 때문이다. 우리는 몇년 전만 해도 사파티스타 군의 반란구역이었던 지역에 들어와 있었다. 끊임없이 습격에 대한 보도가 나오는 것을 볼 때, 다른 차량들의 호위를 받지 않고서는 이 구간을 지나가서는 안 될 것 같았다.

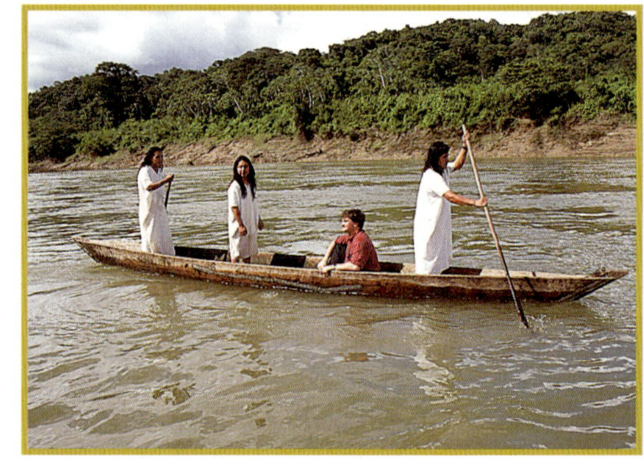

우리의 차량 이동은 소박한 목재 오두막에 거처를 정하게 된 한 마을에서 끝이 났다. 침대마다 위로 모기장이 쳐져 있었고, 멕시코인 기사들조차도 우리에게 위험한 말라리아모기를 조심하라고 경고했다. 우리는 말라리아구역에 와 있었다. 다음날 아침 옛날 스페인 정복자들을 피해 접근 불가능한 우림 속으로 피신한 종족인 라깐돈족 남자 여덟 명이 우리를 기다리고 있었다. 그들은 아주 섬세한 얼굴표정을 지닌, 키가 작고 친절하고 지적인 사람들이었다. 입고 있는 흰 의복과 엉덩이까지 길게 늘어진 검은 머리카락 때문에 그들은 어딘지 모르게 신비스럽게 느껴졌다. 몇백 명 안 되는 라깐돈족은 오늘날까지도 그 옛날의 우수마친따 강변 퇴각지역에 거주하고 있었다. 수백 년 역사를 지닌 제식과 의례도 아직 살아 있었다.

우리의 탐구여행에서 우수마친따 강을 타고 올라가는 것이 가장 아름다운 체험 중 하나였다. 열대의 비구름이 물러갔고, 초록의 강물 위 파란 하늘에서는 매혹적인 구름 모양이 만들어지고 있었다. 그러나 전원적인 분위기에 현혹되어서는 안 된다. 중앙아메리카에서 가장 긴 이 강은 몇개의 위험을 감추고 있었다. 소용돌이와 여울은 뱃사공에게는 도전이었고, 여러 곳에서 악어들이 먹이를 기다리고 있었다. 그러나 저들은 이 모든 것을 강 여행이 끝났을 때 우리에게 말해줄 만큼 지혜로웠다. 그렇지 않았다면 우리는 물 속에 팔과 다리를 담근 채 편안하게 시원함을 즐길 수 없었을 것이다.

우리는 오늘날까지도 여전히 물길이나 하늘을 통해서만 닿을 수 있는 고대 마야의 주거지인 약스칠란으로 가는 길이었다. 정글 한가운데 물돌이에 위치하고 있기 때문에 가파른 모래층 뒤에 무엇이 감춰져 있는지 강안에서조차 식별할 수가 없는 곳이다. 고전시대에 약스칠란은 크고 영향력 있는 한 왕국의 수도였다. 팔렝케 시기에 전성기를 경험했던, 전설적인 분위기를 자아내는 이 거주지의 창건자는 '재규어 음경'이라는 뜻의 아하우 야트 발람(Ahau Yat Balam) 왕이었다.

이 도시는 프랑스인 여행객인 클로드 조세프 샤흐니(Claude-Joseph Charney)에 의해서 1882년 발견되었고, 독일계 오스트리아인 사진가이자 건축가인 테오베르트 마알러(Teobert Maler)가 이 폐허시

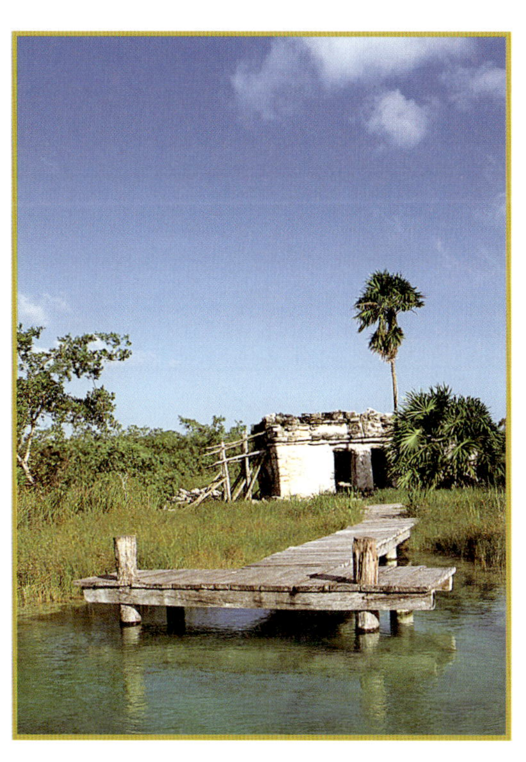

설에 이름을 붙였다. 약스칠란은 '초원에 흩어진'으로 번역될 수 있을 것이다. 약 100개의 건물이 왕궁 둘레를 둘러싸고 있고, 높은 언덕엔 아크로폴리스가 있다. 수백 년을 무사히 견뎌낸 셀 수 없이 많은 석주들이 그 사이에서 인상적이었다. 100개 이상의 돌로 된 목격자들을 제후들이 이곳에 세우게 한 것이다. 그리고 예술적으로 새겨진 석조기념비들은 여러 층의 집 높이에 이르렀다. 현재 이 인상 깊은 시설의 유일한 거주자는 침입자들을 향해 고막이 찢어질 정도의 괴성으로 항의하는 수백 마리의 짖는 원숭이(howler monkey)들이다.

귀족들의 피의 희생제

신전 터는 연구자들에게는 특히 제의의 희생자들을 그린 수많은 그림으로 인해 진정한 보고라고 할 수 있다. 예컨대 이쯔암나아즈 발람(Itzamnaaj Balam) 왕의 부인 중 한 명이자 여사제인 카발 쑤크 '쏘크'(K'abal Xook 'Xoc') 부인이 약스칠란의 많은 정교한 부조에 새겨져 있다. 그루베는 이 석주들 중 한 개를 우리에게 보여주었는데, 희생제 의식이 그 위에 묘사되어 있었다. "여기 이것은 왕의 피 희생을 그린 특히 아름다운 그림입니다. 왕이 피를 짜내기 위해 가오리 가시 혹은 흑요석 편린을 써서 자신의 성기에 구멍을 뚫는 장면을 알아볼 수는 없어요. 이건 마야예술의 관습에 어긋나는 것이라 할 수 있지요. 하지만 여기 아주 확실히 알아볼 수 있는 손에서부터 흘러나와 소쿠리 속으로 들어가는 것, 뚜렷이 보이잖아요, 이것이 핏줄기입니다. 왕 앞에는 하인 한 명도 무릎을 꿇고 있어요."

우리는 그루베를 따라 긴 돌계단을 올라 궁전으로 갔다. 카발 쑤크 부인의 아들인 '새[鳥] 재규어' 왕이 세운 웅장한 건축물은 주거지

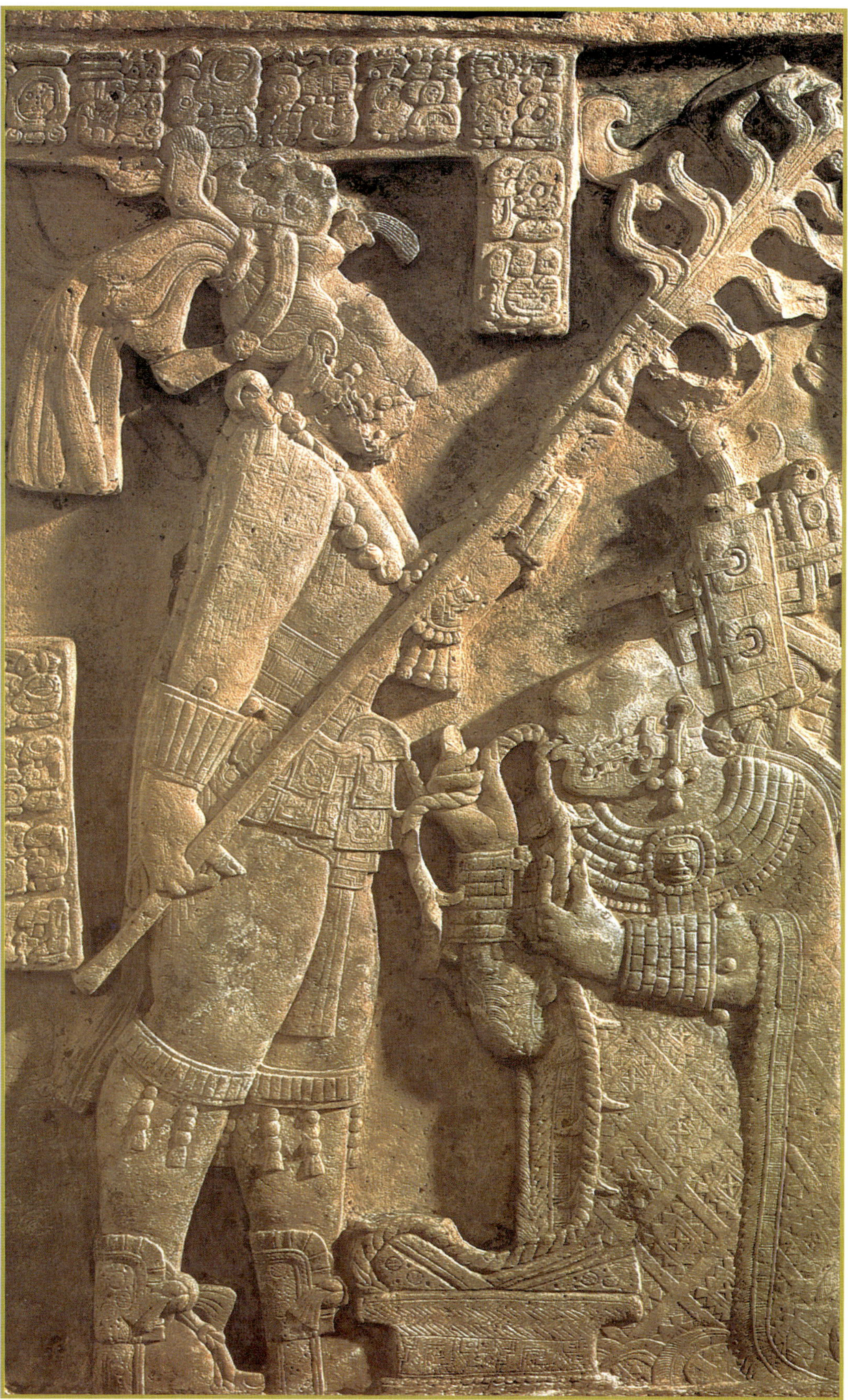

전체를 밟고 올라 앉아 있었다. 옛날에는 여기 위에서 보면 마야인들의 중요한 무역로였던 우수마친따강도 아마 한눈에 들어왔을 것이다. 우리를 수행하는 라깐돈족 사람들에게 이 궁전은 아직도 그들의 태양과 생명의 신이 살고 있는 곳이다.

궁전에 들어설 때 그루베는 우리에게 한 문미(門楣)에 아주 섬세하게 세공된 대상 장식을 주의해서 보라고 했다. "여기 보이는 것은 춤추는 자세의 왕인데, 그 뒤로 그의 많은 부인 중 한 명이 손에 다발하나를 들고 있어요. 다발에 적혀 있는 세 개의 상형문자는 '이까찌(Ikatsi)', 즉 성스러운 다발을 의미하죠. 비명의 신전에 있는 관을 관찰할 때와 꼭 같이 여기에서도 이 성스러운 다발에 무엇이 감춰져 있는지 하는 물음이 생깁니다. 나는 치료식물이나 환각성 물질 혹은 풀이 분명하다고 생각

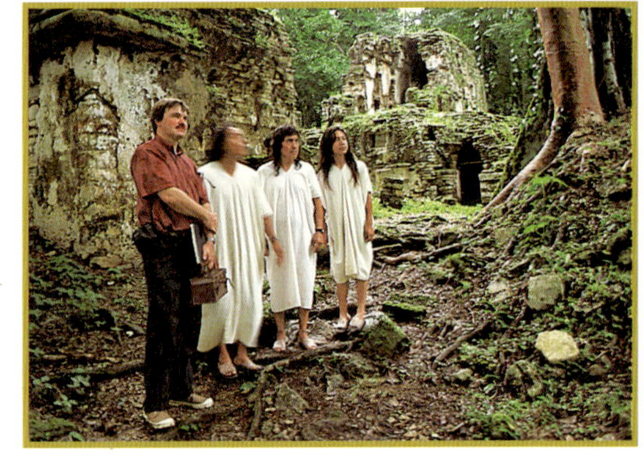

하는데, 왜냐하면 여기 묘사되어 있는 이 부인은 마야인들의 상상세계에 따르면 탄생에 영향을 주는 달의 여신의 화신이기 때문이죠. 그는 여자들의 신이었고, 추측컨대 치료술의 신이기도 했을 겁니다."

궁전에서 나올 때는 벌써 어두워지고 있었다. 어둠을 뚫고 다시 음험한 우수마친따 강을 따라 돌아가는 것은 너무 위험한 일이었다. 서둘러야 했음에도 그루베는 뭔가 특별한 것을 더 보여주고 싶어했다. 인공적인 지하세계. 햇볕이 전혀 파고들지 못하는 어두운 통로들, 무엇보다도 귀족들이 이용했던 지하의 미로. 지금은 박쥐들만이 약스칠란의 이 소름끼치는 지하 무덤에 정주하고 있었다. 그루베가 손전등을 비추며 앞서갔다.

"상형문자 비문을 통해서 우리는 왕의 피 희생제가 어둠 속에서

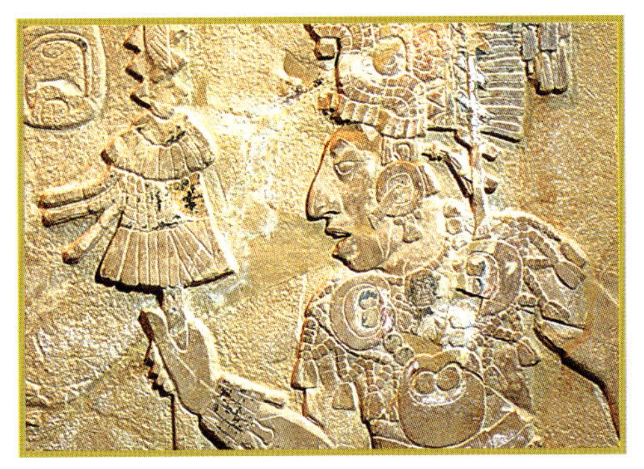

행해졌다는 것을 알고 있죠. 아마도 일종의 지하세계에서였을 겁니다. 이 인공적인 미로는 마야인들이 신들과 조상들에게 좀더 가까이 가기 위해 만들었어요. 아마도 환각성 물질을 먹는 것과 관련이 있는 것으로 보이는 희생제의들이 여기 이런 벤치들에서 치러졌을 거예요. 고대 마야 거주지의 최초이자 여전히 가장 중요한 사진사인 테오베르트 마알러는 1901년부터 1903년까지 이 외진 곳에서 살았었죠. 그는 이 새까맣게 어두운 미로를 물론 신왕들과는 약간 다른 방식으로 사용했습니다. 암실로써 말이죠.”

보남파크의 동화 같은 프레스코

다음날 아침 우리는 보남파크(Bonampak)의 신전으로 출발했다. 테오베르트 마알러도 19세기 말 이 지역을 여행할 때부터 폐허들에 관한 얘기는 들었지만 정작 발견할 수는 없었다. 그 대신 그는 우수마친따의 강가에 상륙했다. 전설에 의하면 라깐돈족인 찬 보르(Chan Bor)가 1946년 두 명의 북아메리카인과 한 명의 멕시코인으로 이루어진 연구탐사대를 이 비밀스러운 시설로 안내했다고 한다. 미국에서 온 두 연구자는 나중에 이 놀라운 발견의 영광이 누구에게 돌아가야 할지를 놓고 다퉜다고 한다. 싸움은 비극적인 종말을 맞았고, 두 연구자 중 한 명이 가까운 원시림 하천에서 익사했다.

실제로 라깐돈족 사람 몇명이 같은 해 미국인 영화제작자 길스 힐리(Giles Healy)를 폐허들로 안내해주었다. 마야 후손들의 생에 관한 영화를 촬영하려고 했던 힐리는 이 성소의 의미를 알아차리고는 즉시 지도적인 마야 연구자들에게 자신의 발견을 알려주었다.

시설의 건축술만이 탁월한 게 아니었다. 유일무이한 벽화들이 특히 그랬다. 수채물감과 분필로 그려진, 유감스럽게도 점점 더 탈색되어 가는 프레스코들은 그린 사람들의 예술가적 재주를 증언하고 있었다. 완벽한 선 처리, 생동하는 색상, 그리고 세부 묘사가 인물들의 조형 효과를 만들어주고 있었다. 템플로 델 라스 핀투라스(Templo de las Pinturas)의 벽들에는 수백 명의 마야 제왕들이 재현되어 있고, 다른 프레스코들은 전쟁과 정복, 정치적 분열을 다루고 있었

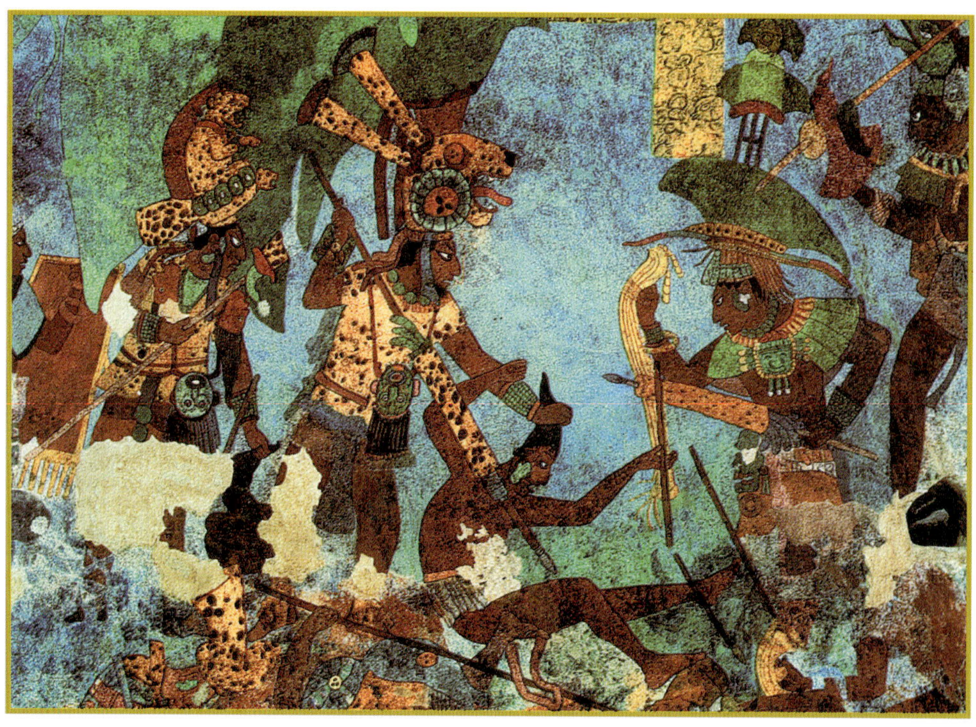

다. 이 그림들 중 하나는 제왕 알현을 보여주고 있는데, 지배자는 4만 개의 카카오 열매 형태로 세금을 받고 있는 게 분명해 보였다. 다른 그림들에서는 전사들이 호화롭고 풍성한 전형적인 깃털장식을

달고 께짤 춤을 추고 있는 모습이 그려져 있었다.

보남파크의 프레스코들에서 특별히 우리 같은 문외한들에게 유별나게 눈에 띄는 것은 재현된 인물들 중 많은 사람들의 두상이 완만하게 비탈져 있다는 것이었다. 이는 마야인들이 성형외과 의사로 활동했다는 증거가 된다. 그들은 신생아의 머리를 두 개의 판자 사이에 놓고 눌러서, 독특한 머리 형태를 만들기 위해 판자를 일종의 죔나사로 조여 두었었다. 사시는 원시문화의 또 다른 미적 이상이었다. 하늘의 주인인 태양신 키니치 아하우(Kinich Ahaw)가 섬광을 지니고 있었고, 가능한 한 많은 아이들이 그를 닮아야 했기 때문에, 어머니들은 어린아이들의 코 위에 작은 구슬을 고정시켜서 아이들이 고상한 사팔뜨기가 되도록 했다. 그리고 어른들을 위해서 신왕의 의사는 심지어 비취와 황철광을 써서 보철을 할 줄도 알았음을 발굴물이 입증해주었다.

의학 관련 필사본들이 남긴 유산

우림의 세상 속으로 소풍을 갔다 온 지 며칠 지나서 우리는 함부르크의 고고학자이자 언어학자인 오르트빈 스마일루스 교수(Prof. Ortwin Smailus)를 대학도시인 메리다에서 만났다. 마야어를 완벽하게 구사할 줄 아는 스마일루스는 잃어버린 마야의 치료지식의 실마리를 찾기 위해 고문서들을 번역하고 있었다. 우리를 위해 그는 16,7세기로부터 전해져 오는 라틴어 고필사본 한 권을 준비해 주었다. 니콜라이 그루베의 박사학위 지도교수인 스마일루스가 우리에게 설명해주는 연관관계는 이렇다.

스페인정복 직후 몇몇 마야 사제들이 라틴어 문서를 배워서 그들

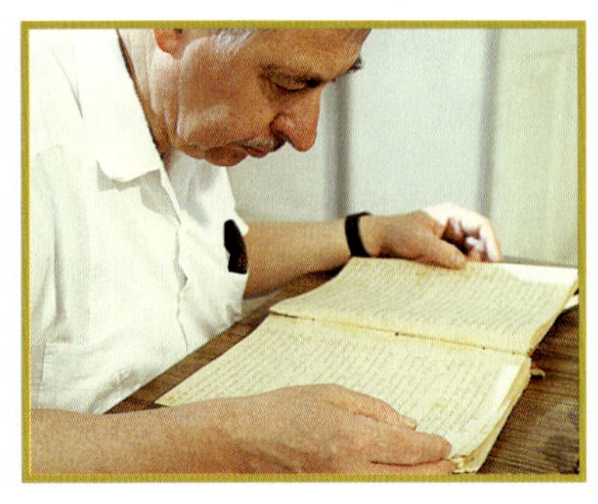

의 지식을 부분적으로 이 언어로도 묶어두었다. 이렇게 해서 생기게 된 책들은 '칠람 발람(Chilam-Balam)'이라는 명칭을 얻게 되었고, 그것들이 저술된 지역의 이름이 붙여져서 서로 구별되었다. 원전들이 멕시코의 기후조건에서 오래 견디지 못했기 때문에, 이어지는 몇백 년 동안 수고들은 여러 차례 베껴졌다. 그럼에도 불구하고 스페인 시기로부터 유래하는 전체 열여덟 권 중에서 단 몇 권만이 풍상의 세월을 견뎌냈는데, 추마옐(Chumayel)과 익씰(Ixil), 깔끼니(Calkini)의 '칠람 발람'이 그것들이다. 유카탄 마야어로 씌어진 필사본들 외에 낀체(Kinche) 마야어로 작성된 두 권이 더 있었는데, 그 중에 지난 몇년 동안 다시 알려지게 된 것이 '뽀뿔 부(Popul Vuh)'이다.

이 문서들에서 우리는 마침내 소실된 마야 치료지식의 실마리를 찾게 될까? "개연성이 아주 높다고 생각합니다." 스마일루스 교수의 설명이다. "왜냐하면 초기 식민지 시기에는 이른바 의사들의 책이 아주 많이 있었기 때문입니다. 식민지 시대 동안에 마야언어이긴 하지만 라틴문자로 씌어졌던 원문들은 대부분 그 전에 이미 상형문자나 유사한 형태로 편찬되어 존재했던 지식들을 포함했다고 생각해야 할 겁니다. 이 원문들이 의학이라는 주제를 아

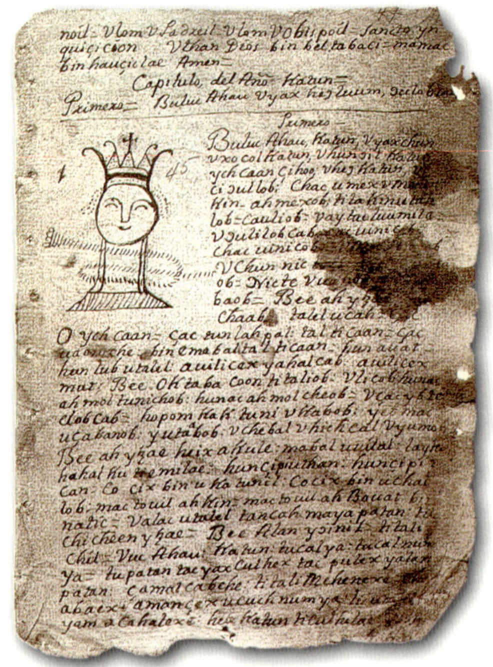

주 모범적으로 다루고 있는 것으로 봐서, 여기에 기술된 치료제는 스페인 정복기 이전에도 이미 사용되었다고 전제해야 한다는 겁니다."

전통적인 치료사들과 전승된 원전들에 관해 의논하기 위해 유카 탄반도의 남쪽에 위치한 뀐따나 루(Quintana Roo)의 정글로 자주 가는 스마일루스가 우리에게 질병과 관련된 고대 마야인들의 상상세계에 대한 수많은 증거들을 보여주었다. 고대 문서들에 따르면, 풍토병이 나타나는 데 대해 그들은 부정한 행위, 성폭행, 불순종 탓이라 했다 한다. '뽀뿔 부'에는 질병이 적들의 유해한 행동 때문에 생기거나 혹은— 한 번 더 — '사악한 시선'을 통해서 촉발된다고 적혀 있다.

'바까브인들의 제의' 같은 다른 원전에는 환자들의 안녕을 위해 사제 의사들에 의해서 사용되었던 주문이 거의 50개에 달한다. 그리고 프란체스코회 수도사 페드로 벨트란(Pedro Beltrán)은 1746년 스페인 정복기의 마야의 해부지식을 재현하기 위한 어휘사전을 출간했다. 추측컨대 이 분야는 15세기 아스텍인들의 침입 후 극적인 도약을 했던 것 같다. 왜냐하면 그들에 의해서 도입된 인간희생제와 더불어 심장 제거가 마야인들 사이에서도 성스러운 행위가 되었기 때문이다. 벨트란의 어휘사전에는 150개의 의학 관련 내용들이 기재되어 있는데, 그 중에는 뇌·흉곽·복부기관들 같은 신체부위들에 대한 수많은 개념들이 있다. 뇌 — 꼬렐(Corel), 심장 — 뿌찌깔(Puczical), 위 — 이츠뿌찌깔(Ichputzikal), 허파 — 자꼴(Zacol), 쓸개 — 까아(Kah), 비장 — 뻬크(Pek), 간 — 땀넬(Tamnel), 장 — 호벨(Hobél), 방광 — 뗌 익스(Tem ix), 맥박 — 낄(Cil) 등. 마야인들은 이 어휘들을 가지고 본질적인 신체기능들을 기술할 줄 알았고, 여성 해부에도 정통했다. 그들은 자궁과 태반을 일컫는 낱말들을 가지고 있었고, 질과 난소의 기능을 알고 있었다.

벨트란의 책에서는 또한 200개의 서로 다른 증상도 발견된다. 복부 내장의 질환으로 갑자기 일어나는 간헐적 복통인 산통(疝痛)·소화장애·변비, 그리고 모든 가능한 종류의 설사질환들이 언급되어 있다. 마야인들은 열과 천식 같은 폐질환에 대한 어휘들을 그들의 언어로 만들었다. 그리고 정신질환이 특히 자주 언급되고 있는데, 자살에 대해서까지 독자적인 여신을 자체 종교 내에 두고 있었던 문화에서 이는 놀라운 일이 아니다. 다양한 형태의 섬망(譫妄), 환각, 우울과 조광(躁狂), 간질과 안면신경마비 등이 기록되어 있다. 뿐만 아니라 감염질환들을 배열하는 것도 공통의 상위개념 아래에서 이루어졌기 때문에, 그들은 이런 열병들에 관해서도 이미 알고 있었던 것으로 보인다.

학자 사제인 벨트란이 침묵하고 있는 것은, 스페인인들이 도착하고 200년이 지난 뒤 편찬된 이 어휘사전이 정말 스페인 정복기 이전 마야인들의 지식을 반영하고 있느냐 하는 것이다. 지금까지 의학지식에 관한 한 명백한 증거들은 발굴물들에서만 나올 수 있었다. 수입되긴 했지만 마야인 스스로 제작한 적은 없는 외과용 금속기구들이 치첸 이쯔아에서 발견되었다. 사혈(瀉血)을 위해서는 부싯돌 칼이 사용되었고, 더 큰 칼날은 사람을 제물로 바치는 제사에서 심장을 잘라낼 때 투입되었다. 몇몇 기념비에 새겨진 각인이나 경전 속 그림에서는 황새치의 뼈와 턱으로 만들어진 의료기기들이 보인다. 마야인들이 식물섬유와 생선뼈를 상

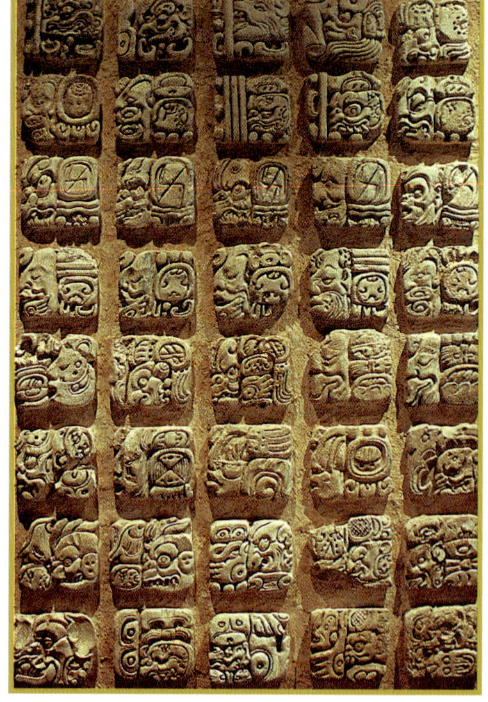

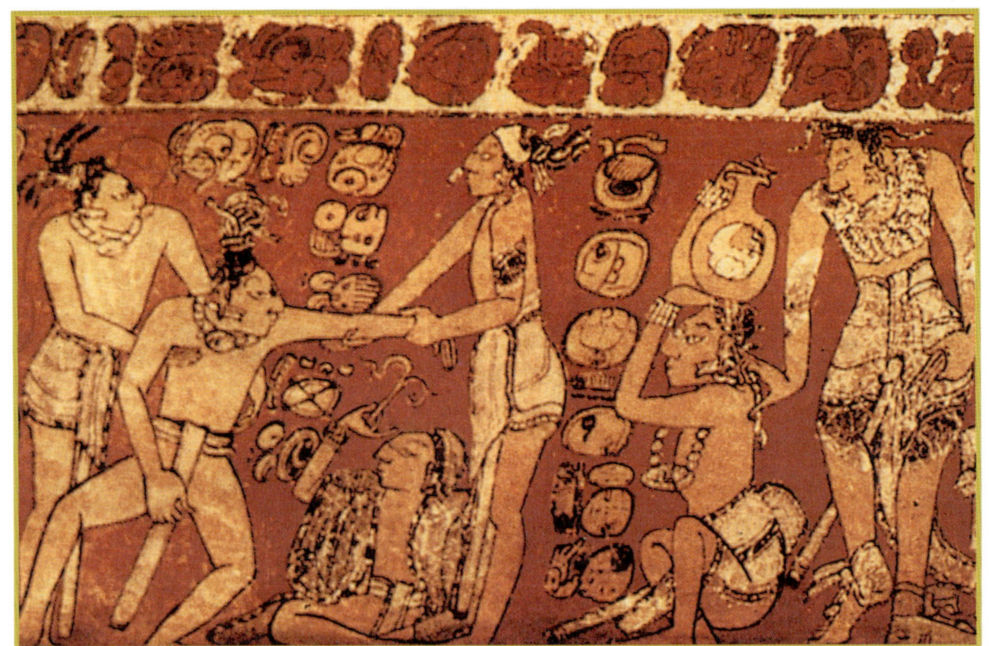

처치료용 바늘로 사용했다고 가정된다.

뼈를 바로잡는 일은 '까이 바크(Kay-bac)'라고 불린 '접골인'의 영역이었다. 건물에 깁스 혼합물을 함유한 석고 세공을 많이 했던 마야인들은 뼈를 진정시키기 위해서도 이 물질을 이용했을 가능성이 있다. 따라서 외과수술에 대한 확고한 증거들은 있는 반면, 마야인들이 이미 고전 시기에 황열(黃熱)을 알고 있었는지, 아니면 이 병이 아프리카 노예들을 통해서야 비로소 중앙아메리카로 유입된 것인지에 대해서는 학자들 간에 여전히 논란이 있다.

유카탄반도 최초의 황열유행병에 관해서는 1648년 스페인 성직자 로페스 데 코굴로도(Lopez de Cogullodo)가 보고했다. 그의 기록에 따르면 이 전염병은 남쪽 정글지대에서 발생했고, 그런 다음 이 반도의 북부에 위치한 깜뻬체와 메리다로 확산되었다. 이 사제는 병에 걸린 사람들이 피를 토했고, 심한 고통과 이질성 설사에 시달렸다고 기술하고 있다. '칠람 발람 데 추마엘'의 한 장에 적용되는 설명이다. 여기에서는 쎅끽(Xekik)이라는 병이 1648년으로 기록되어 있다. 두 개의 다른 '칠람 발람', 즉 티지민과 카우아의 책에서는 바로 이 전염병이 마야력에 따라 '까뚠(katun) 4아하이(ahai) 11.14.0.0.0년'에 발병한 것으로 기록되어 있다. 이는 기독교식 시간계산법에 따르면 1481년에서 1500년까지를 아우르는 기간이다.

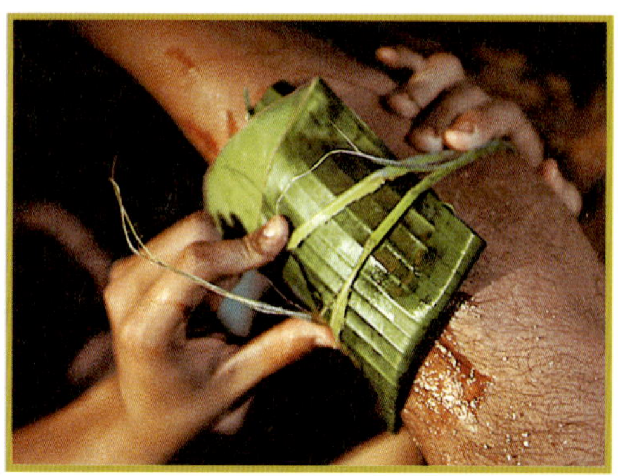

이 책들은 치첸 이쯔아 왕이 객혈을 했고, 그에게 죽음이 임박했었다고 보고한다. 델 란다 주교 또한 자신의 저서 《유카탄 발 보고서》에서 1480년 마야인들을 덮친 큰 역병에 관해 보고하고 있다.

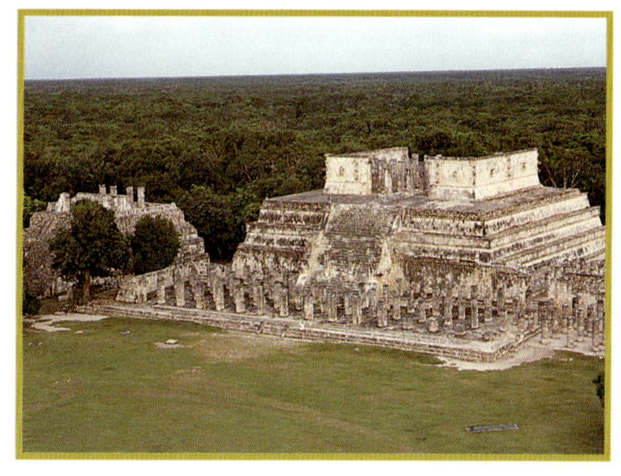

마야인들에게는 심지어 이런 질병들과 관련된 신들까지 있었다. 쏘뀌리빠트(Xoquiripat)와 꾸추마뀌츠(Cuchumaquic)는 남자들에게 피를 보는 이질병을 불러올 수 있었다. 아할뿌(Ahalpuh)와 아할가우아(Ahalgaua)는 다리에 농포를 자라게 하고 얼굴을 노랗게 변색시켰다. 씩스(Xix)와 빠딴(Patan)은 남자들에게 피 섞인 구토를 가져다주고 뜻밖의 죽음을 맞게 만들었다.

객혈을 동반하는 질병에 대한 언급도 마찬가지로 여러 경전에서 발견된다. 이를테면 코덱스 보르기아(Codex Borgia)와 셀덴 코덱스(Selden Codex)에서 그렇다. 바티칸의 한 경전에는 객혈을 동반하는 또 다른 전염병을 흥조로 기술하는 비너스여신 틀라졸떼오틀(Tlazolteotl)이 언급되고 있다. 이는 명백한 황열의 증거인가? 아니면 마야인들은 확실히 어떤 치료술도 없는 미지의 다른 질병에 시달렸던 것인가?

수도사들의 의학서적

마야 연구자들이 힘든 잔일을 하면서 사라진 고급문화의 지식을 재구성해야 하는 반면, 다른 매력적인 중앙아메리카 민족 전문가들은 한 걸음 크게 앞서가 있다. 멕시코 정복자 에르난도 코르테스(Hernando Cortez)는 16세기 초 황제 카를 5세에게 보내는 친서에서 아스텍 의사들의 치료방법에 대해 최초로 보고했다. 직접 치료를 받았던 코르테스는 토착 의사들이 적어도 스페인의 의사들만큼이나 일을 잘할 줄 안다고 마드리드로 알렸다.

스페인 지배 초창기의 그 잔인한 학살 이후, 프란체스코회와 도미니코회의 지식인 수도사들은 그들의 새 백성들의 관습과 풍속을 연구했고, 오늘날의 멕시코시티 북쪽에 있는 틀라뗄로꼬(Tlateloco)에 인디언 문화연구를 위한 연구소를 세웠다. 기독교화를 준비하기 위해 그곳에서 아스텍인들의 지식과 의례가 수집되었다. 프란체스코회 수사인 베르나르디노 데 사하군(Bernardino de Sahagún)도 부왕의 후원 아래 있었던 바로 저 콜레기움 산타 크루스(Kollegium Santa Cruz)에서 가르쳤다. 멕시코를 지배한 지 8년밖에 되지 않은 1529년에 벌써 이 나라로 온 신부는 아스텍의 언어를 습득하기 위해 애썼다.

가장 풍부하게 전승된 아스텍문화의 기술은 그에게서 나온 것이다. 원본 경전들과 그림으로 상세하게 표현된 대상 장식들이 마야 문서들과 동일한 운명을 금방 뒤쫓아 갔기 때문이다.

이것들은 멕시코의 초대 주교인 후안 데 주마라가(Juan de Zumaraga)

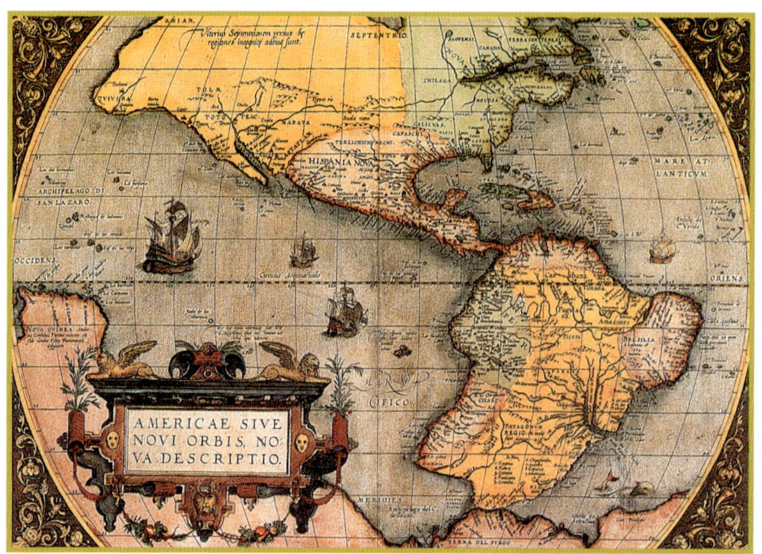

※ 1587년에 만들어진 이 지도가 당시 알려져 있던 '신세계'를 보여주고 있다.

의 명령으로 불태워졌다. 현재 마드리드와 플로렌스에 있는 사하군의 원전 중에서는 세 개의 수고가 보존되고 있다. 이른바 트뻬뿔꼬(Tpepulco) 수고는 1560년에 나후아틀레(Nahuatle)에서 작성되었다. '세속적인 것들'에 관한 독립된 장 하나가 놀라운 의학 개요를 제공해주고 있는데, 여기에는 인체기관뿐만 아니라 질병과 그 치료를 위한 수단까지도 열거되어 있기 때문이다.

틀라뗄로꼬로 전임된 뒤 이 수도사는 몇 년 동안 본문을 상세하게 적었고, 그러면서 그 의학 관련 부분이 한 번 더 현저하게 확장되었다. 최초의 수고가 주로 당시 수중에 넣을 수 있었던 아스텍 경전들에 의거했다면, 이제 그는 경험이 풍부한 의사들과 현지의 학자들에게 자문을 구했다. 이 저술이 최초로 인쇄된 것은 1830년이었다. 그 이전에는 이 상세하고 존경할 만한 묘사는 기독교 사회가 중앙아메리카 원주민에 관해 가지려고 한 야만적인 이교도의 이미지에 맞지 않았었다.

스페인 정복기로부터 전승된 아스텍 약초에 관한 유일한 기술들은 한 인디언 의사로부터 유래한다. 그는 바로 마르틴 델 라 크루스(Martin de la Cruz)였는데, 역시 마찬가지로 틀라뗄로꼬의 프란체스코 수도회에서 공부했다. 붓과 먹으로 그린 그의 유채색 그림들은 오늘날에도 보는 사람 모두를 사로잡는다. 그의 작품은 코덱스 바디아누스(Codex Badianus)라는 이름으로 알려졌었는데, 그러나 후안 바디아노(Juan Badiano)는 이 탁월한 화가의 역작을 단지 라틴어로 번역하기만 했다.

1929년에 와서야 비로소 이 수고가 바티칸도서관에서 발견되었다. 코덱스 바디아누스에는 251개의 약초가 언급되고 있다. 수도사 사하군이 기록한 것은 총 123개였다. 아스텍의 왕들은, 스페인인들이 떼노츠띠틀란(Tenochtitlan) 정복시 경이를 감추지 못하고 확인해야 했듯이, 심지어 독자적인 식물원까지도 보유하고 있었다. 그리고 의사인 에르난데스는 아스텍인들이 로마인들보다도 훨씬 더 많은 약초를 알고 있었다는 것을 알고 경탄해 마지않았다. 그 스스로 목록으로 만든 아스텍의 약용식물만도 1200개에 달한다.

지난 세기들에서 학자들은 되풀이해 멕시코의 치료식물들에 관심을 가졌었다. 황실 시의였던 프란치스코 에르난데스 박사(Dr. Francisco Hernandez)는 필립 2세의 위탁으로 신세계의 자연대백과사전을 집필했다. 이 25권짜리 저술 중에서 식물을 기술한 것은 10권에 지나지 않는다. 이것은 1628년에 인쇄되었고, 당시 사용된 약초에 관한 몇 가지 지적들을 포함하고 있지만, 마야의 치료지식에만 집중하고 있지는 않다. 세비야 출신 의사인 니콜라스 모나르데스(Nicolas Monardes)도 1565년 중앙아메리카의 약용식물에 관한 책을 썼다. 그런데 저자는 스스로 한 번도 이 지역을 여행한 적이 없었다. 그의 저술은 단지 유럽으로 수입된 약초에 관한 연구들에 의존하고 있을 뿐이다. 그러니 이상적인 오류의 온상일 수밖에 없었다. 또 다른 중요한 저술은 이미 1524년 11살의 어린 나이에 멕시코에 가서 나후아틀 언어를 배운 프란체스코회 수사 알폰소 데 몰리나(Alfonso de Molina)의 어휘사전이다. 이 수사는 특히 스페인 의사들을 겨냥했다. 현지 토착민 환자들이 무엇을 말하는지 모른다면 은폐된 질병을 치료한다는 것이 힘들 것이라고 생각했기 때문이다.

아스텍 해부학

아스텍 전승에 의하면 똘떼크인들이 치료지식의 창시자라고 한다. 그들의 풍신(風神)인 께찰꼬아틀(Quetzalcoatl)과 사제인 옥쏘모꼬

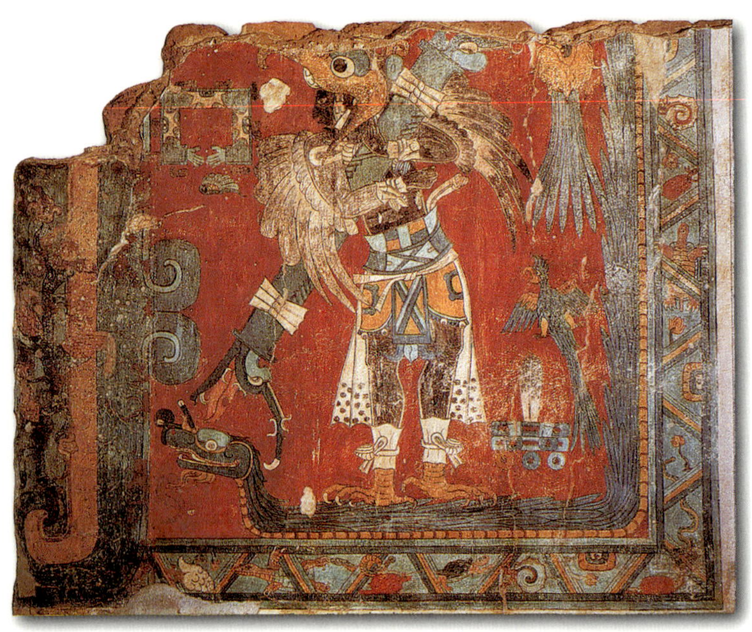

❀ 수염이 있는 깃털뱀으로 묘사된 바람의 신 께찰꼬아틀.

(Oxomoco), 찌빡또날(Cipactonal), 틀라떼떼꾸이(Tlatetecui), 쏘치까오까
(Xochicaoca)는 식물의 치료적 특성이나 해로운 특성들을 알고 있었을
뿐만 아니라, 점성술 전문가이기도 했다. 치료지식과 마법은 아스텍
인들에게도 하나였다.

치료하는 사제들 말고도 개업의들이 있었다. 떼노츠띠틀란
(Tenochtitlan)의 주도로에는 약초상인들을 위한 골목길이 있었는데,
여기에서 옛날 약사들은 직접 조제한 약을 팔았다. 설사병 전문가,
최초의 치과의사, 외과의사, 심지어 산파와 여성 의사들이 서비스
를 제공했다. "한 여자 의사는 식물·뿌리·나무·돌에 관해 지식이
풍부하고 경험이 많다. 그는 진단을 할 줄 안다. 의사로서의 뛰어남
을 신뢰할 수 있다. 이 훌륭한 의사는 건강을 강화하고 관리해주며,
생기를 돋워주고 긴장을 풀어주고 편안함을 퍼뜨리며 사람들을 재
로 덮는다. 그는 약물과 설사제, 그밖에 약을 준다. 연고를 발라주
고, 문지르고, 주물러주고, 부목을 대주고, 뼈를 맞춰주고, 수술을
하고, 농포와 통풍을 치료하고, 눈에 난 종기를 잘라낸다. 나쁜 여
자 의사는 없는 의료지식을 있는 것처럼 꾸민다. 그는 음흉하며, 사
악한 짓을 하고, 마술을 부리고, 알코올음료를 퍼뜨리고, 약으로 사
람들을 죽이며, 병든 사람들을 해친다. 그는 사람들을 기만하고 유
혹하며, 그들을 타락하게 하고, 그들에게 나쁜 짓을 행하고, 그들을
이물(異物)로부터 해방시키며, 물에서 그들의 운명을 읽고, 실을 매
듭지어서 예언을 하고, 옥수수 알갱이를 던지며, 그들의 몸에서 해
충을 끌어낸다." 베르나르디노 사하군은 아스텍의 여성 의사들에 관
해서 이렇게 적고 있다.

이 수도사에게는 어딘지 이교도적으로 보이기만 하면 모든 게 나
쁜 의료조치였다. 그에게는 당시 아마도 특히 의학과 점치는 일의 긴
밀한 결합이 낯설었던 것 같다. 점쟁이들은 최초의 증상이 나타나고

하루 뒤에 진단을 내렸다. 당시의 생각으로는 많은 병들이 신의 뜻에 의한 것이었던 터라 신들 역시 치료에 관해서 결정권을 지니고 있었다. 한 해의 마지막 닷새 동안에 병든 다수의 환자들에게는 치명적이었다. 이 시기에 신들은 그 어떤 치료행위도 금지했었기 때문이다.

사하군의 염려에도 불구하고 아스텍인들은 나름의 의료지식을 잘 터득하고 있었다. 기초가 확립된 인체 해부 지식의 기초 중 하나는 잔인한 이교의식, 즉 사람을 제물로 바치는 일이었다. 제물로 바쳐진 사람의 수가 연구에서 오랫동안 과대평가되었고, 많은 것은 또한 가톨릭의 "선전" 탓으로 돌릴 수 있었음에도 불구하고, 이 의식은 아스텍 종교에서는 큰 의의를 지니는 것이었다. "제물을 얹는 돌 위에 허리가 휜 채 등을 대고 있는 죄수의 갈비뼈 아래를 부싯돌 칼로 날렵하고 깔끔하게 절단한 뒤 흉곽 속에서 맥동하는 심장을 세게 떼어내서 태양신에게 바쳤다. 이어서 시신은 조각으로 잘려, 제사상 준비를 위해 기다리는 주부들에게 배분되었다." 메조아메리카 문화의 치료지식에 관한 전문가인 쿠르트 폴락(Kurt Pollack)은 이 의식을 이렇게 기술하고 있다.

"사람을 제물로 바치는 의식은 아스텍 경전들에서 사람의 몸의 개개의 지방 및 근육 부위들, 그리고 그것들의 식료품으로서의 적합성이 상세히 기술되었다는 데 대한 설명을 제공해주기도 한다. 여러 경우들에서 제물로 희생되는 사람의 피부가 산 채로 벗겨졌다. 이러한 제물처리는 최고의 사제계급에 속한 사람들에 의해서 완수되었는데, 이들로부터 또한 의사 대부분이 나왔을 것이다."

아스텍인들은 또한 인간의 골격에 관한 세부지식을 지니고 있었다. 사하군은 나후아틀 언어 중 하나에서 거의 모든 뼈에 대한 명칭을 찾아낼 수 있었다. 안구의 조직 층 하나하나까지도 멕시코 원주민들은 명명할 수 있었다. 신장을 그들은 약간 우스꽝스럽긴 하지만 지시하는 명칭, 즉 "등 부위에 있는 큰 콩"으로 불렀다. 그들은 신장을 성기관이라고 생각했고, 그 안에 "성적 쾌락"이 있을 거라고 추정했다. 아스텍인들의 의사는 동맥과 정맥의 차이를 알고 있었으며, 힘줄과 신경도 식별할 줄 알았다. 심지어 림프관도 알고 있었다. 그들은 이미 용암이나 부싯돌로 만든 해부도구 몇개도 소유했고, 외과수술용 메스를 알고 있었으며, 사람이나 동물의 뼈로 만든 바늘을 사용했다. 환자가 겉으로 드러나는 상처, 화상, 골절 혹은 피부병으로 고생하는 게 아닌 경우, 의사들은 특이한 방법을 동원했다. 이들은 환자의 환영(幻影)을 통해 내면의 질환의 원인을 근원적으로 들여다보기 위해 환자를 반쯤 깬 상태로 만들어주는 환각성 버섯을 투여했다. 열, 통풍, 소화기제의 장애, 하복부통증의 증상들에서 그들은 부정한 행위에 대해 신들이 벌을 내린 것으로 추측했다. 의사들 자신도 신들과 말하기 위해 마법의 버섯을 사용했다. 실제로 떼오나낙틀버섯에 있는 프실로시빈(Psilocybin)이나 뻬요틀 선인장에서 추출한 메스칼린(Mescalin)의 영향으로 시공간의 경계가 사라진다.

아스텍 의사들은 대략 100가지의 서로 다른 질병들을 진단할 줄 알았다. 그들은 두통과 코감기, 농양, 편도선염, 그리고 심지어 백내장, 나아가서 오늘날까지도 해명되지 않은 질병들도 알고 있었다. 안성병(眼星病)은 녹내장이었을 거라고 쿠르트 폴락은 말하는데, 화병(花病)이 매독을 뜻했는지에 대해서는 학자들 간에 논란이 있다고 한다. 큰 상처가 났을 때 염증을 막기 위해 붕대는 식물의 즙에 적셔 썼다. 피나는 전투 후에 손상된 코에는 인공 코를 달 줄 알았고, 부분적으로는 벗긴 사람 피부를 넓은 부위의 상처 위에 덮어 꿰매기도 했다. 이런 형태의 피부이식은 물론 성공적이지 않았을 것이다. 화상에는 꿀과 계란 노른자위로 문질렀는데, 꿀이 방부성이기 때문에 이 달콤한 반죽은 실제로 도움이 되었다. 골절상의 경우에는 뼈가 다시 원래의 위치로 맞춰졌고, 그런 뒤 해당 신체부위는 편안한 상태로 유지되었다. 부목 붕대는 물론 20일만 하고 있었는데, 충분한 치료를 위해서는 너무 짧은 기간이었다. 반죽에 곁들여서 약초를 문질러 덮었다. 구강위생이 아스텍인들에게 특별히 중요했다는 것은 이

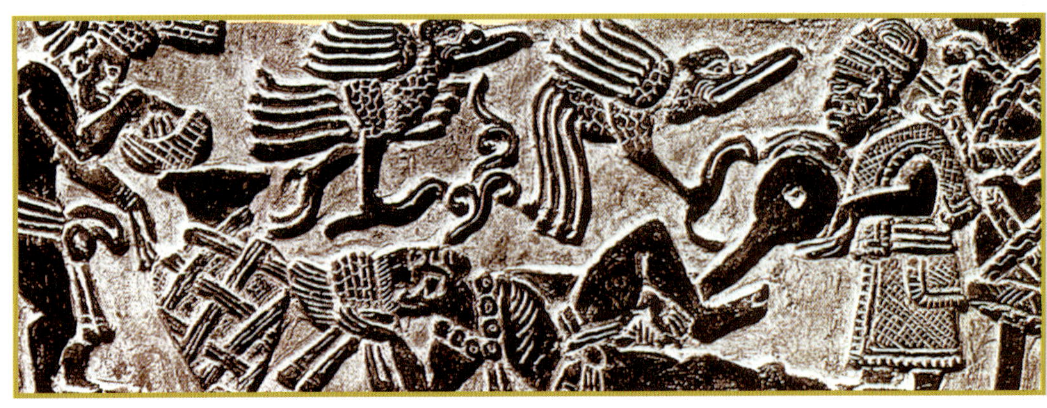

빨치료사들에게 기쁜 일이었다. 그들은 당시 벌써 치약과 간단한 세척도구를 가지고 있었다. 매 식사 후에 이쑤시개와 칫솔이 사용되었고, 날카로운 가시로 염증이 심한 잇몸을 치료했다. 아스텍 의사들은 질병의 이후 진행과정에 관해서 진술을 하려고도 애썼다.

"이 지혜로운 의사는 눈과 콧구멍을 보고 환자가 살게 될지 죽을지를 진단한다. 눈이 충혈되어 있다면, 이는 의심할 바 없이 생존의 징후이지만, 창백하고 핏기가 없으면 재생은 불확실하다. 눈 한가운데가 거무튀튀해졌다거나 두개골이 차갑고 주름져 있으며 눌려 들어가 있는 경우, 음울해지고 빛이 없는 눈, 뾰족하게 솟아 있는 코, 가파른 턱, 차가운 혀, 지저분하게 치석으로 쌓인 치아, 그리고 위 아래 치아를 벌리거나 움직일 수 없는 상태 등이 죽음의 징후이다. 치아가 꽉 물려 있거나 혹은 상처를 냈을 때 짙거나 아주 밝은 피가 솟아나온다면 이것은 죽음이 임박했다는 경고표시이다. 얼굴이 푸

르스름하거나 잿빛으로 변할 때, 혹은 표정이 수시로 변할 때도 마찬가지이다. 마지막으로, 이리저리 뒹굴면서 앵무새처럼 이해 못할 말을 내뱉는 경우에도 그렇다." 사하군의 보고하는 내용이다.

정글 속 사우나

온화한 고산기후 속에서 살던 아스텍인들은 뜨거운 증기탕을 이용하는 경우도 종종 있었는데, 그 작용방식에 있어서 훗날의 유럽식 변형과 아주 필적할 만한 것이다. 아스텍 한증탕 내에서의 방종한 행위들은 물론 멕시코의 새로운 기독교인 지배자들로 하여금 목욕업을 금지하는 결과를 초래했다고 한다. 아스텍 증기탕 목욕인 떼마즈깔리(Temazcalli)는 나지막한, 간신히 1미터가 되는 높이의, 오로지 이를 위해서만 세워진 건물에서 행해졌다. 이 작은 돌 움막 밖에서 떼는 불로 벽들은 얼마나 뜨거워지는지 그 위에 뿌리는 물이 증발될 정도였다. 환자들은 적어도 30분 동안은 뜨거운 김을 쐬도록 되어 있었다. 필경 이 초기 사우나는 치료 목적의 목욕을 위한 것이었을 뿐만 아니라, 무엇보다도 정결의식을 위한 것이었으리라.

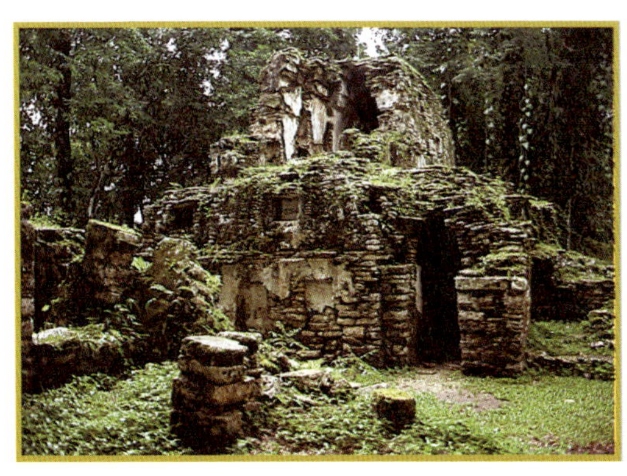

마야인들도 고온다습한 기후에도 불구하고 한증탕을 이용했다. 이른바 줌뿔체(Zumpulche)는 3×5미터의 면적에 약 3미터 높이에 이르렀다. 내부에 일종의 굴뚝과 하수도가 있는 한증막에는 90×60센티미터의 구멍으로 되어 있는 단 하나의 아주 작은 입구밖에 없었다. 팔렝케에서는 심지어 이런 정글사우나 중 한 곳을 관람할 수도 있다. 니콜라이 그루베는 우리를 아름다운 작은 폭포 앞에서 오툴룸을 가로지르는 조교(弔橋)를 건너 첫눈엔 보잘 것 없어 보이는 폐허로 인도했다. 또 다른 폭포를 배경으로 우리 앞에는 여왕의 한증탕이 나타났다. 뜨거운 증기는 제의뿐만 아니라 의학적 목적으로도 사용되었을 수 있다고, 이 마야 연구자는 설명했다.

"이런 한증탕에서 피부병, 아니 심지어 매독까지도 치료되었을지, 이에 대해서는 논란이 있습니다. 물론 우리는 매독이 언제 어디에서 시작되었는지, 스페인 정복기 이전에 벌써 창궐했는지, 아니면 유럽인들을 통해서 비로소 묻어들어 온 건지에 대해서는 아직 확실히 아는 바가 없어요."

우림의 진품 진열실

다시 팔렝케의 궁전에 돌아왔을 때 런던에서 온 약초 전문가 미하엘 하인리히 교수가 우리를 기다리고 있었다. 니콜라이 그루베와 함께 이 과학자는 시설의 다양한 장식들을 감정했다. 두 사람 모두 거기에 식물들이 묘사되어 있다는 데에는 확신했지만, 그러나 어떤 종이 재현되어 있는 것인지는 이 식물학자 역시도 정확히 판별할 수 없었다. 색상과 각인에 있어서 풍상을 겪은 정도가 너무 심했다. 그루베는 하인리히에게 비명의 신전에 있는 관에 새겨진, 잘 보존된 장식들을 보여주고 싶어했다.

우리는 한 번 더 동굴로 향하는 길고 어두운 길을 내려갔다. 긴장이 고조됐다. 1000년 된 돌 대상 장식이 성스러운 난체(Nanche)를 재현한 것이라는 생물학자 그루베의 추정이 검증될까? 난체, 즉 뷔르

소니마 크라시폴리아(*Byrsonima crassifolia*)를 하인리히는 약초로 알고
있었다. 최고 15미터까지 자랄 수 있는 이 나무의 유난히 노란 꽃은

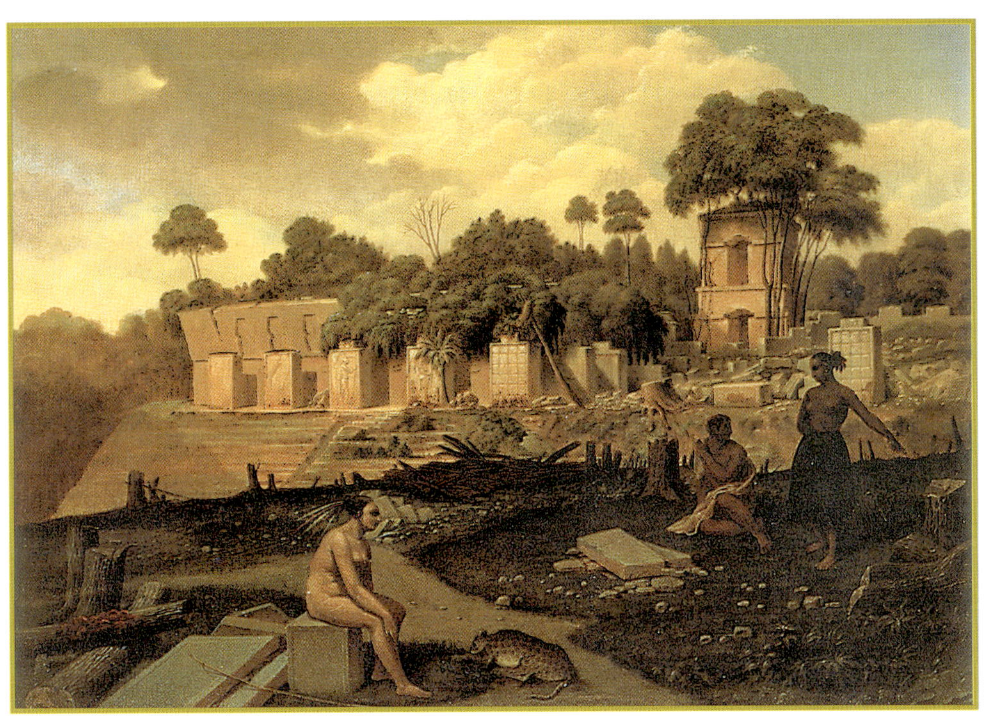

지금도 많은 마야의 마을에서 볼 수 있다. 그리고 그것은 정말이었
다. "열매가 여전히 악편(蕚片)의 잔해임을 보여주고 있는 게 분명하
고, 이는 의심할 여지없이 난체를 의미하는 것입니다."

이로써 과학적인 방법에 따르면 약리학적으로 효능을 보이는 약
초를 마야인들이 이미 서기 700년경에 알고 있었다는 것이 입증된
것이다. 하지만 마야인들이 이 식물을 약으로도 썼는가라는 수수께
끼는 미햐엘 하인리히 교수조차도 현재로서는 풀 수가 없다.

생물학자의 노련한 눈에 팔렝케의 시설은 진정한 보고이다. 초목
으로 무성한 몇개의 오래된 신전 계단들 사이에서 그는 마야인들의
또 다른 약초를 발견했다. 뱀에 물렸을 때 도움이 된다고 하는 도르

스테니아 콘트라예르바. 하인리히가 이런 식물을 발견했다 해도, 그는 이것을 학문적인 목적으로 바로 영국의 자기 실험실로 가져갈 수는 없다. 원산지 국가들이 자신들의 종의 다양성이 무작위로 채취되어 가는 것, 이른바 생물 해적행위를 염려하고 있기 때문이다.

제약회사들이 자국의 식물들에서 작용물질을 분리해감으로써 자국의 산업이 혜택을 누리지 못하지 않을까 하는 이들 국가들의 걱정은 사실 괜한 게 아니다. 난감한 상황이 아닐 수 없다. 왜냐하면 한편으로는 멕시코 같은 나라가 5000가지의 의학용 식물들을 철저하게 분석할 수 있는 충분한 연구 역량을 구비하고 있으면서도, 다른 한편으로는 국제적인 협력을 실행하기에는 비용이 너무 많이 들기 때문이다. 과거 하인리히는 운이 좋아서 현지 치료사들로부터 추천받은 식물 몇개를 테스트하게 할 수 있었는데, 이 중에 베고니아과가 있었다. 하인리히가 폐허들 사이에서 발견한 우리네 관상용 식물과 인척지간인 이 식물을 마야인들은 야채로만 먹는 게 아니었다. 그 덩이줄기는 의학적으로도 사용되고, 줄기는 심장의 통증에 좋다고 했다. 과학적인 조사를 통해서도 이 베고니아과 식물에서는 실제로 아주 강하게 작용하는 치료용 약물을 분리할 수 있었다는 게 하인리히의 설명이다. "아주 강한 세포독성을 나타내는, 즉 세포를 죽이는 작용을 하는 그 추출물질들은 심지어 다양한 암세포 계열에서 테스트되기도 했어요."

비명의 신전에서 멀지 않은 곳에서 하인리히는 또 다른 약초를 발견했다. 학명이 *구아주마 울미폴리아*인 카울롯테이다. 그 열매는 전통적으로 설사와 위염에 사용된다. 여기에서도 하인리히의 연구에서 놀라운 결과가 나왔다. "우리는 이것을 여러 문화에서 민속식물학적으로 기록할 수 있었어요. 중요한 것은 두 가지 사용방법이지요."

한편으로는 신장질환에서 일종의 이뇨제로 사용되고, 다른 한편

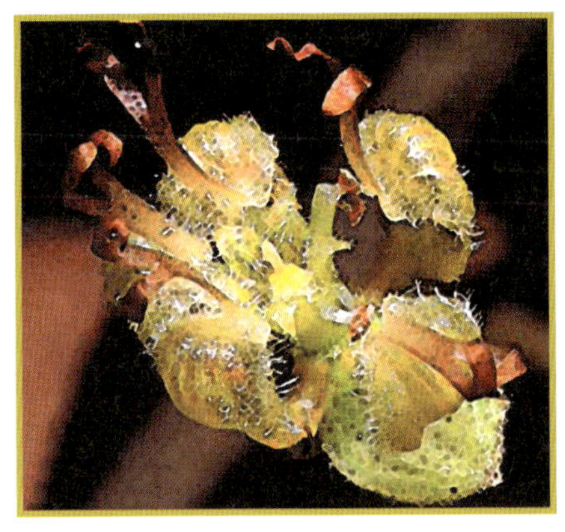

❀ 카울로테 열매는 설사나 위염에 경감작용을 한다.

으로는 아주 널리 퍼져 있는 방법으로 설사에 수피와 열매를 처방한다. 그러나 흥미로운 것은 다음의 측면이다. 즉, 구아주마는 뽀뿔루까족에서만이 아니라 비교적 가까운 혈족인 믹세족에서도 문서로 기록되어 있다는 것이다. 언어로 볼 때 이 두 집단은 적어도 1000년, 아마 심지어 2000년 전부터 분리된 것 같고 또 계통 사이에 아무런 직접적 접촉이 없었음에도 불구하고, 이 식물에 대해서 두 집단의 언어에서는 동일한 명칭, 즉 에에크(ëëk) 내지 에케(ëkë)가 사용되고 있다. 우리에게는 이러한 언어적 비교가 처음엔 다소 혼란스러운 것이었지만, 교수는 이 언어학적 고대사 연구가 얼마나 놀라운 의미를 지니는지 바로 명료하게 해주었다.

"이것이 바로 약용식물 사용의 역사적 전통이 있었다는 데 대한 드문 증거 중 하나입니다. 우리는 언어학적 자료의 도움으로 이 전통들이 약 2000년 전으로까지 거슬러 올라간다는 결론을 내릴 수가 있어요. 이와는 달리 많은 다른 경우들에 있어서 우리는 특정 문화가 이전에 한 식물을 얼마나 오랫동안 사용했는지를 몰라요."

이것으로 전부가 아니다. 카울롯테는 약초 혹은 심지어 제약에 대한 최신의 요건도 만족시켰다. "우리가 식물화학적으로 검사할 수 있었던 이 식물에는 콜레라독소에 직접 작용하는 유피제가 함유되어 있어요. 인 비트로(In-vitro) 내지 엑스 비보(Ex-vivo) 시스템을 사용하는 약리학 모델에서 우리는 구아주마의 껍질과 여기에서 분리되는 중합 유피제가 설사를 제어하는 작용을 한다는 것을 검증할 수 있었죠." 약제생물학자의 설명이다.

몇몇 약초에 들어 있는 독성 내용물질들도 중요하다. 약으로 복용하는 것 중에 암을 유발할 수 있는 식물들도 있다. 멕시코에서 사용

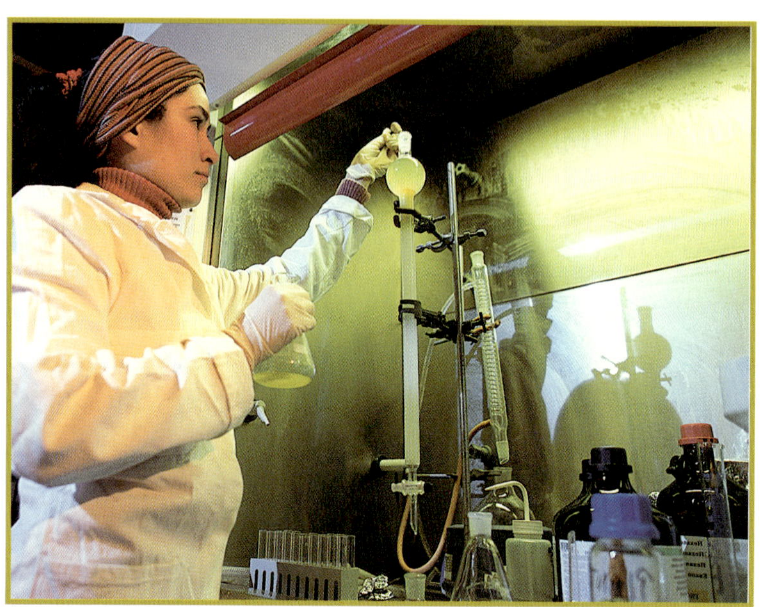

되는 이런 식물들의 독성은 부분적으로는 10년, 15년 후에야 인지
된다. 이는 치료자에게뿐만 아니라 이 나라의 보건당국에도 장기적
으로는 문제이다. "우린 열대 약초의 내용물질과 효능에 관한 기초
연구를 반드시 진전시켜야 합니다. 지식은 미래 세대를 위해 이곳 현
지에서 수집되어야 하는데, 이는 이렇게 많은 약 성분의 효과를 위
해서도 그렇지만, 또한 무위험성을 위해서도 가능한 한 증거들을 모
으기 위함이지요." 하인리히의 생각이다. "왜냐하면 민간의학을 연
구하는 일이 정말로 가치 있다는 것을 우리의 실험실테스트가 입증
했기 때문이에요."

탐험 막바지에 우리는 실질적인 의학적 치료효능을 지니고 있는
약초를 마야인들이 정말로 알고 있었다는 깨달음을 얻었다. 아마도
자신들의 지식의 전부를 이 고급문화에 대대로 물려준 마야 조상들
까지도 현대식 연구에서 값진 약용식물로 입증된 약초를 알고 있었
다. 다른 한편, 우림의 신왕들의 세계 속으로 여행하면서 많은 새로

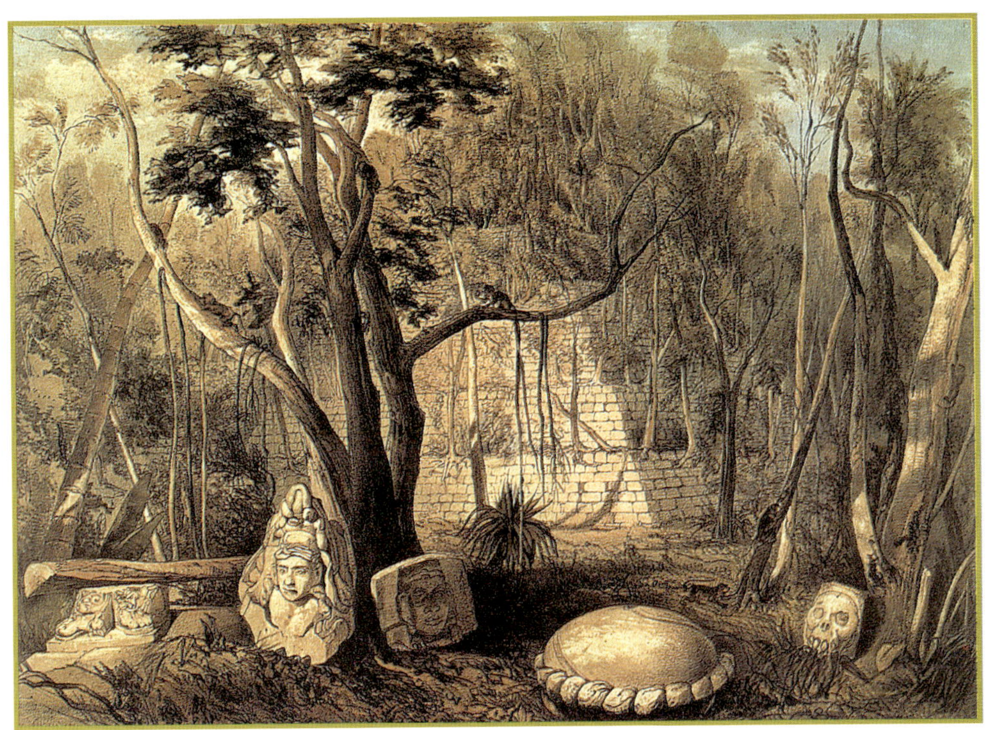

운 의문들이 제기되었다. 우리는 마야인들의 약용식물을 둘러싼 수수께끼를 아직은 최종적으로 풀 수가 없었다. 그러나 유카탄반도의 암굴이나 건조한 석회동굴 속에서는 매일 우리의 모든 의문들에 대답해줄 수 있는 발굴물이 있을 수 있다. 소실된, 그 옛날 스페인 사람들에 의해 불태워진 마야인들의 성전들의 사본 말이다.

— 안드레아스 오르트

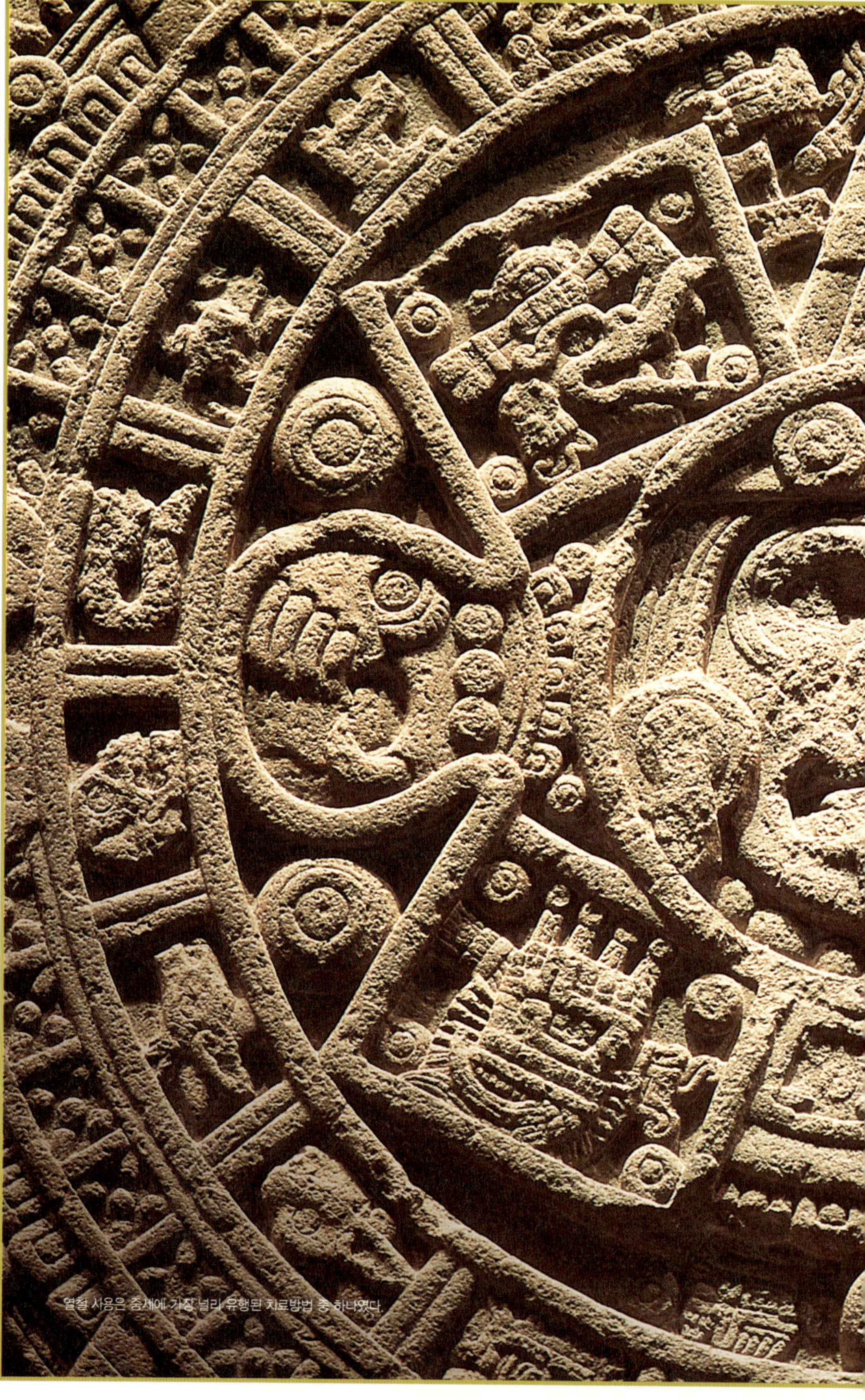

열철 사용은 중세에 가장 널리 유행된 치료방법 중 하나였다.

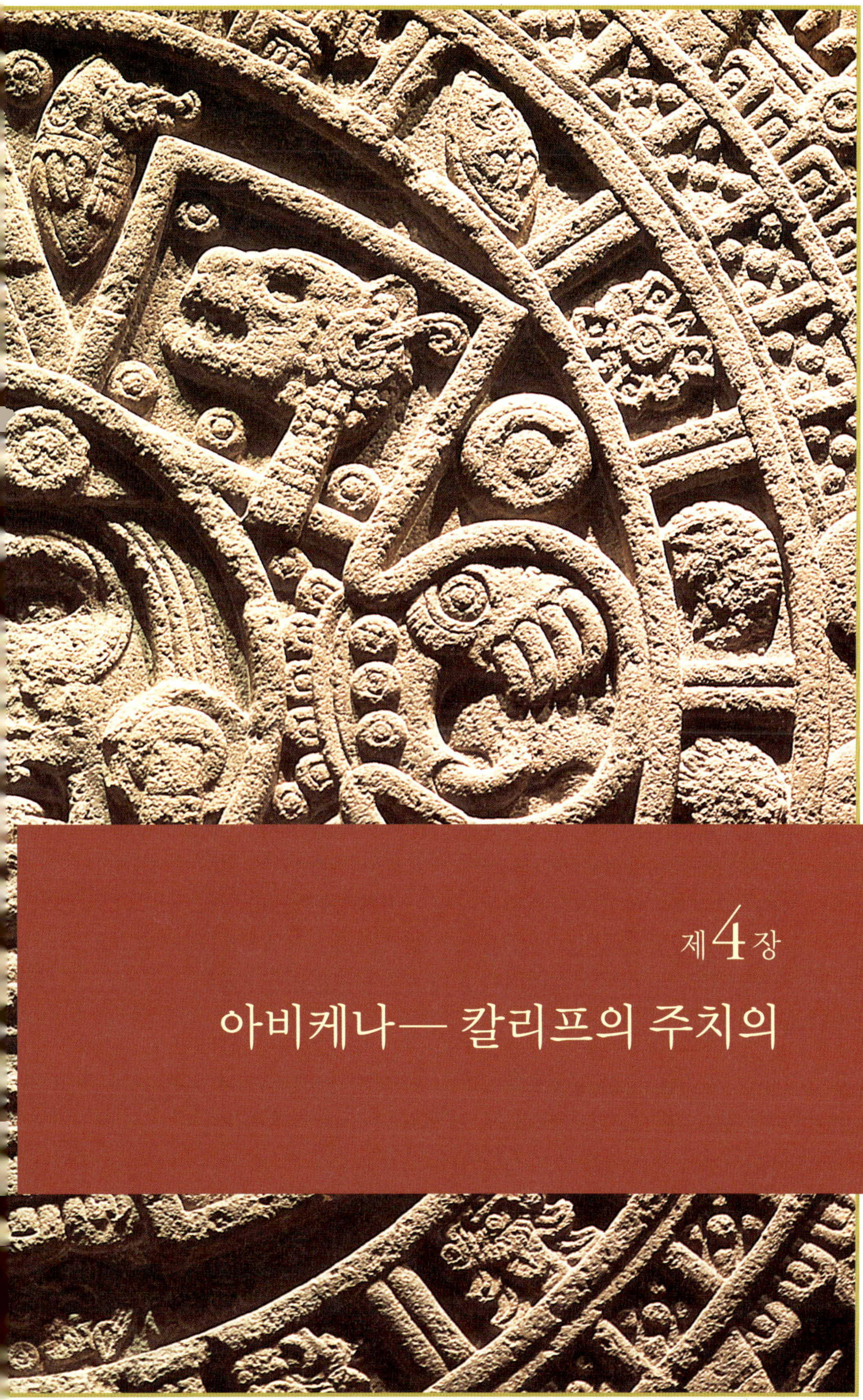

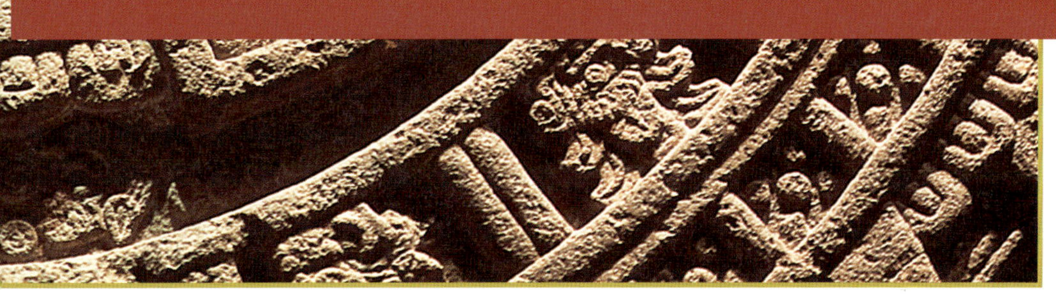

제4장
아비케나— 칼리프의 주치의

부지런한 베네딕트회 수도사들이 완전대칭 장기판 무늬로 짜서 식물의 의학적 효용에 따라 분류해 놓은 약초정원 화단 사이로 산책하기에 딱 좋게 맞춰놓은 것 같은 여름날이었다. 하지만 뷔르츠부르크 대학의 의학사학자 요하네스 마이어(Johannes Mayer) 박사의 두 눈동자는 불안하게 이리저리 구르고, 얼굴에서는 긴장감이 느껴졌다. 그는 꽃을 딸 마음이 없는 게 분명했다. "이제 그만 들어가도 되지 않을까요?" 놀란 시선들이 이 전문가에게로 향했다.

우리는 사전면담에서나 오스트리아로 오는 차 안에서도 이 학자가 이렇게 조바심을 내는 걸 보지 못했다. 마이어는 언제나, 누구든 수도원 약초 전문가를 상상할 때 그리게 되는 모습 그대로였다. 정중하고 교양이 있으며, 폭넓게 배운 사람이고, 거의 언제나 깊은 여유와 마음의 안정을 보여주었다. 다만 그의 회갈색 눈만은 지속적으로 탐구하면서 두리번거리며 그의 가라앉기 어려운 학자적 호기심을 증명해주었다. 벌써 약간 희어진 요하네스 마이어의 군인처럼 짧은 머리카락은 우리 카메라맨 슈테펜 뵈트리히(Steffen Böttrich)의 마음에 딱 들었다. "아주 좋습니다. 인터뷰할 때 바람이라도 불어 기괴한 헤어스타일이 될 염려는 없으니까요."

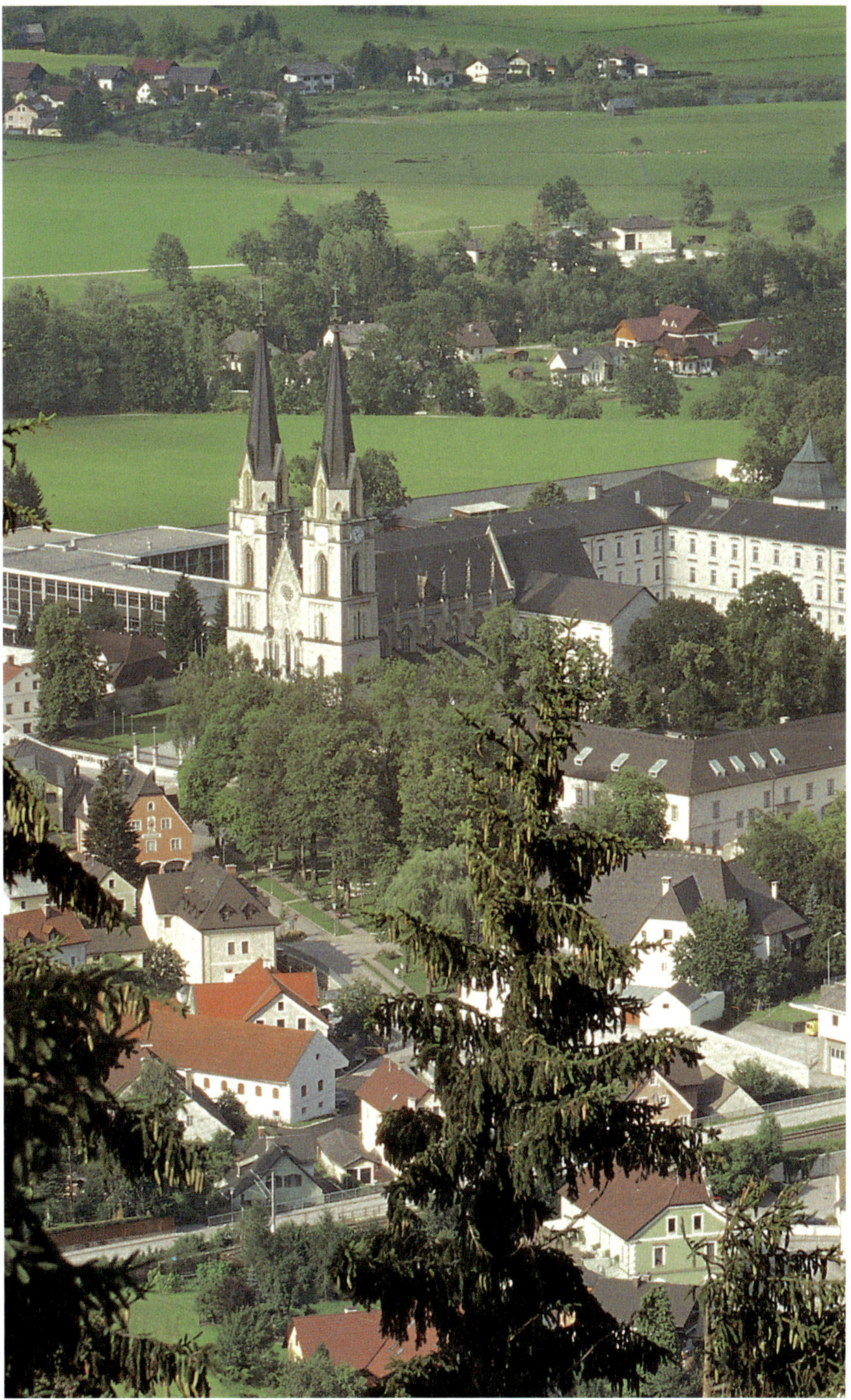

마이어는 팔짱을 끼고 카메라 옆에 서서 잔뜩 기대에 부풀어 눈썹을 치켜 올렸다. 하지만 슈타이어마르크(Steiermark)의 베네딕트회 수도원 아드몬트(Admont)의 외부 촬영이 완료될 때까지는 좀더 기다려야 했다. 우리는 요하네스 마이어가 빨리 본론으로 들어가고 싶어하는 것을 나쁘게 생각하지 않았다. 왜냐하면 아드몬트에는 바로 세계 최대 규모의 수도원도서관이 있고, 마이어는 치료지식에 관한 한 책 사냥꾼이자 필사본 탐정이고, 쉼 없는 연구여행가이기 때문이다. 20년 전부터 그는 유럽의 도서관들을 뒤지면서, 오늘날 우리에게도 다시 아주 값진 의미를 지닐 수 있는 고대인들의 잊혀진 지식의 자취를 찾고 있었다.

"믿을 수 없겠지만, 중세 수도원 본초학에 관해 전승된 기록 중 엄청난 부분이 연구되지 않은 상태입니다. 판본은 거의 없고, 많은 것들이 여전히 고대 필사본 속에 잠들어 있죠."

이 학자가 발굴해 내고자 하는 것은 어마어마한 보물이다. 왜냐하면 그는 세계사 속의 위대한 의사들의 지식이 수천 년 전이나 마찬가지로 오늘날의 사람들에게도 도움이 될 수 있다고 확

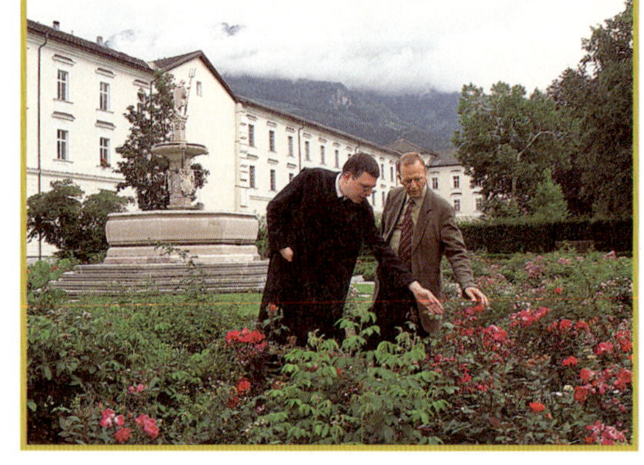

❋ 빈프리트 신부가 뷔르츠부르크 대학의 요하네스 마이어 박사에게 아드몬트 수도원 정원을 보여주고 있다.

신하고 있기 때문이다. "중세의 위대한 의사들에 의해 처방된 약초들의 효능은 변함이 없어요. 그뿐만이 아니에요. 바로 현대 서구의학이 제어하지 못하는 질병들, 그리고 수많은 만성질환들과 심지어 소위 문명의 병이라고 하는 것들이 본초의학을 쓰면 특히 잘 치료될 수 있지요."

촬영이 끝나고 카메라 삼각대를 접고 나자 멀리서 빈프리트 신부가 접근해왔다. 이 베네딕트회 신부가 독일에서 온 손님들을 수도원

도서관으로 안내했다. 신부는 수도원 현관으로 가는 짧은 길에서도 이 평가할 수 없을 정도로 귀중한 지식의 보고에 대해 말하면서 제일 중요한 몇 가지 데이터를 언급했다. 20만 부의 책과 문서가 서가에 보관되어 있는데, 그 중에서도 서기 8세기로까지 거슬러 올라가는 약 1400개의 필사본과 1500년대까지의 초기 간행본, 즉 고판본 530개 같은 귀중품이 있다는 것이었다.

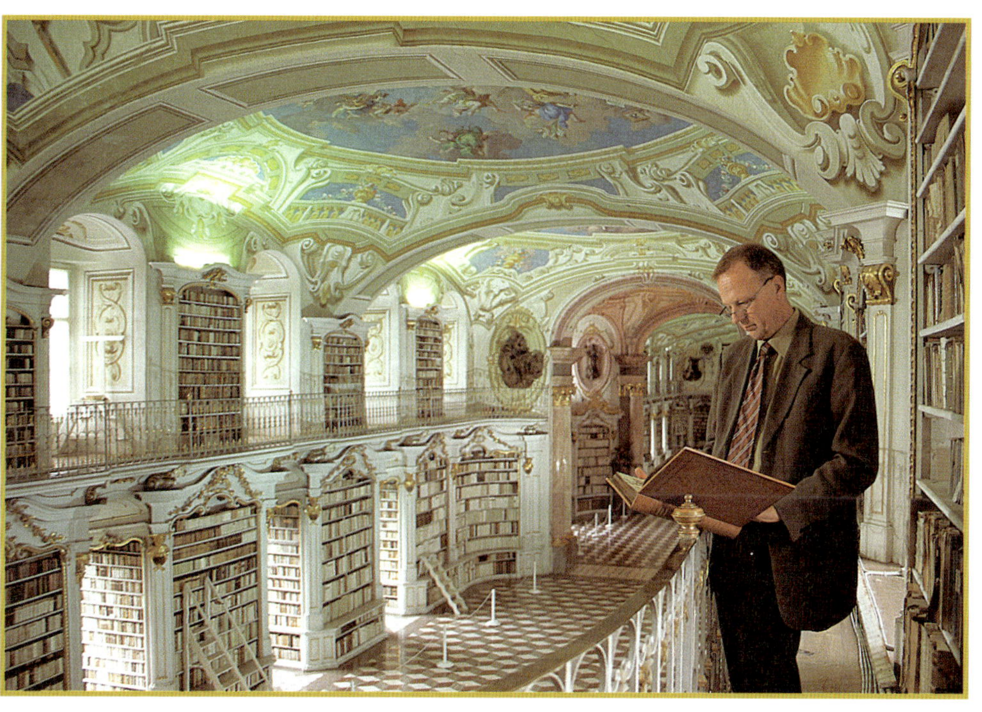

빈프리트 신부가 도서관홀로 들어가는 흰색 문을 열어젖혔을 때 우리는 숨을 멈췄다. 길이 70미터, 폭 13미터 크기의 웅장한 홀이 측면에서 비춰드는 태양광에 빛나고 있었다. 화려하게 채색된 14미터 높이의 천정 아래까지 우뚝 솟아 있는 서가에는 가죽으로 장정된 문헌들이 빈틈없이 채워져 있었는데, 그중 어느 것도 150년 이상 되지 않은 것은 거의 없었다.

마이어가 수도사의 도움으로 조사를 시작하는 이런 이른 시간에는 홀 안에 아직 사람이 없어 관람객들로 방해받을 염려는 없었다. 그는 아드몬트에서 몇 시간 동안 작업해도 된다는 사실에 몇주 전부터 아주 기뻐했다. 수도원장이 학자들조차도 받아내기 힘든 특별인가를 해줬기 때문이다. 마이어는 이 도서관을 지금까지 90년대에 딱 한 번 방문할 수 있었다.

이미 수백 년 전에 퍼져 있던 사실의 홍수 속에서 값진 치료지식을 골라서 건져내는 일은 수고스러운 잔일이다. 수없이 많은 중세 약초서적을 그냥 넘겨보는 것만으로는 충분치 않고, 현대독일어로 정확하게 번역하는 것만이 여러모로 도움이 된다. 요하네스 마이어가 자신의 연구 분야에서 경쟁에 위협받지 않는 이유는 금방 분명해졌다. 치료지식의 탐정은 많은 능력을 필요로 하는데, 그리스어와 라틴어 말고도 가능한 한 고대 표준독일어, 고대프랑스어 그리고 고대이탈리아어를 할 줄 알아야 한다. 그리고 또한 의학과 식물학의 문제를 깊이 이해하고 있어야 한다.

이 학자는 꼭대기 서가들에서 사냥감을 뒤지기 위해 삐걱거리는 고풍의 사닥다리를 연신 기어올랐다. 세계 지식의 고전적 질서에 따라 중세 치료술 문헌은 의학과 철학 부문에 있었다. 매혹적인 문헌들이 거기에 있었다. 여러 페이지에 걸쳐서 유채색 그림들이 반으로 나눠진 양피지를 장식하고 있었는데, 이 극사실적 그림들은 저 오래전에 사라진 시대, 책 한 권 한 권을 손으로 썼던 그 시대에 고도로 전문화된 수도사들에 의해서 그려진 것들이었다.

요하네스 마이어는 '글씨본', 즉 서체와 정서의 특성만 보고도 10년 단위로 정확한 시기 구분을 할 수 있었다. 이 뷔르츠부르크의 학자는 이런 식으로 해서 이미 약 1000개의 필사본을 분석했다. 그는 명확히 정의된 과제, 즉 식물세계의 치료능력에 관한 잊혀진 지식을

다시 발견해서 우리 시대를 위해 새로운 식물성 약제의 형식으로 쓸
모 있게 만든다는 과제를 갖고 만들어진 '수도원 의학 연구모임'의
일원이다.

이 연구모임은 이미 흥미 있는 첫 결과물을 내놓을 수 있었다. 요
하니스베어(Johannisbeere, 유럽까치밥나무)가 피부문제에 도움이 된다는
것을 마이어는 얼마 전 한 난해한 라틴어 표현으로부터 해독해냈다.
까치밥나무의 효능에 기초한 아토피성 피부염(Neurodermitis, Atopische
Dermatitis) 치료약이 얼마 전부터 시판되고 있다는 사실. 이는 약리학
적 결과이다.

8세기에 나온 '로르셔 약전(Lorscher Arzneibuch)'에는 예컨대 노란
색 요하니스크라우트가 멜랑콜리에 좋다는 구절이 있고, 거기에서
이 약초는 '마귀를 쫓는 약초'로 불려지고 있다. 이 기술은, 요하니
스크라우트가 우울증 치료에 점점 더 많이 사용되고 있기 때문에 가
장 중요한 실제 적용분야에 딱 들어맞는 것이다.

제약회사들은 마이어의 작업에 점점 더 많은 관심을 보이고 있다.
많은 환자들이 화학적인 방법으로 생산된 약제를 점점 더 불신하고
있는 터라, 식물성 약제 앞에 끊임없이 성장하는 시장이 열리고 있기
때문이다. 특히 처방의무가 없는 약의 경우, 약사들은 갈수록 더 자주
"그것 말고 식물로 만든 것도 있습니까?"라는 질문에 맞닥뜨린다.

"사람들은 가벼운 병이 있을 때마다 이른바 몸을 망가뜨릴 필요가
없다는 데 대한 감각을 벌써부터 지니고 있는 겁니다." 요하네스 마
이어의 설명이다. "본초의학이 여기에서는 간단하게 부작용 없이 감
기나 위장병으로부터 벗어날 수 있게 해주는 선택수단입니다."

고대 필사본의 비밀

빈프리트 신부는 이 독일인의 작업을 아주 흥미롭게 지켜보았다. 그의 수도원장이 수도사들을 위한 주간계획표를 베네딕트회의 모토인 "오라 에트 라보라(Ora et labora) — 기도하고 일하라"에 충실하게 작성할 때, 그는 늘 수도원도서관 업무를 맡겠노라고 지원했다. 수백만의 책장 속에 꼭꼭 담겨 있는 정말이지 마르지 않는 지식의 보고는 어릴 적부터 이 성직자를 매료시켰었다. 그래서 그가 우리들에게 수도원도서관의 최고 보물을 보여주려고 하는 것도 이상할 게 없었다. "관심이 있으시다면 우리 수도원의 최대 보안구역을 한 번 둘러볼까요?" 그러면서 그는 장난기 서린 미소를 지어 보였다. 물론 빈프리트 신부는 우리가 방문객들의 손길이 닿지 않는, 특별히 안전조치가 취해진 공간들에 있는 귀한 문헌집을 구경하고 싶어한다는 것을 잘 알고 있었다.

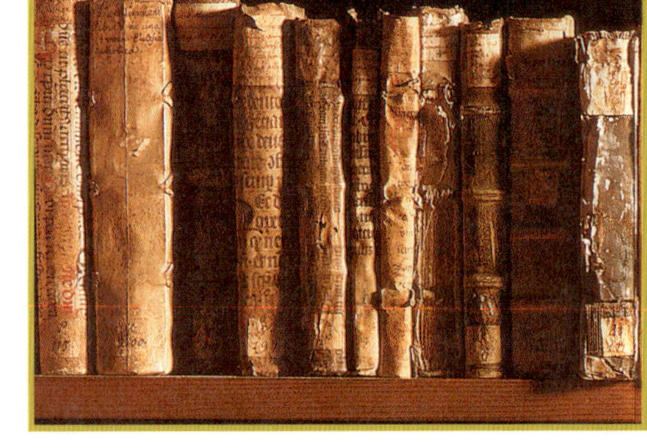

여러 개의 갑문(閘門)과 복합적인 경보체계로 보안된 이곳에 보관되어 있는 필사본과 고판본들의 보험액만도 1000만 유로가 넘을 정도로 그 진정한 가치는 가늠할 수가 없고, 그 가운데는 대체 불가능한 진본들도 많이 있었다.

1776년 세워진 도서관 본관과 냉난방 설비가 갖춰진 이 금고실 사이의 차이는 확연히 드러났다. 빈프리트 신부가 비밀번호를 입력하자 이 보고의 출입문이 스르륵 열리고, 잠시 후 베네딕트회 수도사들의 최대 보물을 무단출입자들로부터 보호하도록 되어 있는 무거운 철벽이 소리 없이 옆으로 미끄러졌다.

주의 깊은 손길로 복구되어 최고로 섬세한 가죽으로 장정된 책들은 전문가에게는 보석과도 같다. 수도사와 학자는 그중 몇 권을 극도로 조심스럽게 열어서 그 값진 책장들을 경외감에 차서 넘겨보았다. 왜냐하면 수백 년 된 양피지는 잘못 건드리거나 사람 피부의 지방과 산에 오염되면 문헌의 보존상태를 해치고, 그 수명을 조금이라도 단축시키게 된다는 것을 전문가들은 누구보다 잘 알고 있었기 때문이다.

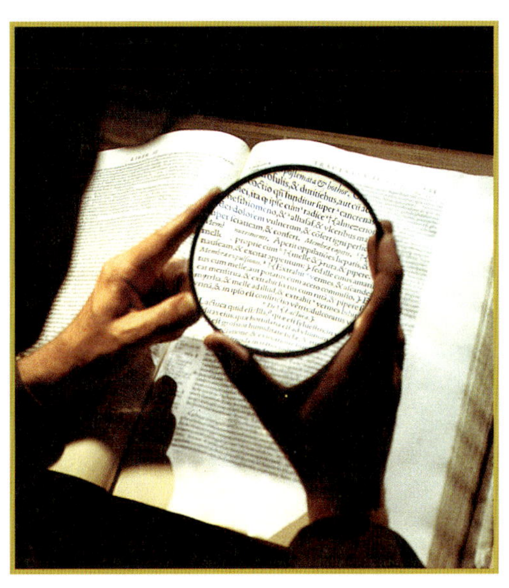

❊ 이탈리아인 게르하르트 폰 크레모나가 1175년경 톨레도에서 아비케나의 '경전'을 라틴어로 번역했다.

요하네스 마이어는 한 시간의 '방문시간'을 자신의 작업에 가장 큰 진전을 약속해주는 바로 그 저작을 일별하는 데 활용하고 싶어했다. 두 장의 벽돌만큼 두껍고 몇 킬로그램이 나갈 정도로 무거운 그 책이 책상 위에 놓여 있었다. 라틴어 문자로 빼곡히 적혀 있는 1000페이지가 넘는 고대 치료지식. 이미 지난 1000년의 초기에 저술된 '의사의 제왕' 아비케나(Avicenna)의 주저를 16세기 초에 인쇄한 판본이었다.

아비케나, 오늘날까지 가장 유명한 이슬람 치료학의 대표자로 통하는, 아라비아말을 하는 이 페르시아인은 973년에서 1037까지 살았다. 알베르투스 마그누스(Albertus Magnus)나 토마스 아퀴나스(Thomas von Aquin) 같은 학자들은 그를 가장 위대한 철학자 중 한 명으로 꼽았다. 아랍 지식인들에게 그는 여전히 그런 인물이다. 아비케나의 '의학경전(Canon der Medizin)'은 500년 이상 동안 의학이론 수업의 기준이 되는 저서였다. 12세기에 게르하르트 폰 크레모나(Gerhard von Cremona)에 의해 완성된 '경전' 번역은 유럽 전역의 대학들에서 유례가 없는 개선행렬을 이뤘다. 1440년에서 1600년 사이 이 작품은 36

쇄가 인쇄되었다. 아비케나는 고대 세계의 의학지식을 빈틈없이 망라해서 기술한, 자신의 창의력의 절대적인 전성기에 있던 만능 천재였다.

아비케나는 오늘날 이란의 유명한 카펫의 도시 부차라 인근에 있는 마을 아프샤나에서 태어났다. 우리가 그의 청년시절에 관해서 정확한 그림을 그릴 수 있는 것은, 그가 자신의 제자 중 한 명에게 상세한 자서전적 보고를 구술했기 때문이다. 그의 어린 시절에 대해서 거기에는 이렇게 기술되어 있었다.

"어린 아이 때부터 나는 공부하기 시작했다. 10년 안에 나는 코란과 대부분의 문학작품들을 외웠다. 다양한 지식영역에서 나의 이해력은 내 모든 스승들을 놀라게 했다. 얼마 지나지 않아서 그들은 내게 더 이상 가르쳐줄 게 없게 되었고, 나는 학업을 혼자서 계속했다."

아비케나는 지식에 대한 갈증을 주로 부단한 야밤의 독서로 풀었던 것 같다. 논리학 외에도 물리학과 형이상학을 공부한 그는 16세에 마침내 이론의학에 관심을 가지면서 이와 병행하여 환자들을 방문했다. 그로부터 두 해 뒤 부차라의 지배자가 병들고, 시의들 중 아무도 그를 고칠 수 없게 되었을 때, 당시 벌써 상당한 명성을 얻었던 아비케나가 불려갔다. 이 어린 학자는 성공을 거뒀고, 군주의 시의가 되었으며, 그때부터 그의 어마어마한 도서관에 출입할 수 있게 되었다. 아비케나에게는 자신의 학업에 마지막 광택을 낼 수 있는 기회였다. "모든 책을 다 섭렵한 뒤 나는 더 이상 배울 게 없었다. 내 지식은 오늘까지 다를 게 없고, 다만 내 안에서 계속해서 숙성되었을 뿐이다."

몇년 지나지 않아 정부의 고위 공무원이었던 아버지가 죽으면서 상당한 재산을 물려주었을 때, 아비케나는 직업적인 독립의 길을 감행했다. 그리고 그때부터 의사·천문학자·정치가로서 봉사하는 대가로 지배자들의 개인 도서관을 이용하기 위해 쉬지 않고 페르시아의 궁정들을 여행했다. 그러나 다양한 학문 분야에 관한 10여 권의 저술이 전승되고 있을 정도로 작가로서의 생산력 또한 인상적이다. 그는 자신의 필생의 사업의 압권을 1020년에서 1030년 사이에 이루어냈다. 엄청난 땀의 노력으로 그는 중세 절정기의 의학 지식 전체를 단 한 권의 체계적인 저서에 담을 수 있었고, 이 저서의 일목요연함은 오늘날에도 여전히 매력적이다.

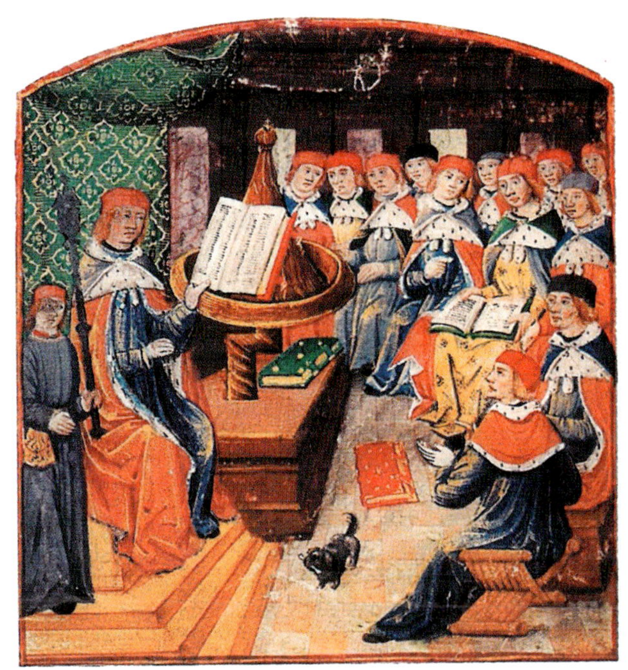

"그 말고 이걸 해낸 사람은 아무도 없었어요." 요하네스 마이어의 설명이다. "그의 이전에도 이후에도 의학을 극도로 세세한 부분에 이르기까지 설명할 수 있었던 사람은 없었습니다. 그러면서도 그 책은 모든 걸 금방 찾아낼 수 있도록 짜여져 있죠. 아비케나는 곧장 핵심으로 들어갑니다. 오늘날에도 여전히 그것으로부터 얼마나 덕을 볼 수 있을지 놀라운 일이죠."

그럼에도 불구하고 '경전'의 라틴어판을 연구할 수 있는 기회가 주어질 때마다 마이어는 수수께끼에, 그리고 설명할 수 없는 모순과 명백한 오류에 부딪쳤다. 예컨대 땅의 연기(*Fumaria officinalis*)에 관한 장에서, 이것이 가려움증을 일으키는 피부발진에 좋고, '세네 데 메카(*Sene de Mecha*)'의 경우에 흡입하는 양의 반을 흡입해야 한다는 구절은 무엇을 뜻하는 것일까? '세네 데 메카,' 이 말은 라틴어가 아니다. 번역자들이 여기에서 아랍어를 잘못 번역한 걸까? 의미를 몰라 단순히 음표문자에 의존해서, 아비케나의 아랍어 표현을 그대로 가져온 것일까? 그리고 그보다 더 중요한 것은, 이 말은 정말 무엇을 지칭하는 것일까?

마이어는 되풀이해서 이런 문구들에 부딪쳤다. 핵심개념들이 번역되지 않고, 때로는 구절 전체가 빠져 있는 게 분명할 때가 있다. 학자들에게는 골치 아픈 퍼즐이 아닐 수 없다. 왜냐하면 아비케나는 빈번히 우리 위도 상에서는 알려져 있지 않은 식물이나 적용범위들에 대해 보고하고 있기 때문이다.

유향이 그런 예다. '경전'에는 그것이 말 그대로 "이해력에 도움이 되고 또 이를 강화시켜 준다"고 되어 있다. 11세기의 약초 서적인 《마케르 플로리두스 (Macer floridus)》에도 유향의 향기가 '뇌의 기억력 강화'를 증진시켜 준다는 말이 있다. 요하네스 마이어는 여기에서 소실되어버린 그 어떤 표지의 실마리를 찾은 것일까? 현재 류머티즘에 대한 유향의 작용이 시험되고 있기는 하지만, 뇌기능이나 기억력에 대한 그것의 영향에 관한 연구는 없다. 게다가 중세 아라비아 전설에 등장하는 신비로운 영원한 청춘의 식물, 뇌세포를 노년기에 이르기까지 젊게 유지해주는 바로 그 풀이 유향을 말하는 것일까?

마이어가 그 사이 적어놓은 수많은 메모쪽지들은 벌써 작은 더미가 되어 있었다. 악마의 오물(Asa feotida)은 기도와 가슴의 병에 도움이 된다는 내용이 그 한 예인데, 그러나 이 식물은 우리가 사는 위도에서는 자라지 않고, 기록된 효능 역시 알려져 있지 않다. 계속해서 책장을 넘기다가 마이어는 아비케나가 대황(大黃)의 의학적 효능에 할애한 한 장에서 멈추었다.

대황은 물론 건강에 아주 좋을 수 있다. 그러나 이것이 정말 민간요법에서 말하는 고대의 전통적인 약제일까? 아니면 아비케나는 페르시아에서만 자라며 단지 중동에서만 약품으로 사용되던, 그리고 아마 지금도 사용되고 있을 종류의 대황을 말했던 것일까? 유럽의 전문가들이 현재 해답을 모르고 있는 수수께끼다. 그러나 또한 마이어에게는 그의 전공분야에서 지난 몇년 간 제기되었던 그 어떤 연구과제보다 흥미로운 수수께끼이기도 하다.

이곳 아드몬트 수도원에서는 아무튼 그의 라틴어 실력이 한계에 이르렀다. 그가 대답을 얻을 수 있는 곳은 딱 한 곳뿐이다. 한때 아비케나가 활동했고, 그가 자신의 저술에서 기술한 토착 약초가 오늘날까지 자라고 있는 곳.

땅의 연기—기체일까?

요하네스 고트프리이트 마이어 박사(뷔르츠부르크 의학사연구소)

"이것은— 사람들이 말하듯이— 그 모양이 땅으로부터 풀려나오는 연기 같아서 '땅의 연기' 라고 부른다." 1435년의 《라이프치히 약물학 (Leipyiger Drogenkunde)》은 '땅의 연기', 즉 라틴어 푸무스 테라이 (*Fumus terrae*)라는 이름의 근거를 이렇게 댄다.(여기에서 '땅의 연기'로 번역된 원문의 독일어는 고전적인 라틴어 명칭 Fumus terrae의 자구 번역어인 Erdrauch이다. 그래서 영어로 'Earth-smoke'로도 번역되는데, 양귀비과(*Papaveracaea*)에 속하면서 푸마리카케아이(*Fumaricaceae, Fumaria officinalis*)라는 학명을 지닌 식물을 가리킨다. 우리말로는 왜현호색으로 알려져 있는 이 식물은 영어로 fumitory 또는 bleeding-heart로도 불린다—옮긴이) 또한 여기에서 말하는 것은 파파웨라케에 (*Papaveracee*)라고 하는 양귀비과 식물인데, 즉 중부 유럽에서도 발견되는, 아주 귀여운 양귀비의 사촌이다.

❀ 땅의 연기는 아랍 의사들에게 중요한 약초였다.

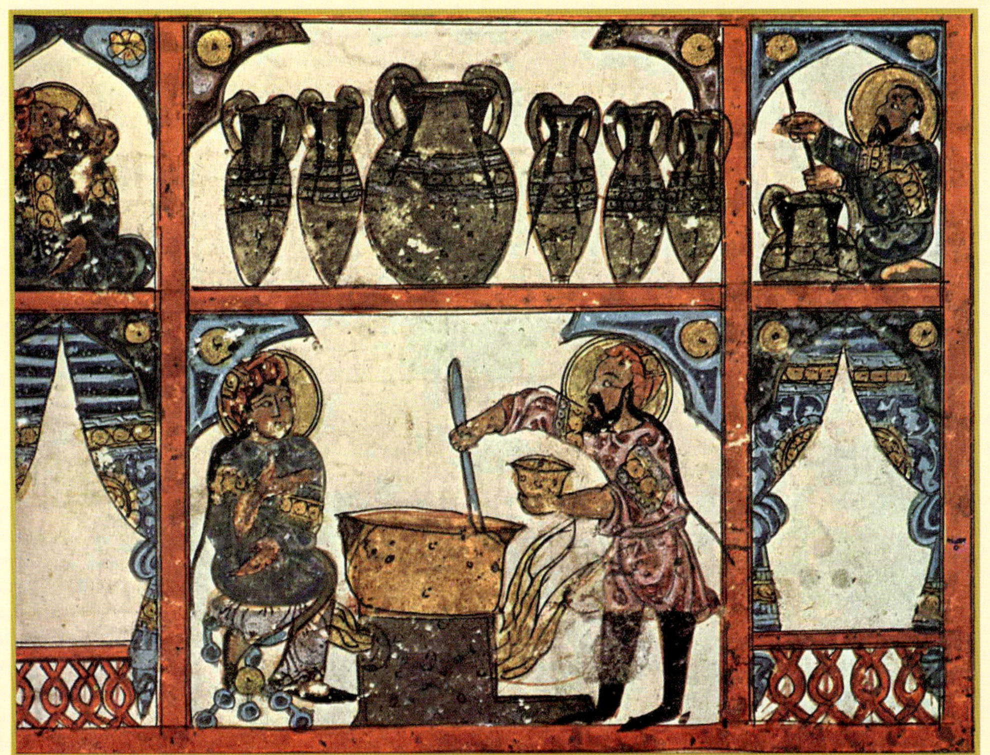

고대 그리스의 의사들은 붉은 꽃을 피우는 이 작은 식물에 거의
주의하지 않았던 반면, 아랍 의사들은 이것을 특히 정혈제(精血劑)로
서 귀하게 여겼다. 위대한 의사 아비케나 역시 자신의 '의학경전'에
서 이 식물에 한 장을 할애했다. 거기에서 이 식물은 '사헤테레기
(Saheteregi)'라고 불린다('경전' 제2권 282장). 그는 피부발진이 생겼을 때
땅의 연기로 음료를 만들어 먹을 것을 권한다. 그밖에도 아비케나에
따르면, 땅의 연기는 위를 강하게 해주고 간의 폐색을 제거해주는
데, 이는 오늘날의 용어로 하자면 담즙의 흐름을 증진시켜주는 것과
다르지 않다.

이 장의 끝에는— 탈수에 관한 긴 처방이 있은 후에— 이란 현지
에서 해명될 수 있었던 바로 그 '어두운' 구절도 있다. "대용제: 가

려움증을 일으키는 피부발진과 지속적인 열이 있을 때 다음의 양을 투여한다. 즉 세네 데 메카의 투여량의 반을 취해서 투여한다.”‘세네 데 메카’는 다른 곳에서도 나타난다. 아마도 여기에서는 메카(Mekka)의 세네스(Sennes)를 의미했던 것 같다. 다른 사람들은 그러나 아라비아반도에서도 마찬가지로 생장하고 있는, 틴벨리 세나(Tinnevelly-Senna)라고도 불리는, *카시아 안구스티폴리아*(*Cassia angustifolia VAHL*)일 수도 있다고 생각한다.

아라비아와 페르시아의 문화권에서 나온 의학 저술, 즉 ‘의학경전’ 같은 것을 번역함으로써 땅의 연기가 유럽에서도 점점 더 높이 평가되었다. 수도원 의학에서 그것은 아비케나가 권고한 그대로 위장과 간장의 강화제로서, 이뇨제로서, 그리고 피부질환의 경우에 사용되었다.

근대에 들어와서 약초에 대한 지식과 그 용도가 차차 잊혀지고 난 뒤, 현대에 와서는 다시 땅의 연기에 관심을 가지고 연구가 진행되고 있다. 오늘날 *푸마리아 오피키날리스*(*Fumaria officinalis*)는 담낭과 담도, 그리고 소화지대의 경련성 통증에 사용되는데, 이는 고대의 기재사항과 일치하는 내용이다. 아랍과 중세의 의학에서 피부문제에 (예컨대 마른버짐에) 땅의 연기가 사용되었다고 하는 것 역시 오늘날 결코 정도에서 벗어난 것이 아니지만, 이 효능을 증명할 수 있는 정말로 설득력 있는 연구가 아직은 없는 상태이다.

테헤란으로 출발하다

몇주 지나지 않아 요하네스 마이어는 테헤란 행 비행기에 앉아 있었다. 유럽 수도원 의술에 관한 다큐멘터리를 찍을 계획으로 천일야화 중 한 멋진 동화를 위한 재료가 모두 있는 현장을 향해 이 학자를 따르는 체트데에프(ZDF, 독일 제2방송 – 옮긴이) 촬영팀도 함께였다. 여행은 2주 내내 진행될 것인데, 마이어는 하루하루 일정을 정확하게 계획하여 이메일로 현지 학자들과 접촉했고 수많은 약속을 잡았다.

조사와 동시에 그는 곧장 테헤란의 더위와 어수선함 한가운데로의 여행을 시작했다. 바자에서 그는 자신이 특별히 존경하는 약초 전문가라고 늘 되풀이해서 언급하는 약초장사 모하마드 테기 아타르나자드(Mohammad Teghi Attar-nadjad)를 만날 계획이었다.

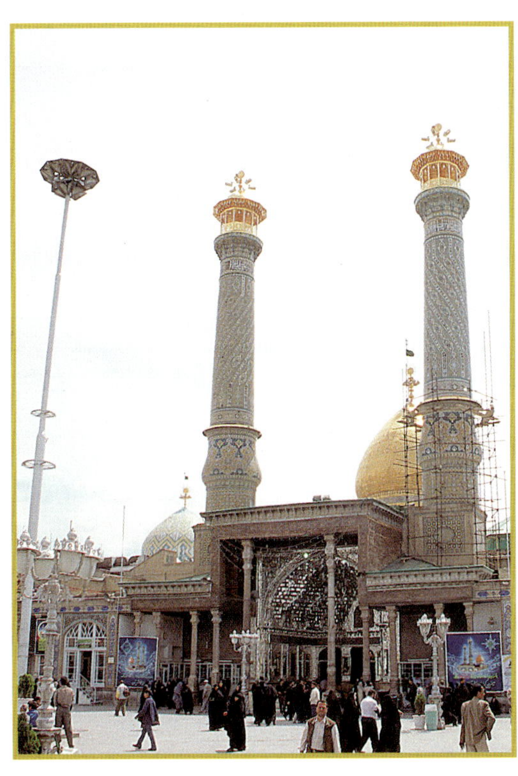

의료지식이 있는 사람을 찾는 일은 그렇게 간단한 일이 아니었다. 테헤란의 바자는 매혹적인 미로와 같았다. 유럽의 쇼핑센터나 슈퍼마켓, 또는 백화점들 같은 곳들을 이곳 이란에서는 모르고 있고, 테헤란 사람들은 식료품과 생필품을 바자에서 사는 데 익숙했다. 그러면서 그들은 각 물품에 대한 전문 상인을 찾아갔다. 비단 상인의 매장 바로 옆에서 정육업자가 칼을 갈고 있고, 과자 장사는 바로 옆의 케밥(납작한 빵에 칼집을 내어 양파 등 야채와 요구르트 소스, 고춧가루, 잘게 썬 양고기구이 등을 넣고 먹는 중동식 햄버거 – 옮긴이) 가게에서 슬금슬금 넘어와 가득 차는 마늘냄새를 맡으며 살아야 한다. 여자들이 가전기기와 옷감을 파는 구역으로 몰려들고, 보석시장에서는 꿈꾸듯 소요한다. 못과 나사, 아교와 에나멜, 혹은 차와 담배 전문 상인들이 들어찬 좀 조용한 곳에서는 남자들이 풍경을 지배하고 있었다.

바자는 도시 안의 소용돌이치는 또 다른 도시였다. 10여 개의 모스크(이슬람사원-옮긴이)가 바자 터 내에 있었는데, 교회와 수방서도 한 곳씩 있었다. 좁은 골목들은 거의 전체가 지붕으로 덮여 있었다. 우윳빛 유리창들을 통해서 노란 빛이 바삐 움직이는 군중을 비

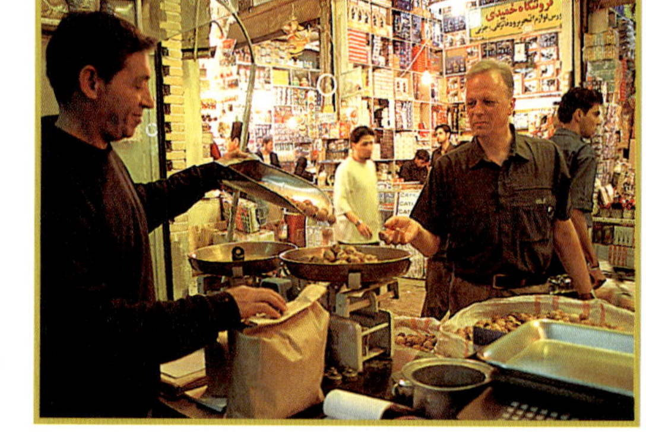

추었다. 평편하지 않은 포석 위로는 대충 짜 만든 (양쪽에 사닥다리 모양의 틀이 있는-옮긴이) 수레가 덜컹거리며 지나갔고, 함석공이나 칼 만드는 사람의 무거운 수레에 치이지 않기 위해서 우리는 연신 잽싸게 옆으로 비켜서야 했다.

중세의 바자도 그다지 많이 다르지 않았을 것임에 분명하다. 약 13세기부터 테헤란은 무역도시로 부상하기 시작했고, 페르시아는 중근동에서 물품교역의 회전반이 되었다. 이곳으로부터 생강과 장뇌와 고량강(高良薑)이 비단길을 거쳐 유럽으로 들어왔다. 그리고 향신료와 치료제와 더불어 그 사용법에 관한 지식도 들어왔는데, 이는 아비케나와 여타 학자들에 의해 집성되었던 것이다. 약초에 통달한 사람들이 이란에서는 오늘날까지도 탁월한 지위를 지니고 있다.

약초상의 지식

우리가 마침내 모하마드 테기 아타르나자드의 상점을 찾았을 때 입구에는 위대한 대가의 조언을 구하기 위해 사람들이 몰려 있었다. 아타르나자드는 마침 가렵고 마른 피부 때문에 그를 찾아온 한 중년 남자의 팔뚝을 만지고 있었다. 남자의 눈을 빠르게 검사해 보고 혀를 보는 것만으로도 이 약초상은 그를 도울 방법을 알았다. 소엽 양귀비 초인 땅의 연기 풀에서 추출한 내용물로 만든 고약이 환자의 건성지루증을 경감시키게 될 것이다. 바로 이어서 한 젊은 여인이 도움을 요청했다. 여자와 접촉하는 것이 모슬렘에게는 허용되어 있지 않기 때문에 아타르나자드는 질문을 통해서 자신이 도울 수 있는 길을 알아내려고 했다. 친근한 갈색 눈을 가진 약초상의 시선이 피부 속으로 파고들어가는 것 같았고, 그래서 그 어떤 접촉도 불필요하게 만드는 것 같았다.

아타르나자드는 뿌듯한 여든네 살의 노인이었다. 수십 년 동안 그는 아마도 전문교육을 받은 많은 의사들의 것을 능가하는 풍부한 경험과 지혜를 쌓아왔다. 수염이 덥수룩한, 이따금 약간 피곤한 빛으로 쳐다보는 이 신사에 대한 고객의 존경심은 충분히 감지될 수 있을 정도였다. "이 약초상과 그를 찾아오는 사람들 사이에는 아주 큰 신뢰가 쌓여 있는 게 분명해요." 마이어의 말이다. "조언을 구하고 치료를 바라는 거죠. 그리고 뭔가 긍정적인 결과가 일어나는 것도 확실한 게, 그렇지 않다면 사람들이 늘 다시 오는 일은 없을 테니까요." 이란인의 70퍼센트가 35세 이하인 이 나라에서는 삶의 지혜와 경험이 젊은이들에게 아주 중요하다.

다소 분위기가 조용해지는 틈을 타서 요하네스 마이어는 이 약초상과 대화를 나눌 수 있게 되었다. 이란에서 태어나서 자란 우리의

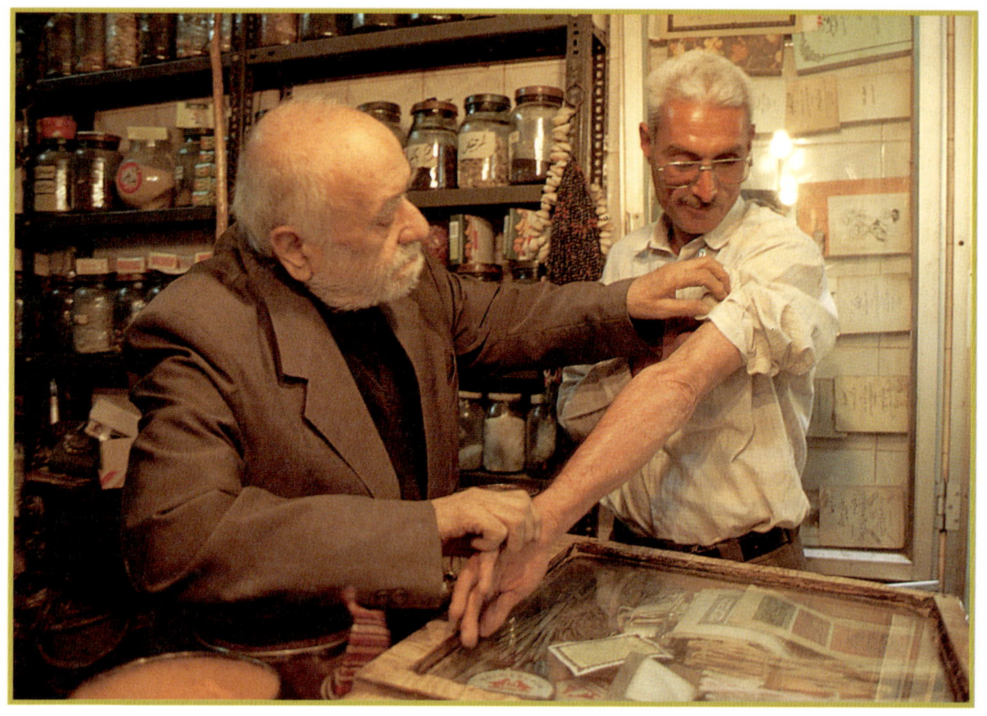

카메라 조수인 레사 아사르샤합(Resa Asarschahab)이 통역을 맡았다. 오
늘날 이란에서 가장 수요가 많은 약초에 대한 안목을 얻고 싶어하는
마이어는 아타르나자드가 코딱지만한 가게 깊숙한 데서 어떤 값진
것들을 찾아내오는지를 지켜보면서 그저 탄복할 따름이었다. 10평
방미터쯤 될 법한 곳에 상자와 양철통, 저장용 유리병들이 포개져
쌓여 있는데, 그 속에는 갖은 가루와 잎, 향신료들이 채워져 있었
다. 무엇 하나 정리되어 있는 것 같지 않아 보이는 가운데, 이 대가
는 초록색 헤나(Henna)가루가 정확히 어디에 보관되어 있는지, 노란
황이 어디에 있는지를 꿰뚫고 있는 것처럼 보였다.

　바닥에는 약제를 만들기 위한 기초 물질들이 쌓여 있었고, 그 모
든 것이 거의 식물에서 나온 것들이었다. 뿌리·가지·수피·잎·꽃,
그리고 열매. 그는 이것들로부터 높은 시렁에 놓여 있는 저 추출물과

가루, 환약, 팅크(아편팅크나 요오드팅크 따위와 같이 어떤 생약이나 약품을 알코올이나 에테르에 담가 녹이거나 우린 액체―옮긴이)를 만들어냈다.

　한참을 살펴보던 중 요하네스 마이어는 심지어 기름에 절인 뱀도 발견했는데, 약초상의 말대로 하자면 그것은 '불뱀'이었다. 이 노란빛 파충류는 두려움을 자아냈고, 두꺼운 유리병은 돋보기 같은 효과를 냈다. 마이어가 이를 불빛에 갖다대자 뱀은 마치 아직 살아 있는 것 같이 보였다. 노인은 이 뱀기름이 두통에 좋다고 담담하게 말했다. 이런 약은 테헤란의 병원 어디서나 발견할 수 있다고 했다. 뿐만 아니라 뱀은 오랜 옛날의 처방인 테리아카(theriaca, 독이 있는 짐승이나 벌레에 물렸을 때 만능 해독제로 쓰였던 중세의 고약―옮긴이)를 위한 기초라고 한다. 마이어 박사는 테리아카가 오늘날까지도 사용되고 있다는 얘기에 어리둥절해 했다. 그것은 고대에 독에 물렸을 때 사용하는 특별한 효능을 지닌 만병통치약으로 통했었다. "그 이면에는 아주 단순한 생각이 감춰져 있어요. 뱀은 자기 몸속에 지니고 있는 독을 고통 없이 견뎌낼 수 있어요. 그러니 뱀고기는 독에 노출된 사람에게도 마찬가지로 도움이 될 수 있죠. 그래서 예컨대 독을 두려워했을 게 분명한 왕들이 '테리아카'로 자신을 보호하려 했었던 겁니다."

　라틴어로 적힌 일련의 약병들도 그 모든 상자와 병들 사이에 있었는데, 그중 하나에는 심지어 엔치안(Enzian, *Gentiae*), 즉 용담도 들어 있었다. 마이어의 고향인 바이에른에서 수입한 걸까? "용담요? 물론 여기 이거 우리도 알고 있죠." 약초상의 말이다. "소화작용을 강화해주는 것이죠." 독일인 과학자가 동의하며 고개를 끄덕였다. 그렇다면 이 식물이 여기에서도 독일에서와 같은 목적으로 사용된다는 말이었다.

　한 시간 동안 서로 전문지식을 나눈 뒤 독일인은 명함에는 '하지(Hadschi, 이슬람교에서 메카순례자에 대해 경칭으로 부르는 이름―옮긴이)'라고 되어 있는 모하마드 테기 아타르나자드와 정중하게 작별했다. 그러니까 이 약초의 성인은 적어도 한 번은 메카 순례를 했다는 것이고, 그로써 자기의 치료술을 넘어서 신앙심으로도 존경을 받고 있는 것이다. 그럼에도 불구하고 그는 마이어에게 눈을 찡긋하며 외설적인 작별선물을 건넸다. 말린 약초 여러 가지를 혼합해서 신문지에 싼 것이었다. 그는 이 합제가 원숙한 청년에게도 애정생활에 양념이 될 것이라고 자신 있게 말했다. 독일 학자는 짐짓 진지한 체하며 선물을 받았다. "이런 사랑의 수단도 효험을 보일 수는 있지요." 그가 우리에게 나중에 한 말이다. "아주 강한 약초와 향신료를 합제한 것인데, 혈압을 약간 높여주게 되기 때문에 전반적으로 그저 기분 좋은 느낌을 만들어냅니다."

이란의 약초가 특히 유난히 사랑의 기쁨과 다산을 위해 사용되고 있다는 것을 그는 이미 여행을 준비할 때부터 알고 있었다. 이미 수백 년 전부터 유럽에서보다 동방의 더운 나라들에서 질병의 위험이

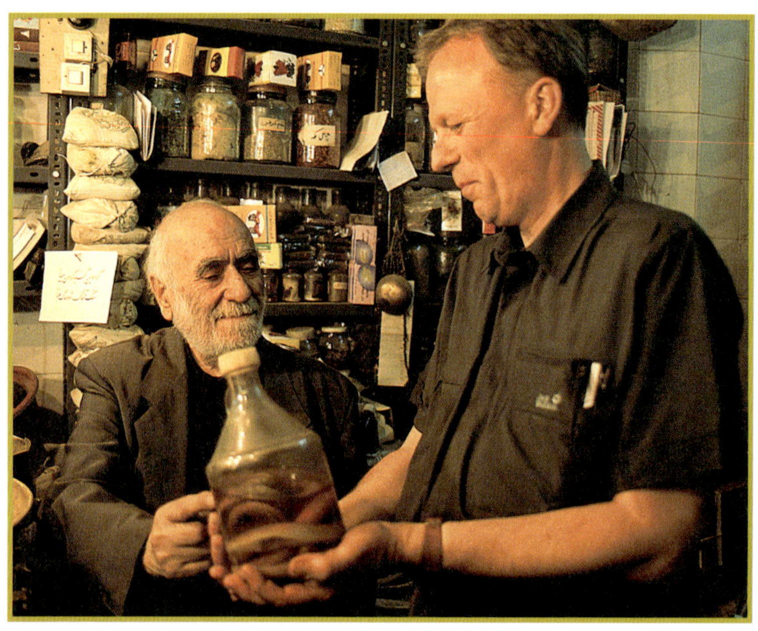

❀ 이 절임 독사 고기는 독물중독에 좋다고 한다. 과학적 지식일까, 믿음일까?

높았고, 기대수명은 낮았다. 그래서 종교 창시자들이 인구를 확보하는 데 이바지하는 것은 뭐든 허용했다는 점이 수긍이 간다.

생식력은 이상적인 것으로 추켜세워졌고, 무제한적인 일부다처제는 사회적이고 종교적인 규범으로 발전했다. 한 남성의 명망은 그 처의 수에, 그리고 그 자녀의 수에 달려 있었다. 예컨대 아비케나 생존시 이슬람교의 성도덕은 오늘날의 관점에서 본다면 결국 놀라울 정도로 자유로웠던 것이다. 이 위대한 철학자 의사 자신도 인기 있는 멋쟁이였다고 한다. 그럼에도 그는 평생 결혼을 하지 않았다.

이란 동료들

다음날 요하네스 마이어 박사의 첫번째 일정이 잡혔다. 바자에서 멀리 떨어져 있지 않은 말렉도서관 앞에서 파리보르즈 모아타르(Fariborz Moattar) 교수와 만나기로 약속이 되어 있었다. 약속장소는 호텔에서 조금만 걸어가면 되는 거리였다. 그러나 산책 정도로나 생각한 길은 예기치 않은 모험이 되었다. 테헤란에서 도로를 건너는 것은 모험이기 때문이다.

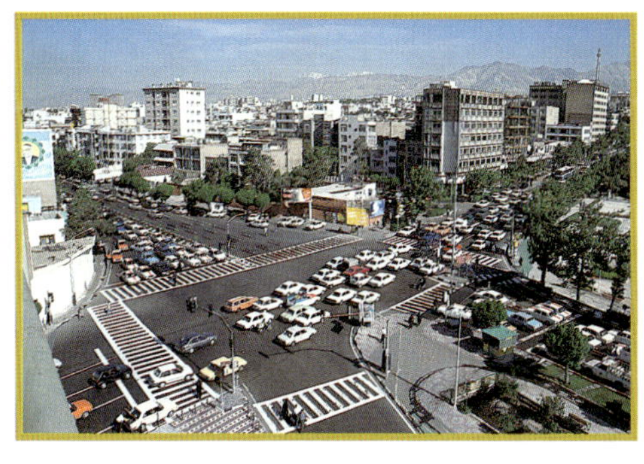

❀ 약 1500만 명이 사는 테헤란은 맥동하는 메트로폴리스이다. 자동차가 너무 많다.

도시의 삶에 뼈가 굵은 사람에게조차도 테헤란의 교통은 쇼크였다. 도시는 그 어떤 건축설계도도 없이 계속 커졌으며, 교차로마다 경적을 울리는 자동차들로 꽝꽝 막혀 있었다. 이란의 모든 자동차의 반이 테헤란에 등록되어 있다고 했다. 그리고 우리가 보기에는 그 모든 차량들이 한번에 몰려서 규칙을 지키지 않으면서 거리를 운행하고 있는 것 같았다. 일방통행로는 모르는 것 같은 자동차와 오토바이 운전자들, 정상적인 교통의 흐름과는 반대로 궤적을 남기는 버스들. 얼핏 겁먹게 만드는 생각이 들었지만 달리 길이 없었다. 다음날까지 제자리에 그냥 서 있게 되지 않으려면 테헤란 사람들과 같은 방식으로 도로를 횡단해야 했다. 그러나 실행에 옮기는 건 말처럼 쉽지 않았다. 결국 우리는 큰 무리의 사람들이 도로를 횡단하기 위해 모일 때까지 기다렸다. 같이 가는 게 안전하기 때문이다. 아니 적어도 그렇게 생각했다.

독일 학자를 마침내 알게 된다는 데 대한 모아타르 교수의 기쁨은 바로 알 수 있었다. 이 이란 약리학자는 그의 인생의 10년을 독일에서 보냈는데, 마르부르크에서 처음에는 학생으로, 그리고 나중에는

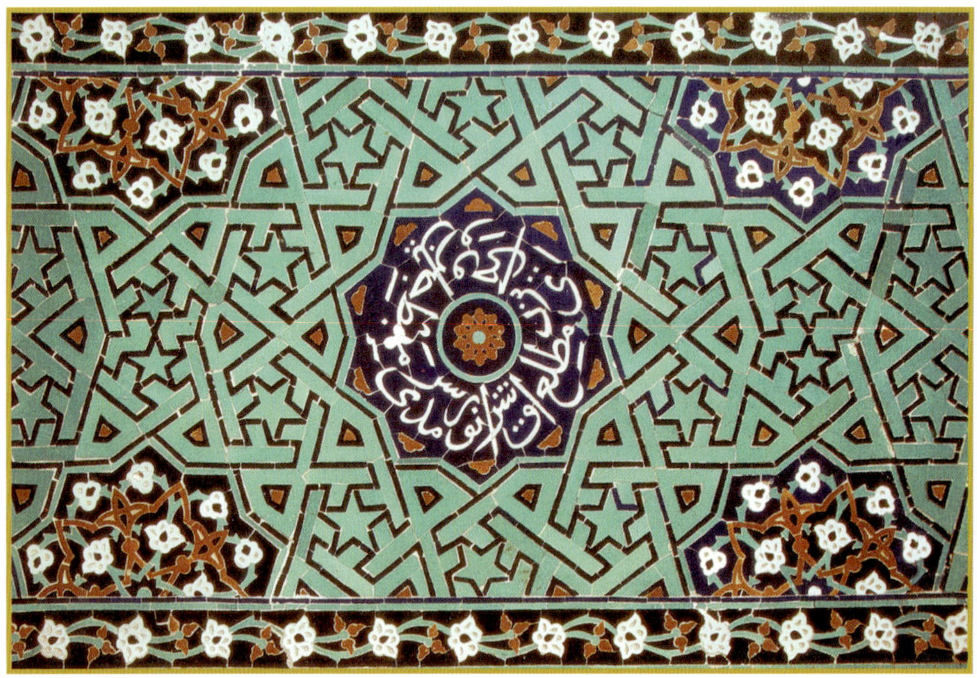

박사과정의 과학자로 있었다. 하지만 경력은 지도적인 본초학 전문가로서 인정받은 자신의 고향에서 쌓았다. 모아타르는 테헤란에서

약 400킬로미터 떨어진 이스파한에서 교수직을 가지고 있다. 그런데도 그는 오로지 독일 동료에게 페르시아의 도서관들에 있는 값진 것들을 소개하기 위해서 수도로 왔다. 정력이 넘치는 이 학자는 자기가 알고 있는 모든 것을 당장에라도 다 퍼내놓고 싶어했다. 오랫동안 사용하지 않은 언어의 낱말들이 처음에는 약간 뒤죽박죽이 되었던 터라 짜증 반, 웃음 반을 섞어 연신 머리를 저며 고쳐 말했다. 그러나 얼마 지나지 않아 농담이나 에피소드 등을 훌륭하게 표현해낼 수 있게 되었고, 독일 손님들은 이 귀여운 학자의 매력과 활력에 금방 반하게 되었다. "자, 이제 그럼 일을 해볼까요?" 한참 뒤 그는 자신의 말 흐름을 힘차게 끊었다. "말렉도서관과 그 인근에 있는 마질레스도서관에 가면 페르시아의 치료지식의 보물들을 발견하시게 될 겁니다!"

말렉도서관 본관은 모스크 같다는 느낌이 들었다. 정문을 에워싸고 있는 다양한 색상의 타일들이 아침 햇빛을 받아 반짝였다. 내부에는 어두운 색의 대리석으로 된 계단이 두 개의 열람실로 뻗어 있었다. 하나는 여성을 위한 곳, 다른 하나는 남성을 위한 곳이었다. 그런데 카탈로그, 즉 소장 도서목록은 음흉하게도 여성용 열람실에 비치되어 있었다. 순진한 눈빛의 여자 사서는 지금까지 누구도 이런 상태에 관해서 불평한 적이 없다고 말했다.

모아타르와 마이어 역시 아무런 거리낌 없이 도서목록 옆에 자리를 찾아갔다. 이 학자들은 중세 페르시아의 위대한 의학이론 관련 저자들의 목록을 가져와서는 이제 가능한 많은 저술들을 원전으로 볼 수 있기를 희망하고 있었다. 채 몇분 지나지 않아서 모아타르의 좋은 친구이자 한때 스승이었던 도서관장 해리(Haeri) 교수가 자신의 연구실에서 급히 나왔다. 흰 수염과 반짝이는 눈빛을 지닌 해리는 우리가 상상했던 존경할 만한 이곳의 도서관장의 모습 그대로였다.

해리가 자신이 76세이며 오래 전부터 더 이상 일할 의무는 없다는 말을 했을 때 우리는 더더욱 놀랐다. 그럼에도 불구하고 그는 자신이 수십 년 동안 함께 만들어온 이 도서관의 운명에 얼마나 애착을 가지고 있는지, 아직도 아침이면 제일 먼저 책상에 앉아 있고, 저녁에는 제일 마지막으로 자리를 뜬다고 했다. "솔직히 말해서 나를 젊게 유지해주는 것은 필사본을 가지고 하는 일이지요." 그가 우리에게 설명했다. "우리가 소장하고 있는 방대한 도서들 중 미지의 책 한 권을 찾아내서, 마침내 그 저자를 알아낼 때까지 몇날 몇밤을 공부해야 할 때는 특히 더 그런데, 이런 성공 체험이야말로 내 노년을 가장 즐겁게 해주는 것이에요."

해리가 있다는 것이 두 학자에게는 커다란 행운이었다. 몇분 지나지 않아서 벌써 페르시아 의학의 전성기 대가들의 원전들이 책상 위에 올려졌기 때문이다. 라제스(Rhazes)와 아비케나, 그리고 동방에서는 높이 평가되고 있는, 11세기에 열 권짜리 최초의 의학백과사전을 쓴 그의 제자 고르가니(Gorgani)의 잘 보존된 필사본들이었다. 거의 모든 저작들은, 첫 천년기의 유럽에서 라틴어가 그랬듯이 당시 동방의 학문 언어였던 아랍어로 작성되어 있었다.

요하네스 마이어에게 가장 긴장되게 만드는 책은 쌓아놓은 책들 맨 꼭대기에 있었다. 13세기로부터 유래하는 아비케나의 '의학경전'의 원본 필사본. 아드몬트 수도원에 있는 라틴어 간행본만큼이나 두껍고 무겁지만, 우리 눈에는 그림처럼 아름다운 아랍어 문자 때문에 몇배는 더 신비로워 보였다.

원전으로 읽는 아비케나

이렇게 값진 저술이 무방비 상태로 그냥 서가에 꽂혀 있었다는 사실이 놀라웠다. 건물 한쪽에 철저하게 보안이 이루어지고 있는 슈타이어마르크와는 비교도 안 됐다. 인쇄술이 발명되기 이전에 이미 오랜 필사기간과 이로 인한 비용 때문에 단지 소수의 선택받은 사람들만이 이 경전의 완본을 소유할 수 있었다. 오늘날에는 이 필사본 중 기껏해야 다섯 개나 존재할지 모르겠다는 게 마이어의 추측이다.

아드몬트에서 원전을 연구할 때 마이어는 라틴어 번역으로는 이해할 수 없거나 혹은 번역되지 않은 아랍어 오리지널 표현들과 뒤섞여 있는 많은 부분들을 메모해 두었었다. 세 학자가 이제 함께 원전 위로 고개를 숙이더니, 몇분 되지 않아 불일치한 부분들을 발견했다. 어떤 식물들과 그 효능들은 아랍어 원전에서 훨씬 더 상세하게 설명되고 있었다. 아비케나는 유럽에서는 알려져 있지 않은 많은 적용영역을 기술하고 있었다. 해리 교수에게는 크게 놀랄 일이 아니었다. 왜냐하면 그의 설명대로 하면, 번역가들이 물론 아랍어를 구사하긴 했지만, 아주 드문 경우에만 아비케나가 빈번하게 사용하는 의학 전공용어들을 알고 있었기 때문이다.

"이런 경우 번역가가 진행할 수 있는 방식에는 세 가지가 있을 수 있지요. 때로 그들은 문제가 되는 원전의 부분을 독자적으로 해석함으로써 번역하려고 했어요. 그런 다음엔 다시 일종의 음성표기를 이용해서 아랍어 낱말을 라틴어 원전에 그냥 끼워 넣은 거죠. 말하자면 그들이 몰랐던 식물명의 경우에 그랬어요. 그리고 세번째 가능성은 가장 단순한 방법을 사용한 것인데, 설명할 수 없는 부분들을 그저 빼먹는 것이죠."

한 번 피상적으로만 비교해 봐도 이러한 의심스러운 방법이 얼마

나 자주 사용되었는지를 알 수 있었다. 식물에 관한 10여 개의 장이
아랍어에서 훨씬 더 길었다. "그렇다면 라틴어로 된 아비케나는 새
롭게 씌어져야 하겠군요." 요하네스 마이어의 말이다. "적어도 그것
은 독일어 번역을 위한 기초로서는 쓸모가 없어요. 너무 많은 것이
없어져버렸어요."

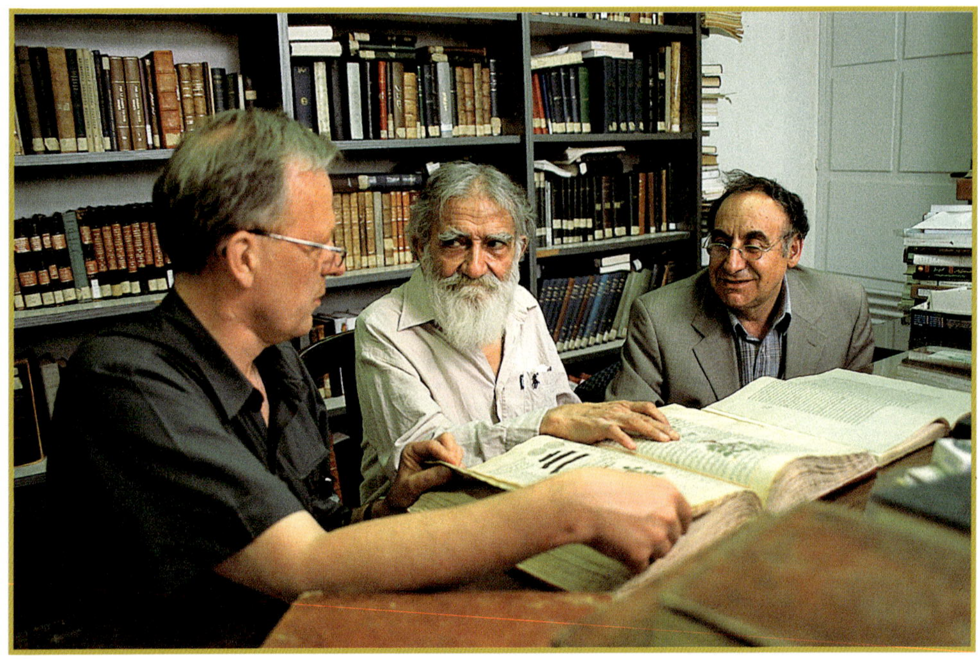

　　결국 수백 년 동안 유럽의 대학에 퍼져 있던 것은 단지 '반쪽짜리'
아비케나에 지나지 않는다는 것이다. 그것도 아주 높이 칭송된 표준
문헌이 말이다. 수많은 약제 처방들이 번역 과정에서 탈락되지 않았
더라면 얼마나 더 많은 교훈을 줄 수 있었을까. 그러나 어찌됐건 마
이어는 현장연구를 통해서 제대로 된 길을 찾은 셈이었다. 그가 아드
몬트에서 접했던 수수께끼들 중 하나를 바로 첫 날부터 자기 동료들
에게 물어서 해결할 수 있었기 때문이다. 라틴어 사본에서, 땅의 연
기는 '세네 데 메카(Sene de Mecha)'의 경우에 일반적으로 사용하는 양

의 반을 사용해야 한다고 되어 있었다. 두 이란 사람은 빙긋이 웃으며, 그게 뜻하는 것은 한 가지밖에 없다고 알려주었다. 즉, 메카에서 나는 세네스(Senes)라는 것이다! 세네스 식물은 1000년 전부터 수도원 의학에서 높이 평가되고 있었고, 안트라노이드(Anthranoid)를 함유하고 있다는 이유로 특히 소화질환에 사용되었다. "아주 간단하고 뻔한 거로군요." 독일 과학자는 고개를 저으며 고백했다. "흔히 그렇듯, 일단 해답만 안다면 말이죠!"

연구에 몰두한 학자들은 도서관 직원 전체가 무리지어 신경을 곤두세운 채 TV 촬영팀의 작업을 관찰하고 있다는 것을 전혀 눈치 채지 못하고 있었다. 사서들이 예민해져 있는 것은, 그들이 수백 년 된 보물들의 지킴이이기 때문이었다. 촬영팀이 작업 중 값진 필사본들을 손상시킬지도 모른다는, 어쩌면 서가를 넘어뜨리거나 심지어는 강렬한 전등으로 화재를 일으킬 수도 있다는 상상은 말로 표현할 수 없는 불안함을 안겨주었던 것이다. 몇주 전에 이미 촬영작업을 위한 허가를 받았지만, 그러나 TV 촬영팀이 실제로 와 있는 지금 책임자들의 얼굴에는 근심이 새겨져 있었다. 그러나 책에는 그것 말고도 이미 충분히 많은 위험이 도사리고 있지 않은가? 어느 방문객이 도서관의 자연적인 적들, 즉 흰개미와 쥐, 열과 빛에 대해서 염려하겠는가? 지속적으로 감독하는 가운데 책들을 온전한 상태로 보존하는 것이 얼마나 어려운 일인지 누가 짐작이나 하겠는가?

책의 제왕인 해리 교수만이 전혀 동요하지 않고 있었다. "이 책들은 읽혀져야 해요! 학자라면서 고대의 원전을 들여다보지 않는 것은 수치예요. 옛날의 위대한 사상가들의 사상만큼이나 더 긴장되게 하는 것, 더 많은 가르침을 주는 것은 없어요! 예를 들어 이걸 좀 보세요." 교수는 누렇게 변한, 장식 없는 작은 가죽 장정본을 조심스럽게 펼쳤다. 그는, '콜라사톨 타자레브(Kholasatol Tajareb)'라는 이름으로

10세기에 씌어진 이 책에는 심한 탈모증이 있는 한 남자가 받은 수술이 기술되어 있다고 말했다. "의사는 환자를 마취시켜, 그의 두피를 제거한 다음 개의 피부로 대체했어요. 마지막엔 약으로 수술상처를 아물게 했고, 심지어 머리털도 다시 돋아나게 했어요!"

그는 의기양양하게 좌중으로 시선을 돌렸다. "이야말로 깜짝 놀랄 일이 아닙니까? 10세기에 마취를 했다는 것! 게다가 피부이식까지. 그리고 그것도 성공적으로 말이에요." 독일 동료를 위해서 통역을 해준 파리보르즈 모아타르는 깜짝 놀랄 생각 하나를 곁들였다. "당시의 사람들이 벌써 얼마나 진보적으로 생각했는지 아세요? 정통 이슬람교의 엄한 규칙에 따르면 개인은 질병을 퇴치하기 위해 절대 아무것도 해서는 안 돼요. 알라가 원해서 생긴 것이라면 말이죠. 라잘리에 와서야 비로소 치료의 힘을 지닌 식물도 말하자면, 사람을 돕기 위해서 신이 만들었다고 말할 수 있었어요." 중세의 가장 진보된 해부, 외과술, 본초학은 따라서 바로 이러한 수사학적 기교에 기초하고 있는 것이다.

해부학적 연구

같은 날 우리는 단 몇분밖에 떨어져 있지 않은 테헤란 대학에서, 유럽에서는 여전히 위험한 돌팔이 의사와 엉터리 약사들이 행패를 부리고 있었을 때 페르시아 의학은 인체의 기능방식에 대해 얼마나 많은 것을 이해하고 있었는지를 경험하게 되었다. 중앙도서관 지하에서 우리는 대부분 여성으로 이루어진 복원자들의 작업장을 발견했다. 그들은 몇주 동안의 작업 끝에 누렇게 변하고 반은 파괴된 고대문서의 단편들을 다시 읽을 수 있는 작품으로 조합하고, 먼지와 빛과

산(酸)의 공격을 받은 양피지의 표면을 청소하며, 거의 더 이상 식별할 수 없을 정도의 문자와 도해들을 다시 원래의 모습을 바꿔놓았다.

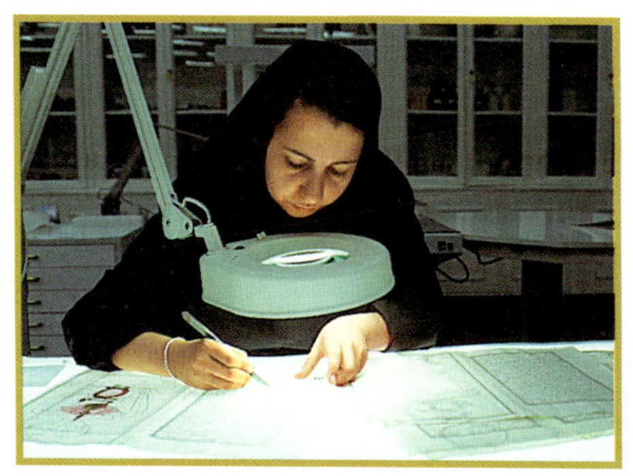

특수조명등의 빛 속에서 우리는 한 미지의 고대 의학자의 인상적인 해부도를 보았다. 내장기관들의 위치와 기능이 정밀하게 기술되어 있었고, 한 그림에서는 심지어 쪼그려 들어앉아 있는 태아가 든 자궁도 보였다. 이름 없는 한 의사는 다른 종이에다 피와 신경의 길을 섬세한 분지에 이르기까지 상세하게 작성해 두었다. 또 다른 그림에서는 마침내 골격계통이 예시되면서 인체 내 모든 뼈의 이름이 붙여져 있었다. 삽화가가 어떻게 이러한 정보를 얻을 수 있었는지에 대해서는 그저 추측만 할 수 있을 뿐이다. 당시 시체 해부는 불경죄에 해당했기 때문에, 의사는 결국 몰래 작업을 했을 것인데, 그로 하여금 세상이나 신의 형벌에 대한 두려움을 극복할 수 있게 해준 것은 엄청난 학문적 호기심이었을 것이다.

인간 탐구정신의 이 매혹적인 증거들을 필름에 담는 동안 우리를 지배한 생각은 한 가지였다. 오늘날의 우리에게는 지극히 상식적인 통찰과 인식이지만, 당시에는 그것을 어떤 희생을 치르고 어떤 궁핍한 조건에서 얻어낼 수 있었을까? 그리고 마침내 올바른 처방, 제대로 된 투여량이 정해져서 미래의 치료를 위해 의사들에 의해 기록될 때까지 당시 얼마나 많은 사람들이 잘못 투여된 식물성 약제로 치료되었을까?

이와 관련해서 요하네스 마이어는 카를 대제가 콜히쿰(Herbst-zeitlose) 추출물로 피부암을 치료받았다는 것을 알려주는 중세 문서에 관한 이야기를 해주었다. 실제로 아비케나도 이 제제, 즉 '울네라

키트 울케라(Vulneracit ulcera)'에 관해 이것이 궤양을 박멸한다고
보고하고 있다. 하지만 그는 또한 '위를 엄청나게 손상시키는'
콜히쿰의 독성도 언급하고 있다. 너무 많이 투여하는 경우 이 식
물은 아주 빨리 죽음을 가져올 수 있다. 조제는 도박이었고, 카
를 황제를 죽이게 될지도 모른다는 것을 치료 의사는 알고 있었
음에 틀림없다. 어떤 의사가 맨 정신으로 그런 모험을 감수했겠
는가? 아니면, 혹시 식물로 된 약제의 정확한 조제술이 당시에
우리가 상상할 수 있는 것보다 훨씬 더 발전했던 것일까?

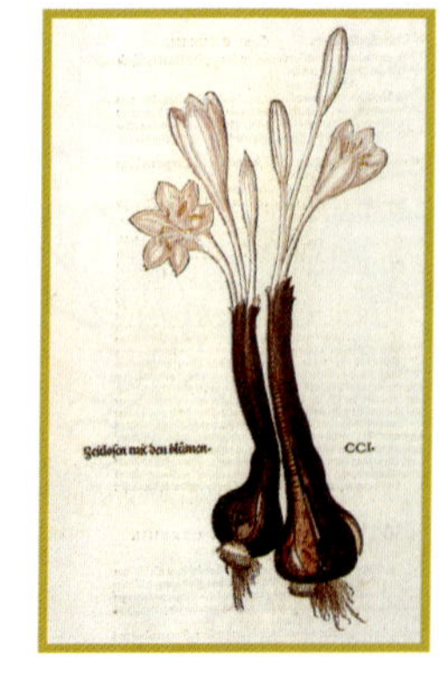

❀ 콜히쿰. 투여량에 따라서
치료식물이 되거나 치명적
인 독이 되기도 한다.

목양계곡의 비밀

다음날 우리는 테헤란을 떠났다. 1500만 명으로 추산되는 주민들 모
두가 오물과 소음과 악취에 시달리고 있는 화신(火神) 같은 이 대도시
는 우리의 취재작업에 더 이상 진전을 가져다주지 않았다. 우리는 모
아타르 교수가 며칠 전부터 꿈꾸고 있는 약초들을 마침내 보고자 했
다. 이 과학자는 독일 동료에게 이스파한, 즉 자신의 고향이자 동시
에 약초가 풍부해서 매력적인, 외딴 농촌 지역들로 들어가는 관문을
보여주고 싶어했다.
　이스파한으로 향하는 길은 황량한 반 사막지대를 관통했는데, 이
따금씩 식물이 듬성듬성 자란 언덕이 단조로운 풍경을 깨뜨릴 따름
이었다. 우리가 탄 버스는 3시간을 달린 후에 한 좁은 자갈길로 들어
서서, 멀리 희미한 윤곽을 드러내는 산맥으로 향했다. 몇 킬로미터
가지 않아서 우리는 한 마을을 관통했다. 큰 돌멩이와 빛이 바랜 나
무판자로 이어 만든 오두막들은 궁핍한 인상을 주었다. 몇 마리의 소
들이 도로 위를 터벅거리며 걸어가고, 검은 차도르로 온 몸을 가린

몇 명의 여자들이 수줍게 우리를 뒤돌아보았다. 교통량이 많은 테헤란과 이스파한 사이의 이 도로를 타고 몇 킬로미터도 가지 않아서 우리는 갑자기 깊은 시골 분위기 속으로 들어왔다.

산길은 마른 풀로 덮인 산허리를 굽이굽이 휘감으며 올라갔다. '방목계곡'으로 가는 중이라고 모아타르 교수는 설명했다. 이스파한으로 가는 중에 약간 우회하는 길이지만 그럴 가치가 있다고. 그가 개인적으로 학문을 위해 발견한 이 고장을 그는 식물학이나 약학에서 시험 주제를 찾는 자기 제자들에게도 권한다는 것이다. "그곳에서 발견하게 되는 다양한 약초가 다수의 박사학위논문을 위한 충분한 소재를 제공해줍니다!"

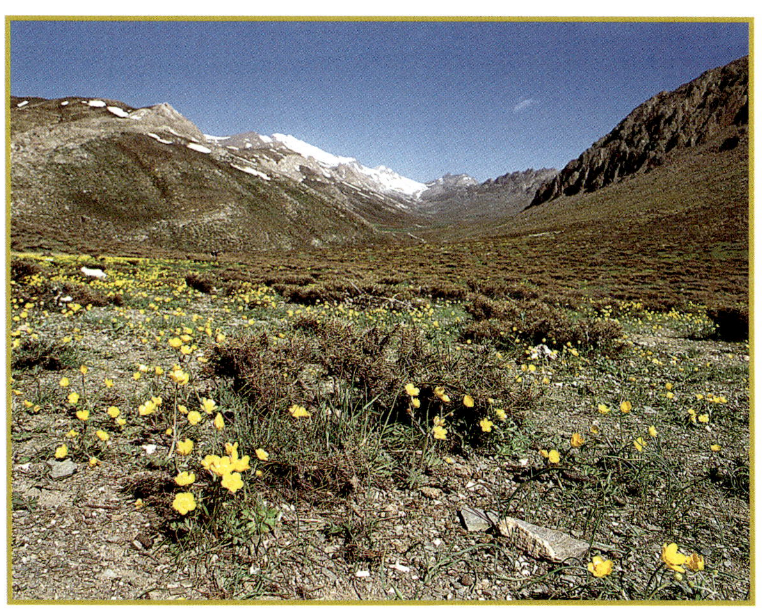

얼마 있지 않아 60대 초반의 모아타르와 50대 초반의 마이어가 열정에 차서 가파른 언덕을 기어오르는 동안 우리는 장비를 지고 땀을 뻘뻘 흘리고 있었다. 삼각대, 음향장치, 필터와 여분의 배터리를 담고 팽팽해져 있는 배낭, 그리고 물론 카메라까지가 최소한의 장비를

구성하고 있다. 우리는 각기 자기 짐을 어깨에 짊어졌는데, 그중 어느 것도 20킬로그램이 넘지 않는 것이 없었다. 그러나 노력에는 대가가 있기 마련. 태양을 등진 산허리 쪽이 1년 내내 눈에 뒤덮인 이 중간산맥의 정상들이 1시간 동안 힘들게 올라온 우리에게 정말로 화려한 파노라마를 제공했다.

첫번째 발견

두 과학자는 그사이 경치를 구경할 여유가 거의 없었다. 두 사람은 시종 바닥에 몰입해 있었다. "여기요! 여기 있을 줄 알았다니까요!" 요하네스 마이어가 승리의 표정을 지으며 접칼로 굵은 줄기와 부채 모양 잎의 볼품없는 풀 하나를 파내기 시작했다. *아사 포에티다(Asa Foetida)*, 즉 독일에서도 '악마의 오물'로 알려져 있는 전설적인 아위(阿魏, 미나리과의 약용식물로 그 줄기에서 채취한 악취 나는 수액은 진경제 또는 구충제로 사용된다─옮긴이). 마이어가 아드몬트에서 악마의 오물이 기도와 가슴의 병에 도움이 된다고 적혀 있는 아비케나의 원전 구절을 보여준 게 고작 몇주밖에 되지 않았다. 하지만 이 특이한 식물에 관한 유럽의 지식수준은 낮다. 그것은 이란과 몇몇 접경 국가들에서만 생장한다.

모아타르 교수가 악취 아위의 작용물질을 어떻게 그 순수한 형태로 얻을 수 있는지를 우리에게 보여주었다. 뿌리 바로 윗부분에서

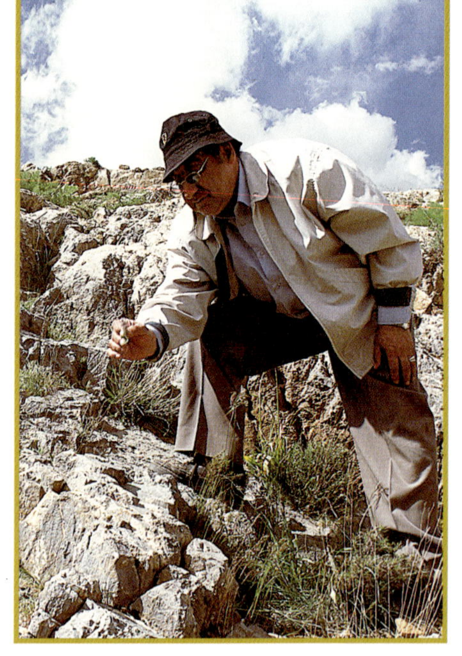

❀ 모아타르 교수가 페르시아 라벤더를 발견했다. 아비케나에 의하면 이것은 위와 장을 진정시켜 준다.

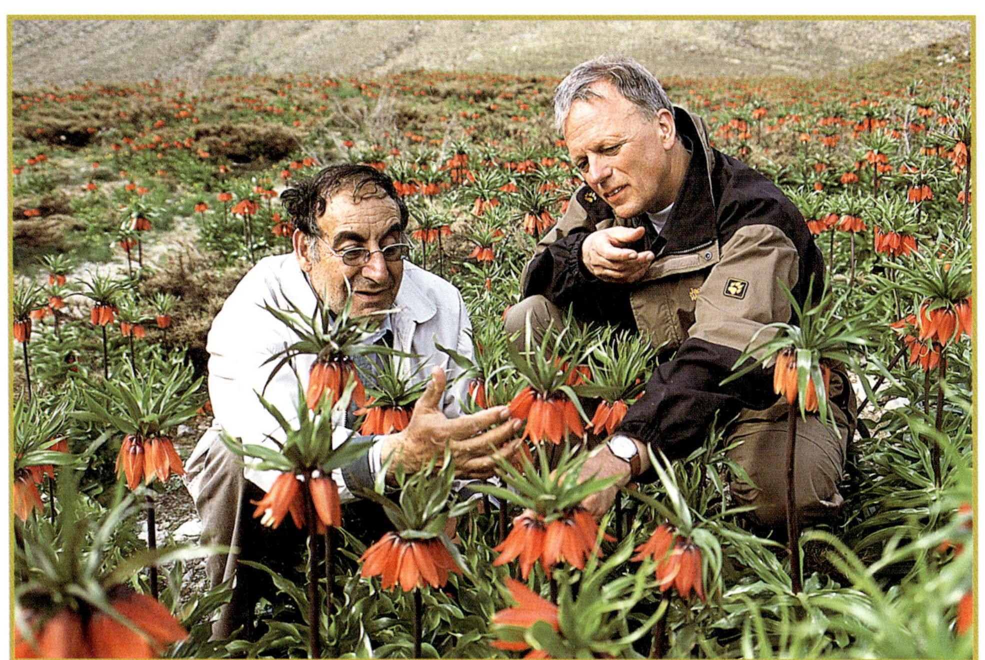

줄기를 세로로 자르고 몇초 지나자 절단면에서 작은 방울의 우윳빛 수액이 생겼다. 끈적끈적한 액체는 신선한 공기 중에서 금방 굳어졌다. 이 '시범'이 있은 후 우리는 악취 아위가 어떻게 이런 이름으로 불리게 되었는지를 분명히 알게 되었다. 이 수액은 노천에서도 실제로 악마적인 어떤 것을 지닌 역겨운 냄새를 내는 유황결합물을 함유하고 있기 때문이다.

요하네스 마이어는 독일로 돌아가 실험실에서 검사해 보기 위해 몇 가지 식물을 파냈다. 그는 최적의 환경에 있는 것이다. 역사적인 아비케나의 고향에 와서, 페르시아의 초목을 깊이 알고 있는 사람의 인도를 받으면서, 저 의사의 제왕이 자기 책에서 기술하고 있는 바로 그 약초들에 둘러싸여 있으니 말이다. 두 학자가 이제 희귀하거나 또는 많은 걸 약속해주는 약초들을 얼마나 빨리 발견하던지, 우리의 촬영작업이 보조를 맞추기 힘들 정도였다.

바람이 잘 통하는 한 산등성이에는 분홍빛 꽃이 만발한 화려한 고편도(苦扁桃, 쓴 아몬드-옮긴이) 나무들이 자라고 있었다. 아비케나는 피부질환과 여러 가지 내장기관 질병에 대한 이 식물의 효능을 언급했었다. 부드러운 (과실 표피의) 회청색 연모(軟毛)처럼 페르시아 라벤더의 융단이 바람에 떨었다. 여기에서도 시료 하나가 우리의 짐 속으로 들어갔다. 고대 문서들에서는 이것이 위와 장을 진정시키는 작용을 한다고 했다.

월계수와 아주 비슷하고, 그것과 마찬가지로 강한 향기를 내뿜는, 거의 사람 키 크기의 독성 강한 관목식물인 백서향(Daphne)을 아비케나는 진정제라고 기록했다. 정신적으로 혼란스러워 제어할 수 없이 닥치는 대로 쳐부수는 환자에게 사용된 게 분명한, 일종의 중세의 향정신성약물이다. 아비케나는 이것을 높이 평가하면서, 이렇게 하면 이 불쌍한 사람들에게 족쇄를 채우지 않아도 된다고 했다. 서향은 오랫동안 의학적으로 사용되지 않았다고 모아타르 교수는 말했다. 그러나 얼마 전에 이란에서 고대 문서에 의거해 다시 이 식물에 관해 연구하기 시작했는데, 특기할 만한 성공을 거둔 동물실험이 진행 중이라 한다. "몇년 후엔 어쩌면 정말 효과적이면서도 식물성이라서 부작용이 없는 향정신성약물을 손에 넣게 될지도 모르겠습니다." 모아타르의 추측이다. "그리고 그건 거의 정확하게 1000년 전의 아비케나의 작은 메모 덕분이지요."

중세 후기에는 오늘날 유럽에서는 거의 잊혀진 이 식물들 중 많은 것들이 말 그대로 대인기였다. "이에 대한 책임은 누구보다도 독일에서도 의학교육의 새로운 척도를 세웠던 아비케나에 있었어요. 그리고 물론 사람들은 당시 그의 저술들에서 기술되고 있는 바로 이 약들도 얻으려고 했었죠." 마이어의 설명이다.

낙타대상은 한때 이 초록색 황금을 큰 무역로를 통해 시리아까지 가져갔고, 이곳으로부터 해로를 거처 베니스를 넘어 유럽의 심장부로까지 갔다. 심지어 약제를 며칠 만에 지중해에서 뉘른베르크까지 운반해준 특별 속달배달인들도 있었는데, 이곳에서 출발해서 독일 내의 분배가 조직되었던 것이다. 말린 약초들이 — 속달배달인을 투입하지 않고 — 마침내 대도시의 약국과 지배자의 시의의 손에 들어갈 때면, 그것들은 이미 몇달 동안의 여행을 한 것이기 때문에 말 그대로 같은 무게의 금으로나 살 수 있었다.

이 시기에는 약사의 직업관도 형성되었던 것은 놀랄 일이 아니다. 왜냐하면 많은 상인들이 분명 값어치 없는 풀을 저마다 갖고 싶어 안달하는 초록색 황금의 값으로 올려 받기 위해 애썼을 것이 뻔하기 때문이다. 그렇기 때문에 이런 가짜들을 식별할 수 있는 전문가들이 필요했다. 중세의 약전에서도 이 문제는 상당한 비중을 차지하고 있는데, 종종 이 주제와 관련된 조언들이 절반을 차지하고 있기도 한다.

과자를 굽는 곳인가, 약국인가?

요하네스 고트프리이트 마이어 박사(뷔르츠부르크 의학사연구소)

아몬드나무는 원래 북아프리카, 근동 그리고 중국에서 나지만 독일에서도 번성한다. 그 식물학적 명칭 프루누스 술키스(*Prunus sulcis (Mill.) D.A. Webb*)가 말해주듯 이것은 체리·자두와 친척지간이다. 역사적인 문헌들에서도 이미 단 아몬드(감편도)와 쓴 아몬드(고편도)는 구별되고 있다. 감편도는 그러나 아마도 배양으로만 개발되었던 것 같고, 이 나무에서는 원래 쓴 맛의 씨만 나왔다. 나무로만 봐서는 서로 구별되지 않는 반면, 고편도는 주로 식량으로 재배되었던 감편도보다 약간 작다. 이와 반대로 고편도는 중요한 약제였는데, 이를 아비케나의 '의학경전'이 한 번 더 증명해주고 있다.

이 위대한 의사의 그림에 따르면(제2권 58장), 고편도는 예컨대 곪은 농진이나 상처, 궤양 등 외포용으로도 사용되었지만, 화장을 목적으로 사용되기도 했다. 아몬드기름은 오늘날에도 화장에서 역할을 맡고 있다. 아비케나는 그러나 이 기름을 신장질환이 있을 때와 결석에 대해, 두통이 있을 때와 시력강화를 위해 권

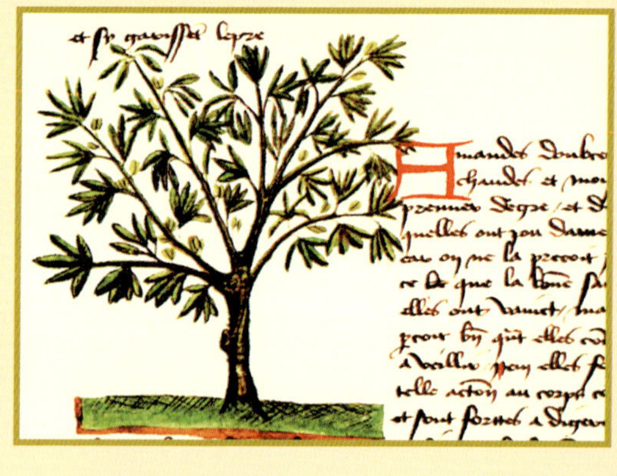

❀ 본초의학에 관한 고대프랑스어 필사본에 그려진 고편도(쓴 아몬드)나무.

장한다. 기도에 대해서는, 밀가루를 곁들인 고편도가 객혈에 좋고, 만성 기침, 천식, 그리고 늑막염에 도움이 된다고 한다.

소화기관에서는 특히 고편도가 간과 비장, 그리고 외정맥의 폐색을 열어준다. 싱싱한 아몬드를 껍질과 함께 먹을 경우 위액이 깨끗해지고 소화가 잘 된다. 아몬드기름과 장미기름으로 된 고약은 외음부에 통증이 있을 때와 열나고 단단해진 농양에 사용된다고 한다. 바르게 되면 월경을 일으킨다고 한다. 심지어 미친개에 물렸을 때에도 아몬드가 효용이 있다고 한다.

1200년경의 아라비아의 한 약제이론서에서는 아몬드를 특별히 자세하게 다루고 있는데, 이른바 지식집합체인 이 저서는 유명한 의사인 세라피온(Serapion)이 저술한 것으로 잘못 알려져 있다. 《라이프치히 약물학(Leipziger Drogenkunde)》에 의거해 긴 장에서 발췌해 본다.

"나아가서 아몬드에는 두 종류가 있다는 것을 알아야 한다. 요즘 말하는 식으로 할 때, 단 아몬드와 쓴 아몬드이다. ◆ 단 것에는 약간의 쓴맛도 들어 있다고 갈렌(Galen, 고대그리스의 명의. 서기 120~200년 −옮긴이)은 말하는데, 쓴맛이 단맛과 하나가 되기 때문에 쓴맛이 덮여서 감관이 알아차리지 못한다는 것이다. ◆ 그리고 단 아몬드의 나무가 효능에 있어서 쓴 아몬드 나무보다 약하다고 한다. 그리고 쓴 아몬드가 배뇨에 더 적합하다. ◆ 그리고 아몬드를 싱싱할 때 껍질과 함께 먹는다면 위액을 위해서 좋다. (…) ◆ 그리고 그것을 먹으면 아픔을 덜어주고, 배를 부드럽게 해주며, 잠을 오게 해준다. 그리고 오줌을 나오게 해준다. ◆ 그리고 아몬드를 밀가루, 박하와 함께 처방해주면 콩팥의 통증과 허파의 궤양에 도움이 된다. ◆ 그리고 이것을 롭(rob, 빨아 먹을 수도 있는

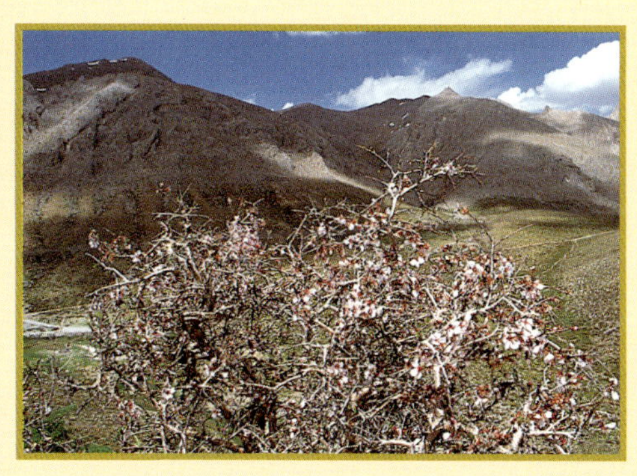

❀ 넓은 효능영역을 지닌 동시에 눈요기도 되는 치료제. 이란의 중간산맥에 있는 고편도 관목.

졸인 식물즙―옮긴이)과 함께 주면 배뇨 곤란에 도움이 되고 결석을 깨준다. ◆ 그리고 이것을 호두 크기로 꿀, 우유와 함께 먹으면 간의 통증이나 기침, 복통에 도움이 된다. ◆ 그리고 다섯 개를 공복에 먹으면 숙취를 이길 수 있다. ◆ 그리고 여우가 어떤 음식이든 고편도와 같이 먹으면 죽는다.”

고편도는 실제로 독성이 있다. 어린아이의 경우 10개 정도만 먹어도, 그리고 성인의 경우에는 약 60개를 먹으면 죽을 수 있다.

중앙유럽에서 아몬드나무를 연구한 최초의 저술가들 중에는 12세기(1098~1179년)의 위대한 수녀원장이었던 힐데가르트 폰 빙엔(Hildegard von Bingen)이 있다. 그는 치료효능 전체가 열매에 들어 있다고 생각해서, 두통이나 허파 및 간의 통증에 아몬드를 권한다.(《퓌지카(Physica)》제3권 10장) 오늘날에는 고편도유는 주로 화장품에 사용된다. 냉압착 방법으로 얻은 기름에는 유독물질인 아미그달린(Amygdalyn)이 없기 때문에, 마르치판(Marzipan, 갈아 으깬 아몬드를 설탕으로 버무려 만든 반죽의 독일식 이름인 마르치판은 사탕이나 케익 코팅 등에 사용된다―옮긴이)이나 초콜릿·리큐르를 생산하는 식료품공장에서도 사용될 수 있다.

악마의 오물 ― 치료제인가?

소위 악마의 오물은 페룰라 아사 포에티다(*Ferula asa-foetida*)라는 식물에서 얻는 고무 내지 수지이다. 또 다른 독일어 명칭 ‘슈팅크 아잔트(Stink-Asant)’는 오늘날에도 여전히 식물학 명명사전에 있는 중세의 명칭 *아사 포에티다*(*Asa foetida*)를 그대로 반영한다. *아사*(*Asa*)는 종류를 말했고, *포에티다*(*foetida*)는 “악취를 내는” “강한 냄새를 풍기는”을 의미한다. 이 이름이 우연히 생긴 게 아니라는 것은 여러 종류의 페룰라(Ferula) 수액이 상당히 독한 냄새를 풍기는 것에서 알 수 있다.

고무수지는 싱싱한 뿌리와 땅속줄기에 칼집을 냄으로써 얻어진다. 아주 작은 상처에도 우유 같은 즙이 흘러나온다. 큰 뿌리로부터 얻을 수 있는 아위의 양은 1킬로그램 정도이다.

악취 나는 아위가 중세 유럽 의사들에게 알려져 있었다는 것은 놀랍다. 왜냐하면 이 산형과(傘形科) 식물은 오직 페르시아의 남부지역과 아프가니스탄 접경지역에서만 생장하기 때문이다. 이 수지는 실크로드 같은 대형 무역로를 거쳐서 서유럽에까지 이르렀다. 고대 그리스 의사들도 이 흰빛을 띤 덩어리를 사용했다. 로마에서 활동했던 그리스 의사 디오스쿠르디스(Dioskurdis)는 서기 60년경에 약제에 관한 최초의 위대한 저서를 저술했다. 그 제목은 《마테리아 메디카(Materia medica, 약의 재료)》이고, 오늘날까지도 약초의 작용에 대해 씌어진 가장 중요한 책이다. 제3권에서 (편집방식에 따라 84장 내지 94장에서) 디오스쿠르디스는 코를 아주 심하게 찌르는 향기를 낸다고 하는 메디아 혹은 시리아의 수지초(Silphium)를 다룬다.

같은 장에서 그는 매우 쾌적한 맛을 지니고 있는 키레네의 수지초도 다루고 있다. 여기에서 우리는 아위가 당시 특히 티눈, 태선(苔癬), 정(疔) 등 여러 가지 피부문제와, 개에 물리거나 전갈에 쏘여 생긴 상처가 있을 때 사용되었음을 알게 된다. 그러나 또한 이 수지는 만성적인 기도질환과 목쉰 데에 도움이 된다고도 한다. 기침과 늑막염이 있는 경우에는 악취 나는 아위를 계란에 섞어 저어서 후루룩 마셨다. 황달이나 수종증이 있는 사람은 무화과와 섞어서 먹고, 열이 날 때는 후추·유향·와인과 함께 먹을 것이 권장되었다. 치통에는 유향과 혼합한 악마의 오물을 충치 속에 집어넣었다.

위대한 페르시아 의사 입은 시나(Ibn Sina)— 일명 아비케나— 는 자신의 거대한 편람인 《의학경전》에서 마침내 자신이 속한 생활세계의 약초를 주제로 다룬 뒤에 (제2권 53장에서) 아위를 다루고 있다. 그는 이 식물을 단순히 '아사(Assa)'라고 부르고 있고, 그리스인 디오스쿠르데스처럼 아비케나도 두 종류를 알고 있었다. 하나는 약하고 쾌적한 냄새를 가진 것이고, 다른 하나는 악취를 내며 보다 흥분시키는 성향을 지녔는데, 제4도의 초입에서 그렇고, 제2도에서는 시든다고 했다. 수지는 '알티트(althit)', 뿌리는 '알마로트(almaroth)'라고 부른다. 이 페르시아 의사도 아위 혹은 악마의 오물의 다양한 사용처를 알고 있었다. 예컨대 화장품에 사용되는 경우 좋은 색상을 만들어준다고 한다. 외용으로는 부종·농진·궤양 그리고 상처에 발라서 사용한다. 아비케나는 기도질환에서의 사용이나 마찬가지로 치통에 대한 처방도 기록하고 있다. 그래서 아위를 물에 녹여 양치제로 사용하면 목쉰 데 좋다고 한다. 기침과 늑막염에 계란과 함께 후루룩 마시는 것도 아비케나는 언급하고 있다.

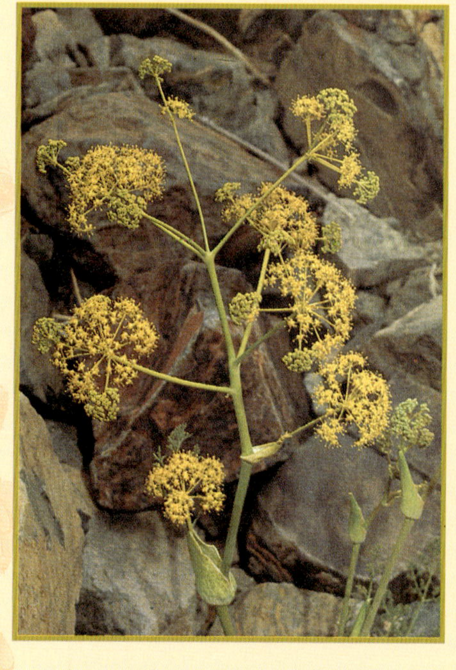

❋ 중세 말에 이미 상당한 양을 유럽으로 수입했다. 악취 나는 아위 혹은 '악마의 오물'.

　　페룰라 아사 포에티다 수지는 독일에서도 알고 있었다. 1435년경 작센의 한 수도원에서 기록된, 독일어로 된 중세 최대의 약리학서 《라이프치히 약물학》에는 *아사 포에티다*에 관한 긴 장이 있다. 거기에서 이 식물은 지중해 너머에서 성장하고 있고, 그것은 일종의 '점착물질'이라는 구절을 읽을 수 있다. "이 물질은 여름에 채집한다. 아주 냄새가 고약하기 때문에, *아사 포에티다*라고 부른다." 《라이프치히 약물학》에는 디오스쿠르데스와 아비케나에서 이미 발견되는, 기침이나 상처치료를 위한 처방들도 있다. 그 수지는 여기에서 심지어 간질, 마비와 그 외의 중병에 대해서도 권해지기도 한다.

페룰라 아사 포에티다의 수지가 이란에서는 여전히 기침이나 쉰 목 같은 감기증상에 좋은 수단으로 통하는 반면, 유럽에서는 전혀 아무런 역할도 하지 않고 있다. 지난 세기의 70년대까지도 전공문헌, 예컨대 《하거의 실용제약안내서(Hagers Handbuch der pharmazeutischen Praxis)》에는 히스테리 상태를 진정시키는 제제로, 복부팽만증과 장운동부진, 그리고 기관지 및 성문 경련에 사용되는 약제로 기록되어 있다.

치명적인 독인가 약인가?

이 작은 관목에 대한 독일어 명칭부터 다소 모험적으로 들린다. 자이델바스트(Seidelbas, 서향나무)와 켈러할스(Kellerhals, 백서향나무). 여기에서 '자이델(Seidel)'은, 적어도 바이에른지방에서 이 말을 듣고 생각할 수 있을, 맥주가 가득 담긴 조끼와는 전혀 무관하다. 오히려 그 말은 양봉업자를 말하는 고어 '치이들러(Ziedler)' 내지 '차이들러(Zeidler)'에서 왔다. 자이델바스트는 개화기 이전에 아주 일찍 꽃을 피우고, 그래서 벌이 즐겨 찾기 때문이다.

다른 이름인 '켈러할스'는 이 관목의 열매를 먹었을 때 생기는 작용과 관련된다. 입과 목의 공간이 따끔거리거나 목으로 넘길 때 아프기 때문에 목이 조여지는 느낌을 받는다. 자이델바스트의 모든 부분이 다 무독성이지는 않은데, 특히 그 열매와 나무껍질에는 신장뿐만 아니라 중추신경계와 신진대사를 손상시키는 독인 다프네톡신(Daphnetoxin)과 메체라인(Mezerein)이 들어 있다. 열매를 10~12개를 먹으면 치명적이다. 반대로 새들은 아무리 많이 먹어도 탈이 없다.

이 식물의 학명은 그리스 전설에서 유래한다. 요정 다프네는 아폴로신의 추적을 피하기 위해 월계수 관목으로 변신했다. 다프네(Daphne)라는 이름은 원래 월계수를 지칭하는 말이었고, 나중에 자이델바스트게백세(Seidelbastgewächse, 서향나무)로 전이되었다.

서향에는 여러 종이 있다. 가장 넓게 퍼져 있는 것은 거의 전 유럽과 시베리아, 소아시아에서 만날 수 있는 일반적인 서향(*Daphne mezereum*)이다. 재배종으로서 많은 암석원에서도 자라는 *다프네 라우레올라*(*Daphne laureola*)도 잘 알려져 있다.

그런데 하필이면 유독성 서향이 약초로 사용된다는 말인가? 1557년 프랑크푸르트 암 마인에서 처음으로 출간된, 널리 유포된 아담 로니처(Adam Lonitzer)의 초본서에서는 두 종류의 서향나무가 다뤄지고 있는 게 분명하다. 그 하나를 그는 켈러할스 또는 췰란트(Zyland)라고 부르고 있고, 다른 하나에 관해서는 서향나무가 '이풀(Läußkraut)'이라고도 불린다는 구절을 읽을 수 있다(이것으로 이를 죽였기

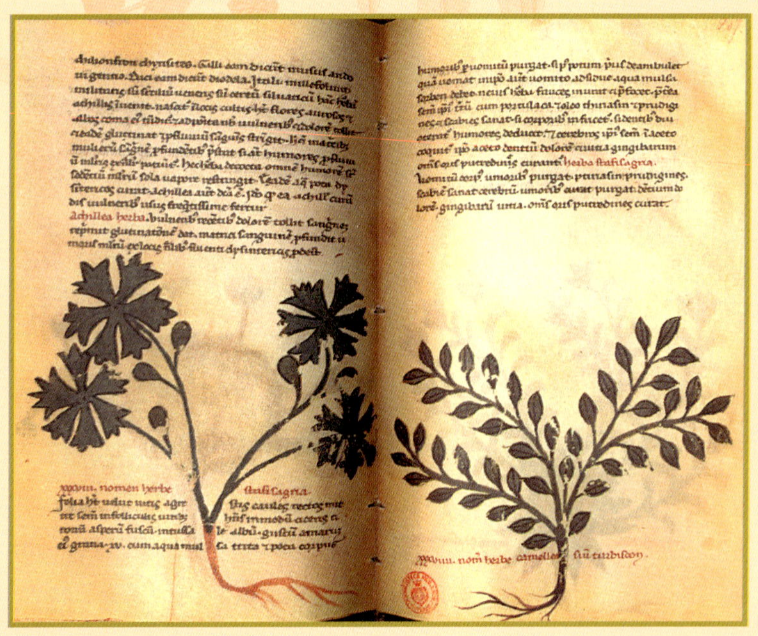

이 약초에도 저주와 축복이 동침하고 있다. 독일어로 자이델바스트라고 하는 다프네(오른쪽)에는 위험한 다프네톡신이 들어 있다.

때문이다). 그리스 의사 디오스쿠리데스의 유명한 고대 약제론에서는 그것이 *카르멜라에아(Charmelaea)*로 명명되고 있고, 아랍인들과 약사들 사이에서는 *마제레온(Mazereon)*으로 불린다. 그러나 다프네에 대해 다양한 이름이 사용되고 있음에도 불구하고 모든 원전들은 사용 시 주의를 권고하고 있다.

수증(水症), 즉 수종(水腫), 그리고 상처를 치료하는 데 사용된 서향나무는 19세기에 치료학이나 초본학에서 점점 더 자취를 감췄다. 물론 지난 세기의 70년대까지도 몇몇 약학 서적에서는 발견된다. 그러나 이들 전문서적에는 열매가 아닌 껍질이 치료제로서, 즉 고약형태로 처방되는 발포제로서 언급되고 있다. 유독 동종요법에서만 서향나무가 그 유혹적인 이름 다프네와 함께 여전히 다양한 병고에서 역할을 하고 있을 뿐이다.

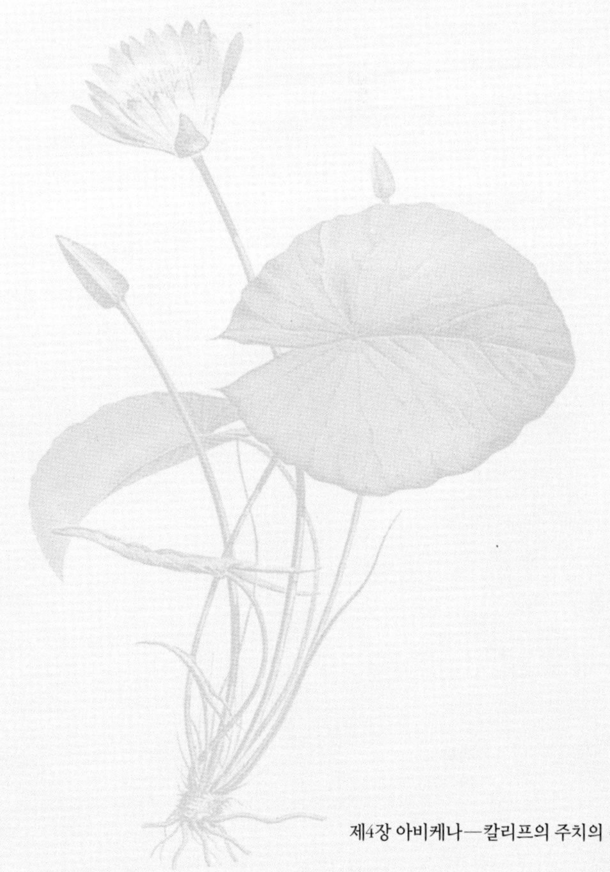

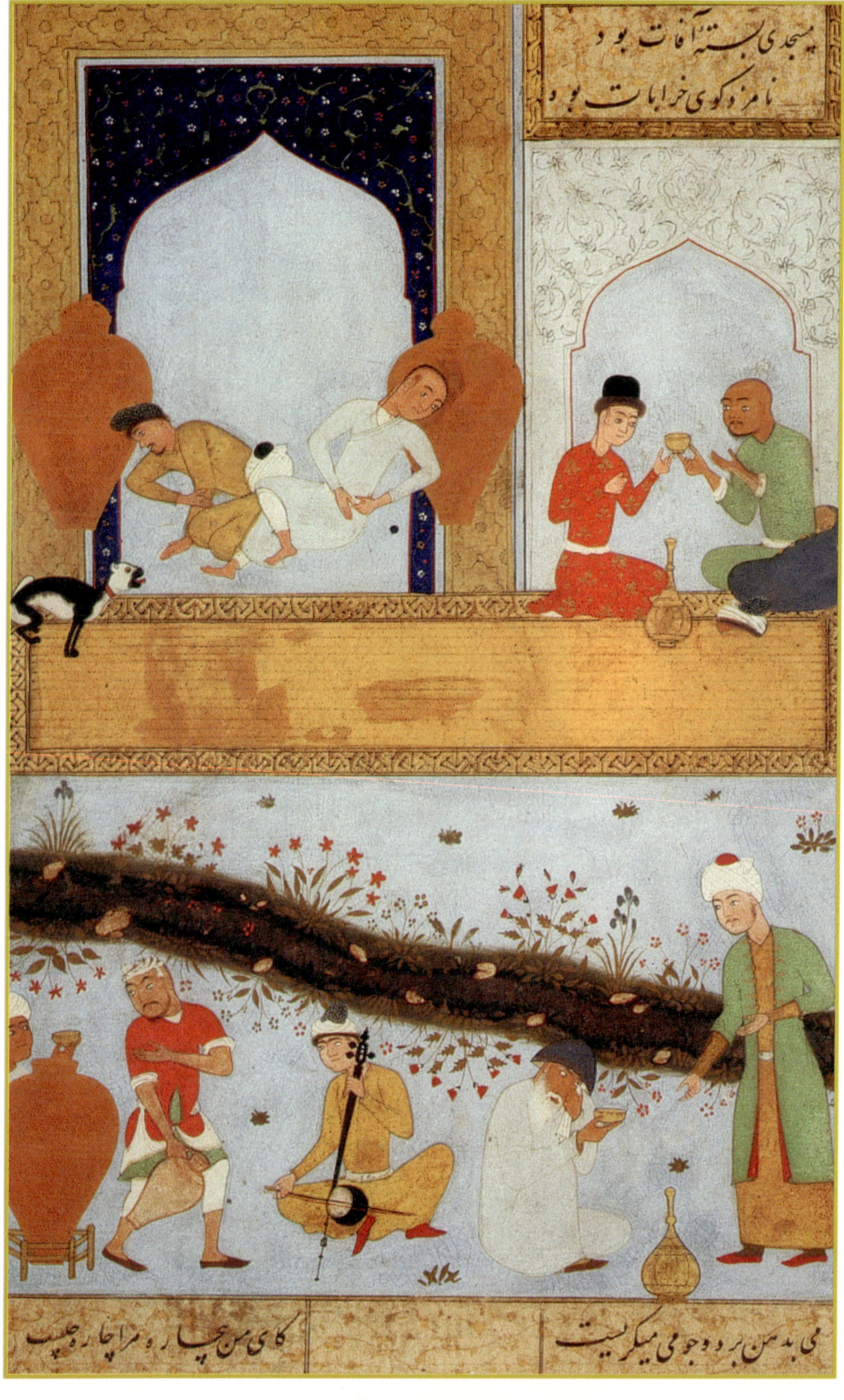

مسجدی بسته آفات بود
نامزد کوی خرابات بود

می بدِ من بر و دو جوی می‌کریت
کای بدِ من بِچا ره مرا چاره جوی

아비케나 의학교

마침내 이스파한에 도착했을 때는 깊은 밤이었다. 강철로 된 도시의 관문들, 유명한 모스크들, 중세 교각들, 이 모든 것을 우리는 건축물들에 가로등과 동양적 장식들에 맞춰 설치된 몇몇 전등사슬의 불빛 속에서 그저 예감만 할 수 있을 따름이었다.

태양이 첫 빛을 지평선의 산맥들에 비추고, 수없이 많은 사원 첨탑들이 가느다란 손가락처럼 도시의 거리와 광장 위를 미끄러져 가는 다음날 아침에야 우리는 이제야 정말로 우리가 꿈꾸던 천일야화 속에 와 있다는 걸 느꼈다. 이스파한! 그대, 아름답고 행복한 도시여. 전문가들은 이곳을 고대 페르시아의 보석, 이슬람 세계에서 가장 그림 같은 도시 중 하나로 칭송한다. 정원·찻집·궁전·정자들과 더불어 이스파한은 아비케나의 궤적을 쫓기 위한 최상의 무대를 만들어주었다. 왜냐하면 중세의 저 위대한 철학자 의사가 이곳에서 생의 대부분을 보냈고, 이곳에 또한 그의 유명한 '의학교'가 있었기 때문이다.

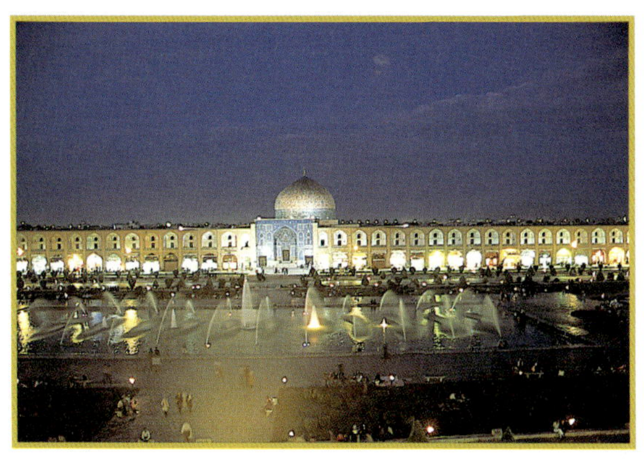

❀ 이스파한의 이맘광장의 동편에 있는 샤이크 롯트폴라 모스크.

❀ ◀식물에 기초한, 낮게 하는 음료가 페르시아에서는 의학적 치료에 있어서 중요한 구성요소였고, 오늘날에도 여전히 그렇다.

우리는 처음부터 곧장 아비케나가 가르쳤다고 하는 건물을 찾아나섰다. 여행 안내책자에는 그것이 다르다쉬트 구역의 북쪽 시내에 위치하고 있다고 되어 있었다. 우리는 결국 누군가 길을 알려줄 때까지 현지 안내인이 구역 거주민 10여 명에게 길을 물어야 했다는 데 놀랐다. 역사를 간직하고 있는 작은 집을 마침내 우리는 무미건조한 신축 건물들 사이 사방이 흉측한 전선들로 둘러싸여 있는 먼지 나는 한 골목길에서 발견했다. 실망이 이만저만이 아니었다. 우리 카메라

맨은 장식이 전무한 이 건물이 완전히 잊혀진 것으로 보이지 않게 할 시야각을 찾을 수 있을까 해서 인근의 모든 건물로 기어 올라가 보았지만, 소용이 없었다. 그 옛날 아비케나의 활동지의 내부조차도 우리는 구경할 수 없었다. 문은 폐쇄된 채 광고포스터로 사정없이 도배되어 있었다. 이미 여러 달 전부터 아무도 이 건물에 들어가지 않은 게 분명했다. "그럴 가치도 없어요." 이웃사람이 어깨를 들썩거리며 중얼거렸다. 몇년 전에 한 번 안을 들여다봤는데 당시는 외양간이었다고 했다. 그가 아는 한, 지금은 쓸모없게 된 나무판자 몇개와 이웃 신축건물을 지을 때 남았던 깨진 벽돌들만 들어 있다는 것이다.

우리는 고개를 떨어뜨리고 철수했다. "이곳 사람들은 이 역사적 장소의 값어치를 도대체 알기는 하고 있는 걸까?" 모아타르 교수가 중얼거렸다. 그에게서는 하필이면 자기 고향도시의 아비케나의 유적지가 이렇게 부실하게 관리되고 있다는 사실에 난처해 하는 표정이 역력했다. 왜냐하면 그의 말에 의하면, 동방의 치료술의 전성기에 이 유명한 의사의 명성은 자신이 살았던 도시만이 아니라 온 나라에까지 퍼져 있었기 때문이다.

이슬람 국가들에서 의사는 겉으로 드러나는 모습에서 같았던 종교지도자들과 비슷하게 존경받는 인물이었다. 의사들은 언제나 긴 의복을 입고 있었고, 존경스러운 학자다운 수염을 기르고 있었다. 그들은 수공업자나 농부들이 입는 짧은 치마를 입지 않았다. 그들 중 가장 유명했던 사람들은 칼리프와 술탄, 그들은 태수들의 궁정에서 시의로 활동했고, 최초의 병원에 속해 있었던 학술원에서 가르쳤다.

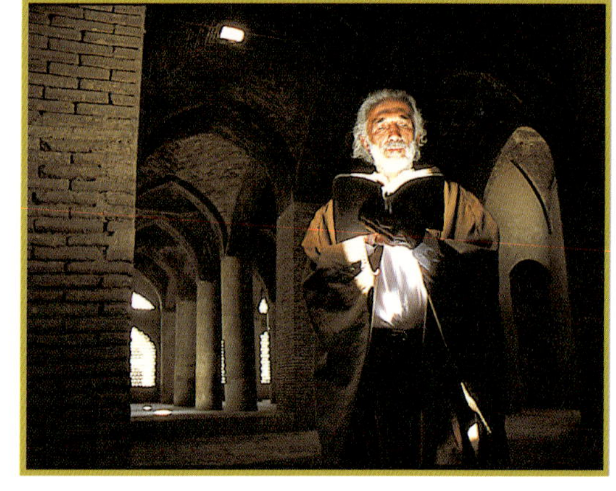

❀ 현대판 이란의 아비케나. 그 유명한 중세 의사는 이런 모습이었을 것이다.

학문과 실용의학의 이런 긴밀한 결합은 당시로서는 유일무이한 것이었다. 그것은 이슬람 공간에서만 존재했다. 그래서 동방의 의사들은 유럽에서 값으로 따질 수 없는 그리스와 로마의 고급문화의 유산이 잊혀져 갔던 해체의 시기에 의학 전통의 보존자가 되었던 것이다. 그들이 그리스인들의 의학이론 지식에 추가한 새로운 것은 극히 적었지만, 그러나 그들의 업적은 근본적으로 이 지식의 보존과 체계화에 있는 터이다. 페르시아인과 아랍인들은 특히 약과 추출물의 수준 높은 조제법에 있어서 대단한 진보를 이뤘다. 발산·여과·증류 같은 절차는 고대 동방에서 비롯된 발명이다. 결정화·용해·환원 같은 기술들이 여기에서 창안되었다. 최초로 약제가 설탕의 도움으로 보존과 저장이 가능하게 되었다. 화학과 약학의 몇몇 중심개념들이 동방지역의 당시 고급 학문언어, 즉 아랍어에서 파생되었는데 가령 알칼리·알코올·엘릭서(Elixir)·시럽 등이 그렇다. 요컨대 첫 밀레니엄 시기의 동방 의사들은 위대한 실행가였다. 그들은 신학을 무시하고 의학발전을 이뤘다. 이는 당시의 학문 사업에서는 미증유의 예외였다.

"아비케나 또한 종교에 크게 개의치 않았던 게 분명합니다." 마이어가 우리에게 이 대가의 전기로부터 몇 가지 얘기를 들려주며 하는 말이다. 오래된 동판화와 그림 속에서 아주 존경스럽고 여유롭게 우리를 쳐다보는 이 지혜로운 사람은 극히 변화가 심한 인물이었던 것 같다. 그는 자신이 고용되어 있던 페르시아 황실들을 잇달아 떠나서는 새로운 도전을 찾아 나섰다. 아비케나의 전인교육과 번뜩이는 이해력은 당시의 가장 중요한 지배자들의 인정을 담보하는 것이었다. 쉴 새 없이 일했던 이 사람은 동시에 교만과 무절제함으로 주변 사람들을 혼란스럽게 만들었다. 그는 쾌락을 즐기는 사람이었고, 명백한 플레이보이였던 것이다. 그러나 아비케나는 한 번도 결혼을 생각해

본 적이 없었다. 자유, 독립, 그리고 전적으로 학문을 위해 사는 삶, 이것이 그에게는 너무나 값진 것이었다.

아비케나가 사랑문제에 얼마나 도통했는가는 모아타르 교수가 곁들여 들려준 일화가 잘 말해주고 있다. 설명할 수 없는 수많은 증후들로 고생하는 한 젊은 왕자가 이 유명한 의사에게 보내졌을 때, 아비케나는 진단하는 데 오랜 시간을 필요로 하지 않았다고 한다. 그는 자기 환자로 하여금 살아온 역정에 관해 말하게 했고, 특정한 여인의 이름을 언급할 때 맥박이 심하게 빨라지는 것을 알았다. 왕자는 상사병에 걸렸어! 아비케나는 논란의 여지가 없는 자신의 권위를 내세워 즉시 결혼할 것을 지시했고, 그 젊은 귀족은 신기하게도 바로 치유되었다.

이맘 모스크의 모자이크

이와 같은 낭만적인 이야기를 영화로 만들고자 할 때, 이스파한은 이를 위해 환상적인 무대를 제공해준다. 이 도시의 주민이라면 누구든 방문객들에게 그 유명한 이맘(Imam)광장을 보여주는 것을 주저하지 않을 것이다. 그리고 모아타르 교수도 예외는 아니었다. '의학교'가 별반 매력적이지 않다는 게 입증된 뒤, 이맘광장은 그것을 완전하게 보상해주었다.

이전에 '세계 모형의 광장'이라고 불린, 폭 150미터 길이 500미터인 이 부지는 이슬람 세계의 가장 주목할 만한 건축물 몇개로 에워싸여 있었다. 모두가 17세기 초 압바스(Abbas) 1세 치세에 세워졌던 궁전터에 속한다. 호화 건축물들은 이스파한에서 가장 활기 있는 장소 중 하나를 위한 틀을 만들고 있었다. 전체 직사각형은 2층의 아케

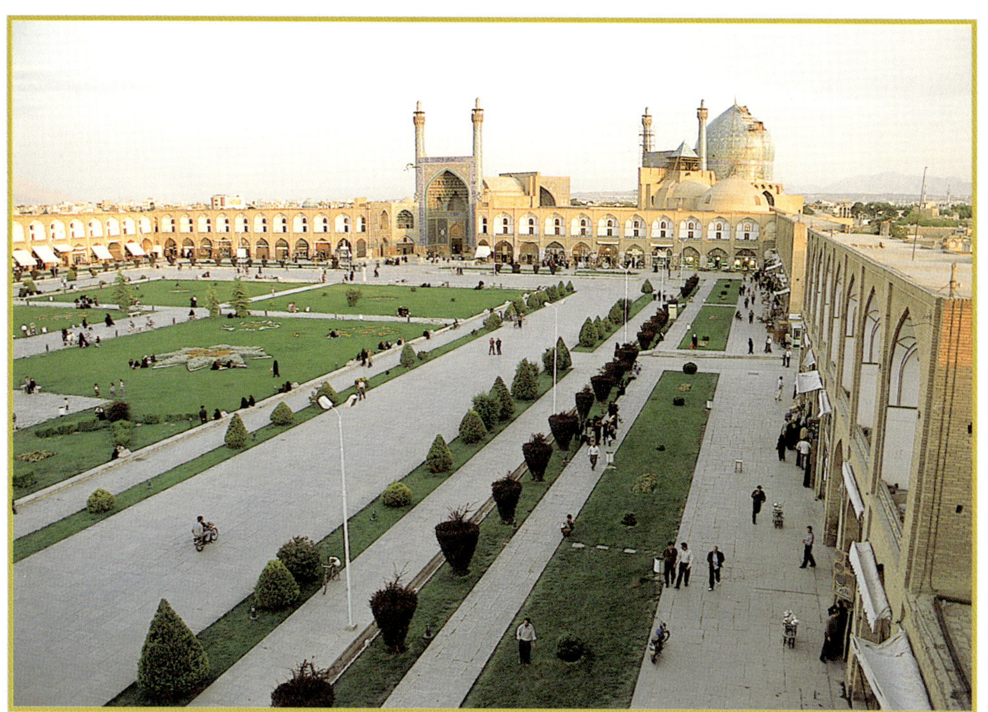

이드로 짜여져 있고, 그 안에는 10여 개의 작은 가게들이 입주해 있었다. 그곳과 광장 중앙의 분수들 사이에서는 저녁때나 주말에 가족들이 산책을 하고, 아이들은 이리저리 뛰어놀며, 젊은 연인들은 서로 몰래 신호를 보낸다.

광장의 남쪽 끝에는 이맘 모스크의 첨탑이 우뚝 솟아 있고, 그 뒤로 신전의 중앙 원형지붕이 그보다는 좀더 납작한 여덟 개의 기도실 원형지붕에 포위된 채 양파모양을 그리고 있다. "세상에서 가장 아름다운 모스크입니다!" 모아타르 교수의 가식적 겸손함이 없는 말이었다.

아주 적당한 입장료를 지불하고 난 뒤 우리는 전형적인 첨두홍예를 지닌, 30미터 높이 정도의 화려한 장식의 정문을 통과했다. 문지기는 우리의 분해 가능한 크레인을 포함한 무거운 촬영장비에 무표정한 시선을 한 번 주고는, 아무런 이의 없이 통과신호를 주었다. 판지로 된 작은 판에 비실비실한 필체로 "Cameras allowed"라고 적혀 있었다. 그것은 폴라로이드 사진기나 마찬가지로 전문적인 촬영팀에도 그대로 적용되는 게 분명했다.

내부 정원은 한산했다. 직사각형의 저수조가 궁정의 중심점을 이루고 있고, 빙 둘러 2층의 아케이드들이 즐비해 있었다. 우리는 멀리서 봐도 인상적인 무늬를 만들고 있고, 다가갈수록 새로운 세부 문양들을 그대로 드러내주는 다채로운 타일장식들을 아주 여유 있게 촬영할 수 있었다. 이 장식 타일들에 접근했을 때, 우리는 이 모스크의 건축양식이 얼마나 우리의 주제와 밀접하게 연관되어 있는지를 알 수 있었다. 타일장식은 수만 가지의 꽃과 꽃 덩굴로 이루어져 있었고, 간헐적으로 파랑 바탕에 흰색 문자로 된 새김글 타일이 맥을 끊고 있었다. 건축 제작자들에게는 자신들의 걸작을 장식하는 데에 수백 가지 다양한 모양의 꽃 그림보다 더 적합한 모티브가 없었던 것 같다. 왜냐하면 이곳 이스파한 지방의 준사막지대에서는 초목이 아주 드물고, 그래서 식물이 사람들에게는 뭔가 신성한 것처럼 보였기 때문이다.

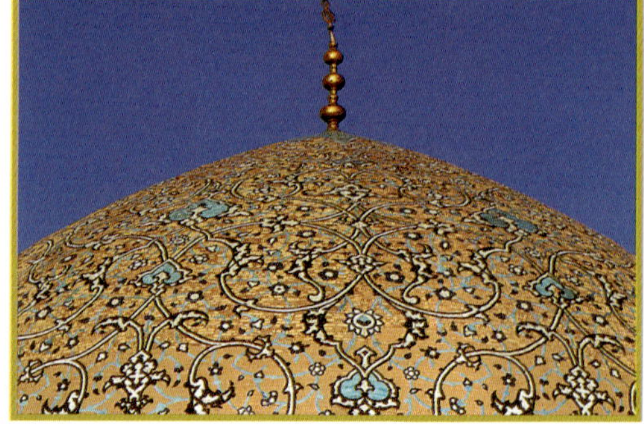

똑똑한 설치류 동물

그러나 '성스럽다'고 하는 게 맞는 말일까? 이슬람교도들은 이 술어를 부여할 대상에 대해 높은 요건을 제시한다. 성스럽다고 이름 붙여져야 할 것은, 일반적인 의견에 따르면, 인간에 있어서 지고한 것, 즉 정신과 오성에 영향을 주는 것이어야 한다. 식물에 관해서도 이를 주장할 수 있을까? 아니면 그 영향이 인체의 낮은 기관들에 한정되고, 뇌는 전혀 영향 받지 않는 건가?

이스파한 대학에서 우리는 다음날 아침 놀라운 대답을 얻었다. 의학부, 즉 70년대에 세워진 기능성 건물에서 호자탈라 알라에이(Hojjatallah Alaei) 교수가 우리를 위해 실험을 준비해 주었다. 이 약학자는 느긋한 분위기를 풍기는 사람이었다. 수염이 화환처럼 장식된 얼굴의 그는 친절한 눈길과 침착한 표정으로 우리를 쳐다보았다. 알라에이 교수는 과학적 시연이 소위 '머피의 법칙'에 좌초되는 것을 겁내야 하는 그런 대학교수에 속하지 않았다.

그는 자신의 실험실 중앙의 커다란 목재책상 위에 미로를 만들어 놓았는데, 바로크식 정원시설에서 흔히 보게 되는 것과 비슷하게 생겼다. 이 약학자는 손가락 끝으로 치즈 한 조각을 미로의 한 모퉁이에 놓고, 다른 쪽 모퉁이에다가는 미끼를 찾아가도록 흰 모르모트 한 마리를 놓았다. 이 실험용 동물은 처음에는 목표 없이 원을 그리며 정신없이 돌지만, 그런 다음에는 먹이를 찾아갔다. 이 설치류가 가는 길을 우리는 조감하듯 잘 추적할 수 있었다. 쥐가 찾아가는 행동에서 체계는 식별되지 않았다. 쥐는 되풀이해서 통로의 높은 측벽을 극복하려 하지만 성공의 전망은 없어 보였다. 마침내 목표에 이를 때까지는 몇분이 소요되었다. 모아타르 교수는 스톱워치로 시간을 쟀다.

알라에이 교수는 이 동물이 자신의 상을 먹어치울 때까지 느긋하게 기다린 다음, 꼬리를 잡고 높이 들어 다시 제 우리로 몰아넣었다. "자, 이제 '약물을 복용한' 제 모르모트가 과제를 어떻게 마스터하는지 지켜보십시오." 알라에이가 웃으며 두번째 우리의 덮개를 열었다. "몇달 전부터 이 놈의 양식에 유향나무의 수지로 만든 용액을 넣었지요." 요하네스 마이어가 눈썹을 치켜 올리며 의미심장한 눈길로 우리를 쳐다보았다. 당연히 우리는 오스트리아 아드몬트 수도원에서 읽었던 아비케나의 《의학경전》의 그 구절을 생각하지 않을 수 없었다. 유향은 이해력에 유용하고, 그것을 강화시켜준다고 중세의 원전에 나와 있었던 것이다.

우리는 알라에이가 이전 쥐와 같은 미로 속 위치로 갖다놓는 흰 모르모트 한 마리에 카메라를 맞췄다. 그런데 정말이었다. 짧은 방향설정단계가 지난 후 이 실험용 동물은 식별 가능한 목표지향성을 가지고 미끼를 찾아가면서, 어느 쪽으로 꺾어져야 할지 결정하는 데 거의 망설임이 없었다. 실험시간은 이전 쥐의 반밖에 걸리지 않았다. 유향 모르모트는 의심할 여지없이 몇 가지 점에서 그 경쟁자보다 똑똑했다. "우리는 이러한 유향의 효과를 사람에게서도 입증했고, 마침내 그 수지를 맘 놓고 복용할 수 있게 되었지요." 알라에이 교수의 보고다. "우리는 한 양로원에서 몇몇 원생의 기억력을 검사했어요. 한 달 만에 유향수지를 복용한 사람들의 95퍼센트가 기억력이 좋아졌어요. 유향을 받지 않은 비교집단에서는 아무런 변화도 확인되지 않았고요."

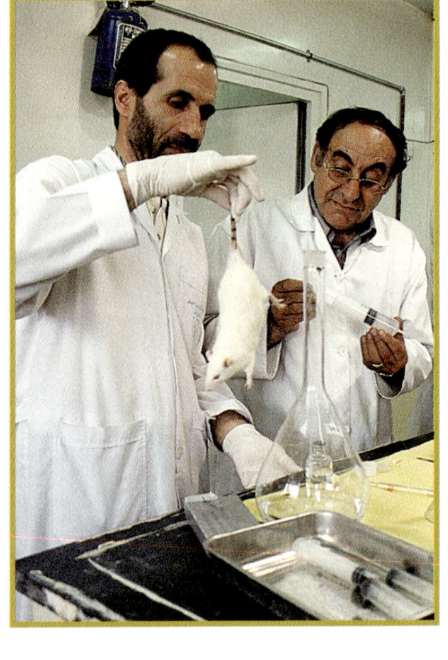

모아타르 교수는 놀라는 우리의 얼굴을 보며 흡족한 미소를 지었다. 아비케나 시대의 처방을 오늘날에도 얼마나 빨리, 얼마나 간단하고 효과적으로 사용할 수 있는지를 그는 이미 수년 전부터 알고 있었던 것이다. 그는 몇몇 동료와 공동으로 이스파한의 변두리에 조그마한 식물성 약품 생산소를 세웠다. 그가 대학의 연구활동에서 수집한 지식이 여기에서— 약국이나 사람들의 집으로 가는— 실용으로의 길을 찾은 것이다.

성당에만 가도 낫는 걸까?

요하네스 고트프리이트 마이어 박사 (뷔르츠부르크 의학사연구소)

기독교 제의가 생기기 오래 전부터 이미 유향은 종교적 예배행위에서 사용되었고, 〈누가복음〉에 따르면 아침의 나라에서 온 현인들이 구유의 아기에게 바친 선물에 황금과 몰약과 더불어 유향(*Boswellia serrata*)이 속했다는 것은 우연이 아니다. 유향은 고대의 가장 값진 물품 중 하나였다. 이미 이집트인들은 그것을 의학 목적으로, 즉 상처치료와 피부발진에 사용했다.

약사들 사이에서는 아직도 고대의 이름 올리바눔(Olibanum)이 그대로 통하는 유향은 근동과 인도에 보스웰리아 사크라 플뤼킹어(*Boswellia sacra FlUCKINGER*) 혹은 보스웰리아 세라타 록스브 엑스 콜레브르(*Boswellia serrata ROXB. ex COLEBR*) 같은 다양한 종이 있는 유향나무의 수지이다. 나중 언급된 종이 오늘날의 치료의학에서 선호되고 있다.

아비케나는 자신의 《의학경전》의 제2권 535장에서 유향, 더 정확히 말해서, 올리바눔을 다루고 있고, 그러면서 서기 1세기의 디오스쿠리데스의 설명을 근거로 삼는다. 거기에는 이렇게 적혀 있다. "올리바눔이 무엇인가? 알려진 물질이고, 송진과 고무와 함께 혼합되지만, 그러나 올리바눔은 가연성인 반면 송진은 연기를 내면서도 가연성은 아니고, 그리고 위조품 역시 인화성이 없다." 결국 유향의 위조품이나 농도를 엷게 해서 만든 제품들이 있었다는 것인데, 높은 가격과 가치평가를 생각하면 놀랄 일도 아니다.

아비케나는 또한 이미 고대로부터 유통되었던 다양한 형태들도 기술하고 있다. 즉, 인도산 올리바눔은 노란색을 띠는 경향이 있다. 수집된 올리바눔은 사각형 모양으로 잘라서 항아리에 담으면, 조각들은 그 속에서 둥글게 둘둘 말린다. 오래 되면 붉은 색을 띠게 된다. 다른 종류는 당시에 널리 알려져 있던 고무수지의 또 다른 종류인 매스틱(Mastic)처럼 희고 연하며 촉촉하다.

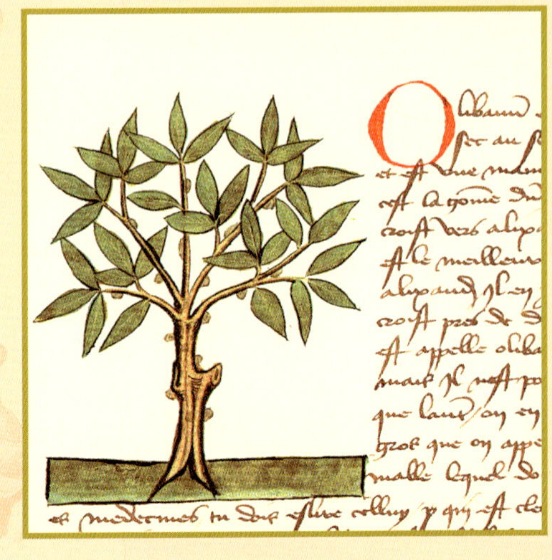

❉ 유향나무의 수지는 고대에 이미 값진 교역품이었다.

◆ 그것을 꿀과 함께 염증이 생긴 손톱에다 바르고, 이것으로 찜질을 하면 묵은 농종에 좋다. 식초와 기름을 섞어 바르면 '합해진 것'이라고 부르는 통증(아마 신경통을 말하는 것 같다)에 유용하다.

◆ 붓거나 염증이 있을 때에 염증 때문에 뜨거워진 가슴에다 '치료하는(Chimolischer)' 흙(찜질용 흙 – 옮긴이)과 장미유를 섞은 유향이 주어진다. 그러나 내부 염증을 제거하기 위한 경우 붙이는 고약으로도 올리바움을 사용한다.

◆ 그것은 특히 막 새로 생긴 상처에 도움이 된다고 알려져 있었다. 여기에서 '손상의 확산'을 예방한다고 하기 때문이다. 거위나 돼지의 기름과 함께 그것을 화상으로 생긴 농종이나 동상에 바른다.

◆ 유향이 이해력을 강화시켜준다고 하는 지적도 아주 흥미롭다.

◆ 나아가서 아비케나는 눈과 기도의 질환에 유향을 사용한다고도 말하고 있다. 게다가 그걸 먹으면 구토증이 멈추고, 위가 강해지며,

소화가 촉진된다고 한다.

　　그러나 이것으로 아비케나에게서 찾을 수 있는 수많은 지표들이 다 열거되지는 않는다. 그가 좀 많이 과장한 게 아닌가 하는 인상을 받을 수도 있다. 하지만 유향을 기적의 약제에 가깝게 만들어주는 아주 유사한 진술들이 유럽 수도원 의학의 고문서에서도 발견된다. 예컨대 77개 약초의 효능에 관해 11세기에 수도사 오도 막두넨시스(Odo Magdunensis)가 쓴 위대한 시, 〈마케르 플로리두스(Macer floridus)〉에서 그렇다.

　　여기에서도 유향은 눈병이나 부은 가슴에 권장되고 있고, 심한

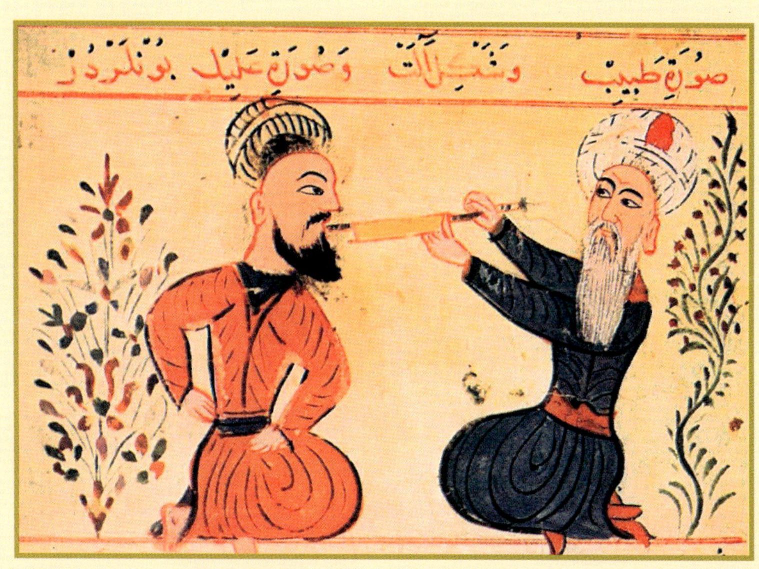

❀ 치과의사들도 가령 치아를 뽑은 뒤 염증을 완화하기 위해 유향물질을 사용했다.

출혈이 있는 상처나 화상에 고약으로 사용하라고 처방되고 있다. 그 밖에도 "유향의 향을 통해서 뇌의 기억력이 증진된다. 그리고 야생 오레가노(*Origanum vulgare*-옮긴이)와 함께 유향알갱이를 씹으면, 머릿속에 있는 모든 나쁜 즙을 쫓을 수 있는데, 즉 토하거나 침을 뱉어냄으로써 그렇게 할 수 있다. 더욱이 이렇게 머리를 깨끗하게 함으로써

무거운 혀를 가볍게 할 수 있다"고 한다.

이런 지적들이 이란에서 실제로 연구에 도입된다는 사실은 매력적이 아닐 수 없다. 유향의 사용이 노인성치매 예방제로서 중요하다는 것은 이란의 과학자들에게는 이제 단순한 추정 이상이 되었다. 유향과 관련해서 기독교 문화권에서도 형성된 긴 전통에도 불구하고, 유럽에서는 이와 반대로 최근에야 비로소 유향이 과학적으로 연구되고 있다.

최근의 연구들은 실제로 만성적인 염증성 위장질환에 유향추출물 복용이 아주 바람직하다는 사실을 밝혀냈다. 마찬가지로 유향은 그 사이 다수의 의사들에 의해서 만성적인 염증성 관절질환에 사용되고 있고, 최초의 치료효과는 그 사이 천식에서도 달성되었다. 이러한 수많은 긍정적인 결과들을 얻게 된 데는 유향수지의 보스웰리아산(酸)과 방향유의 공이 크다. 이것들은 통증을 완화시켜 주고, 염증과 박테리아를 억지하는 효능을 지니고 있다. 따라서 성당에 갔을 때 어느 정도 치료가 되는 것도 전혀 배제할 수 없을 것 같다. 만약 유향을 사용하는 장엄미사가 행해지는 경우라면 말이다. 물론 그곳에서 꼭 우량종만 사용되는 것은 아니지만.

꾸러미에 따라온 아비케나의 쪽지

다음날 아침 우리는 작지만 초현대식 공장을 방문했다. 직원들은 우리들에게 약품을 채워 넣고 포장하는 데 사용되는 크롬도금으로 반짝이는 기계들을 보여주며 뿌듯해 했다. 기기의 대부분은 독일에서 온 것이었다. 적어도 이런 사업에서는 왕년의 수출 챔피언이 아직도 한발 앞서 있었다.

모아타르는 이미 수백 년 전부터 페르시아 민간의학에서 나름의 자리를 차지하고 있는 작용물질들을 의식적으로 선택하면서 아주 신중하게 자신의 약품생산을 시작했다. 아비케나의 처방에 따라 생산된, 식욕부진 해소용 레몬열매, 식물성 최음제, 로즈마린 함유 심장연고. 이런 것들이 이 약리학자가 시장에 내놓은 최초의 약제였다. 명성이 커지면서 그는 좀더 까다로운 것에 도전했다. 아편중독자가 아편을 끊을 수 있게 해주는 식물성 요양, 심장지방화 방지제, 혹은 심지어는 당뇨병제 등.

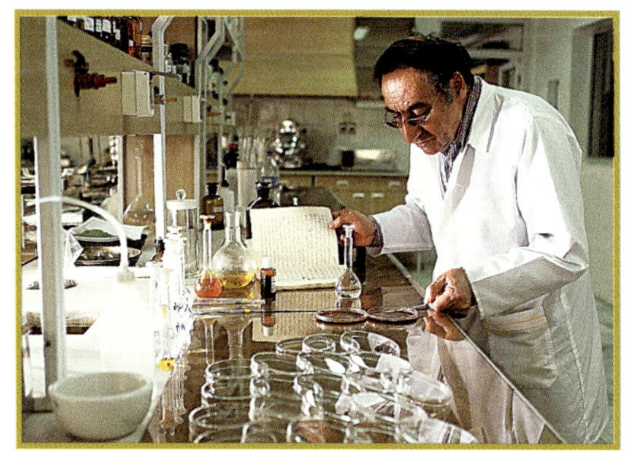

과학자들은 고대 문서에서 이미 언급된 식물을 가지고 치료할 수 없는 병이 거의 없다는 것을 확인해준다. 심지어 암치료에 있어서까지 식물성 약품이 중요한 역할을 했다. 그러나 중한 심장병에 있어서만은 어쨌거나 식물성 약제는 그냥 지나쳐야 한다고 한다. 심장에서 무슨 일이 일어나는지, 순환이 어떻게 이루어지는지, 여기에 대해서는 현대에 들어서야 비로소 점차 알게 되었다. 중세의 철학자 의사들에게 있어서 이 과정들은 추측으로만 채워져 있던 그들의 관념 속 맹점이었다. "옛날엔 인체를 경작지처럼 생각했죠. 그래서 피는 간에서 형성되어, 거기에서 시작해서 발끝, 손끝에까지 흐른다고 믿었어요. 그런 다음 피는 땅속 물처럼 새들어가고, 나머지는 땀으로 빠져 나온대요. 아비케나도 이 이론을 한 번도 의문시한 적이 없었어요." 요하네스 마이어의 설명이다.

그러나 인체 내부에서 일어나는 과정에 대해 정확한 지식이 결정적인 역할을 하지 않는 질병에서는, 그리고 완화나 치료가 신속히 인식될 수 있었던 곳에서는 식물성 약품이 큰 강점을 나타냈고, 이는 오늘날까지도 그렇다. 이란에서 민간의학의 전통은 단절되지 않았고, 그곳에는 수십 년 동안 합성약제가 자칭 과학적 진보의 결실로서 큰 신뢰를 얻었던 유럽에서처럼 본초의학으로의 '회귀의식'이 없다. 수백 년 전부터 페르시아 사람들은 일상의 아픔을 치료하는 일에서 자연의 힘을 믿었다. 그들은 그저 집문 밖으로 나가 필요한 것을 뜯어올 따름이었다.

낙타를 타고 순례의 길에 오른 과학자들

모아타르의 이 말이 얼마나 진실에 가까운지 우리는 체류의 마지막 며칠 동안 몸소 알게 되었다. 요하네스 마이어 박사는 이스파한 서쪽의 자그로스산맥에 사는 몇몇 유목민들을 방문하기로 작정했다. 이란에는 아직도 약 500개의 유목민 부족들이 유랑생활을 하고 있다. 5월의 우리 촬영작업 기간 동안 그들은 막 가축들과 함께 여름거주지로 옮겨가고 있었다.

약초에 대해서 그들보다 더 많이 알고 있는 민족 집단은 없을 것이라는 게 마이어의 추측이었다. 왜냐하면 유목민들은 1년 내내 노천에서 이동하기 때문이다. 그들은 봄, 여름으로 중간산맥과 고산지를 가로지르는데, 그러는 가운데 그들의 염소와 양들은 가장 신선하고 맛있는 풀을 찾아낸다. 그런 뒤 겨울 동안에는 온화한 기온 덕에 살벌한 계절을 이겨낼 수 있는 계곡으로 돌아온다. 하지만 그들은 목초지를 차지하기 위한 경쟁이 덜한 곳이면 어디든 언제나 만날 수 있다. 즉 도시와 마을의 저편, 그래서 의료혜택으로부터 멀리 떨어져 있는 곳에서 말이다. 수백 년 전부터 그들은 부상을 입었거나 질병에 걸렸을 때 신의 '초록색 약국'에서 나는 수단을 가지고 스스로 치료하지 않을 수 없었다.

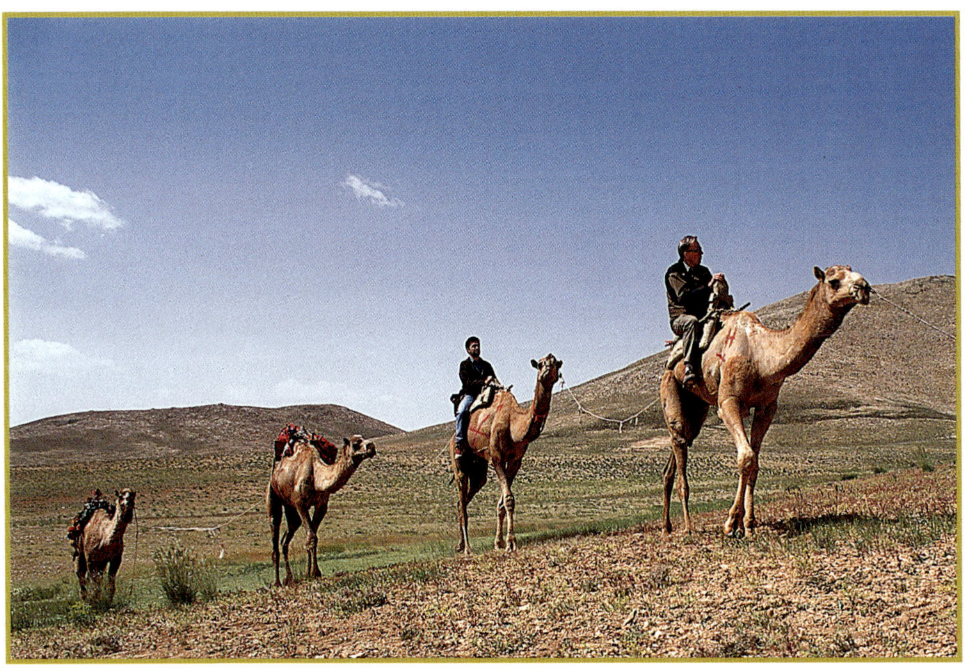

유목민들의 이동로가 차량으로 운행 가능한 들길이나 심지어 아스팔트로 포장된 도로와는 멀리 떨어져 있는 터라, 요하네스 마이어는 그들의 생활공간 속으로 들어가기 위해 우리에게는 익숙하지 않은 운송수단을 선택했다.

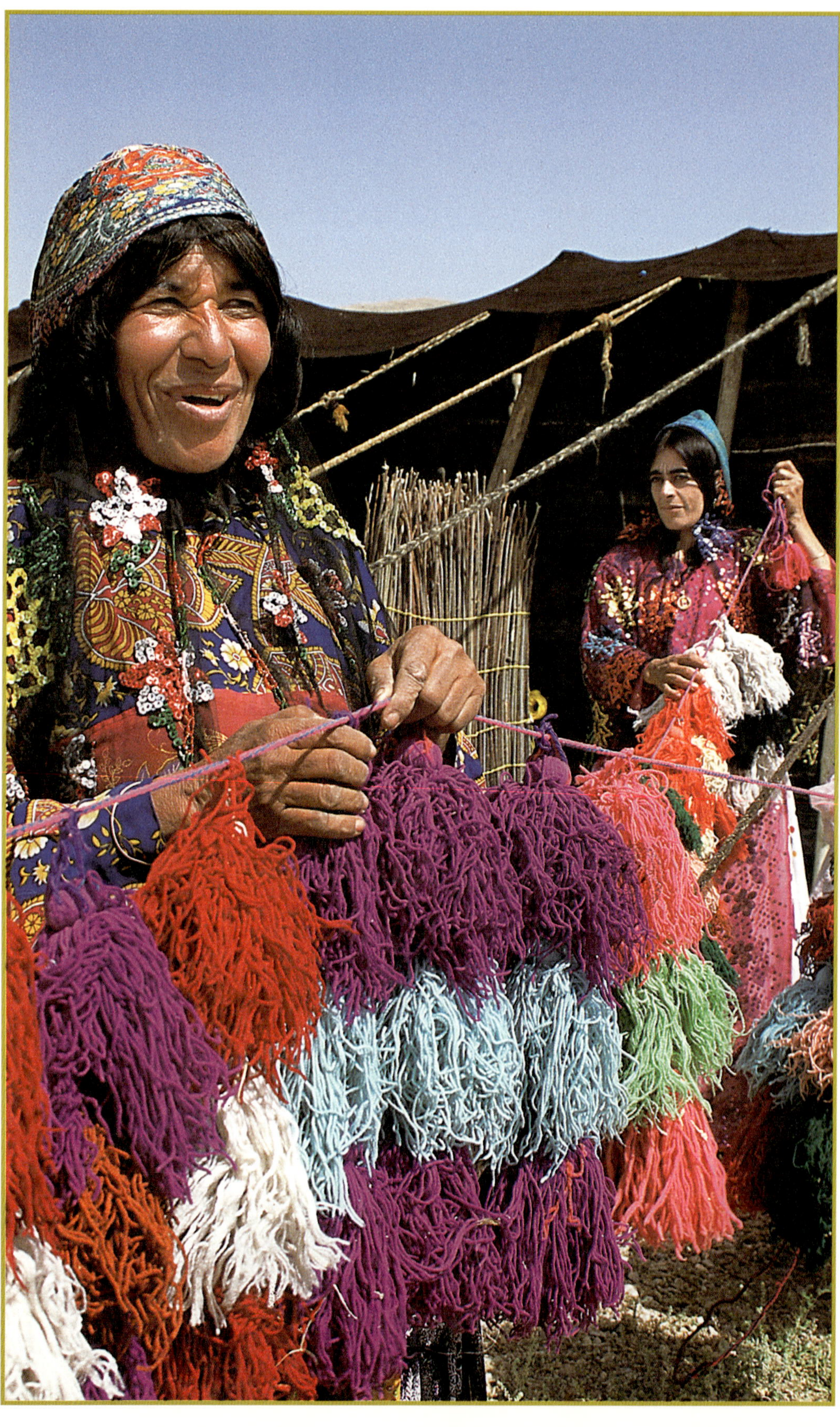

세 마리의 낙타가 여명에 이스파한의 관문 앞에 서 있었다. 조력자들이 한 마리에다 장비와 양식을 실었고, 다른 한 마리는 독일인 연구탐험자가— 낙타 안내인의 지시에 따라, 그리고 여러 번 시승연습을 거쳐— 탔으며, 마지막 한 마리에는 이 마지막 여행단계의 안내자가 날렵하게 올라타고 있었다. 이라이(Iraj). 이스파한 대학의 젊은 식물학자. 파리보르즈 모아타르는 이 학자를 진심어린 마음으로 천거했다. 모아타르는 어쨌거나 수천 종을 아우르는 이란의 산악지대 초목을 그만큼 자세하게 알고 있는 사람은 없을 것이라며 자신의 젊은 동료를 칭찬했었다. 그 자신은 대학 내 책무 때문에 유감스럽게도 함께 갈 수 없었기 때문이다.

잘 손질된 수염을 기르고 있고, 총명한 갈색 눈을 가진 30세 가량의 남자 이라이는 고적하기 이를 데 없고 한없이 얽히고설킨 산길도 잘 아는 완벽한 조언자였다. 그는 세미나 리포트를 쓰기 위해서 자주 식물학적으로 흥미 있는 고지 골짜기를 여행했었다고 했다. 그는 흔들리는 낙타 등에서조차도, 그들이 타고 가는 동물들이 마침 그 넓은 발굽으로 아주 무심하게 짓밟는 다양한 초목에 대해서 독일인 동행자에게 알려주는 기회를 놓치지 않았다. 요하네스 마이어는 나중에 빙긋이 웃으며 말하기를, 메모를 하고 싶었던 게 몇 가지 있었지만 모든 신체부위가 얼마나 아프던지 그로서는 오직 앉은 자세를 끊임없이 약간씩 옮기는 데만 집중하지 않을 수 없었다고 했다.

유목민들과 함께

이 단계에서는 고통을 받은 사람에게 행운이 찾아오는 법이다. 이름 없는 한 계곡에서 몇 시간밖에 올라가지 않았는데 낙타행렬이 목표

지점에 이르렀던 것이다. 넓게 퍼져 있는 양과 염소 떼들이 몇몇 유목민들이 있다는 걸 알려주었다. 그리고 몇번 길을 꺾지 않았는데도 몇개의, 짙은 색 동물가죽으로 만들어진 천막들이 학자들의 눈에 들어왔다.

예기치 않은 방문객들은 유목민들을 기쁜 마음으로 들뜨게 만들었다. 낯선 사람들을 구경하기 위해 사방에서 남자 여자들이 달려왔다. 우리의 낙타들도 거의 똑같은 관심을 끌었다. 자그로스산맥에서는 낙타를 보는 일이 드물었기 때문이다. 낙타는 사육하는 데에 돈이 많이 들어가고 손도 많이 가는 동물이다. 나귀는 욕심이 없고 더 저렴하다. 게다가 유목민들의 일상에는 타기 위해서나 짐을 싣기 위해서 덩치 큰 동물이 거의 필요하지 않고, 이동의 일과는 도보로 쉽게 해낼 수 있는 터이다.

요하네스 마이어와 그의 동행인 이라이가 굳어진 사지를 이끌고 안장에서 미끄러져 내려와서 첫 인사치레를 나누는 동안에도 벌써 우리는 유목민들의 전통적인 의상에 반해 카메라에 담고 있었다. 회색과 갈색 복장의 남자들은 오히려 눈에 띄지 않았지만, 여자들의 옷은 반대로 무지개색깔을 가득 담고 빛났다. 그들은 튈(커튼용 망사직. 프랑스의 원산지 이름 Tulle에서 유래함 – 옮긴이)이나 비단 혹은 금란(金襴)으로 된, 대개 화려한 무늬가 새겨진 여러 개의 치마를 겹쳐 입고, 그 위에 금은색의 레이스와 장식이 달린 자수 상의를 입고 있었다. 그리고 그들의 머리에는 도시 여인들의 싱거운 검은 두건 대신 가벼운 비단 두건으로 치장되어 있었고, 그것들은 대개 딸랑거리는 동전이나 화려한 술로 장식되어 있었다. 유목민들이 혹시 막 결혼식을 준비하고 있었던 게 아니냐는 우리의 질문에 이라이가 웃으면서 고개를 흔들었다. 이건 실제 유목민 여성들의 평상복이라고 했다. 그들은 대개 가난하지만, 이 민감한 의복의 낮은 일상적 효용에도 불구하고 여왕처럼 차려입으려고 노력한다는 것이다.

처음엔 우리의 카메라가 관심의 중심에 있었지만, 천막야영지 주민이 모두 돌아가면서 한 번씩 파인더를 들여다보고 지루하고 작은 흑백의 상(像)만을 확인한 다음에는 우리의 선봉장에게로 관심이 향해졌다.

"어디서 오셨습니까? 무엇이 당신들을 우리에게로 오게 한 겁니까?" 요하네스 마이어의 대답에 대한 이라이의 통역에 귀를 기울이면서 유목민들의 얼굴이 밝아졌다. 이 세상의 아마도 모든 사람이 그렇듯이, 전문가로서 인정받으면서 조언 요청을 받는다는 것이 그들에게도 기분 나쁜 일은 아니었던 것이다. 독일인을 둘러싸고 만들어진 원형의 대열에서 몇명의 남자들이 곧 허리를 숙이고는 여러 가지 풀들을 쥐어뜯었다. 그들은 손님들에게 이 식물들이 어디가 아플 때 사용되고, 그것들이 어떻게 조제되는지를 수다스럽게 설명하기 시작했다. 결국 맞는 말이었다. 감기에 마시는 차나 상처 보호용 약제를 손쉽게 땅바닥에서 골라내는 이 지역에서, 집문 앞에 초록색 약국이 있다는 말은 그저 하는 말이 아니라는 사실 말이다.

곧 다과를 앞에 놓고 앉아 장황한 수다를 떨게 되었다. 전통에 따라 부족 내 최고령자를 중심으로 여러 사람이 모여 앉은 자리의 편안함은 무거운 양탄자가 마련해 주었다. 대화 중 유목민들 사이에는 아비케나 역시 추종했던 중세의 '4원소론'이 여전히 살아 있다는 사실이 금방 드러났다. 이 이론은 동서양에서 공히 2000년 동안 꽃을 피웠으며, 유럽에서는 19세기 중반까지 계속해서 영향력을 행사했다.

이에 따르면, 고대로부터 알려졌던 네 가지 원소는 네 개의 '원초적 성질'에 연결되어 '따뜻한' 불, '마른' 흙, '차가운' 공기, '젖은' 물이 되었다. 임의의 생필품이나 약제 중 어떤 것에도 이 '성질'들이 연결될 수 있고, 그 강약에 따라 네 등급으로 나눠진다. 그래서 예를 들어 무화과는 "뜨겁고 젖은 것의 1등급"으로 통하고, 식초는 "차가운 것의 1등급, 더운 것의 2등급"으로 분류된다. 음식의 '본성(자연)'으로도 명명되는 이 정교하게 조사된 열(熱) 등급의 도움으로 식품이나 약이 인체와, 혹시 있을지도 모를 질병에 가하는 작용이 계산된다.

이 '4원소론'에 따르면 중심점은 인체의 온기와 냉기의 균형이다. 그래서 지난 세기들의 의사들은 '따뜻한' 병, 가령 '과열'로 생긴 피부불순을 '차가운' 음식, 예컨대 오이를 통해서 중화할 것을 권고했다.

자신의 의학경전에서 아비케나는 개개의 약초의 '본성(자연)'을 우선적으로 언급하고 있다. 유목민들 사이에는 이 민간지식이 오늘날까지도 집단의식 속에 깊이 뿌리내리고 있었고, 아주 일상적인 점심식사를 준비하는 데에도 중요한 역할을 하고 있었다. 가족 중 아무도 아프지 않은 경우라 할지라도 상에 올려진 모든 음식을 앞에 두고 구전된 냉온의 등급의 균형에 주의를 기울였다.

하비비와 함께 산으로

대화 중 두 학자는 금방 그들 중 누가 전통 약초요법에 대해 가장 깊이 있는 지식을 소유하고 있는지 알게 되었다. 거의 모든 질문에 대해 답을 알고 있는 하비비라는 이름의 한 젊은 여인이었다. 그는 오랜 유랑을 하면서 토착 식물에 대해 할아버지, 할머니로부터 많은 것을 배웠다고 했다. 이라이와 요하네스 마이어가 그에게 혹시 산악 쪽으로 산책 가는 데 함께 가지 않겠냐고 묻자 이 젊은 여인은 시선을 수줍게 땅으로 돌렸다. 남성들로만 이루어진 팀의 이런 초대를 그로서는 '샤프롱' 역을 맡아줄 친구 몇명이 동행할 때에만 수락할 수

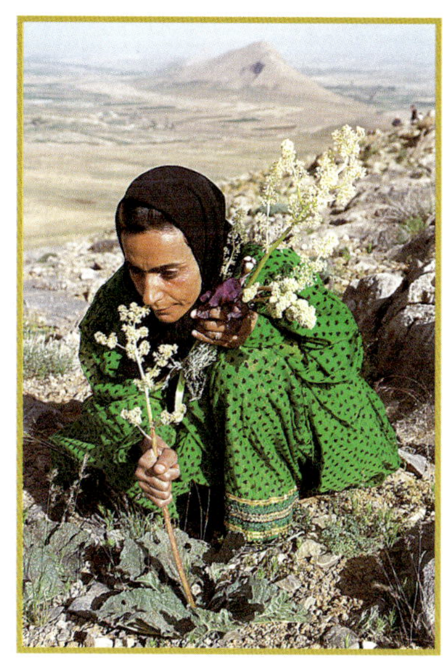

있었다.

우리는 당연히 이를 바로 받아들였고, 얼마 지나지 않아 우리는 늦은 오후의 따스한 빛을 받으며 이라이가 식물학적으로 흥미 있는 것으로 등급을 매긴 구릉들로 이어진 지대로 향했다. 화려한 색상의 옷차림을 하고 키득거리는 일단의 유랑민 여인들이 산바람에 베일을 펄럭거리며 끄는 밧줄을 부여잡고 걸었다.

소풍은 채 몇백 미터를 가지 않아서 벌써 요하네스 마이어에게 깜짝 놀랄거리를 마련해주었다. 풀을 뜯고 있는 양떼 틈에서 그는 촘촘한 다발을 이루고 있는 맹독성 식물을 발견했다. 강력한 신경계 유독물질을 함유하고 있고, 소량으로도 치명적일 수 있는 콜히쿰(Colchicum Vautumnale)이었다. "희한하네요." 이 학자는 몇 시간이 지나서도 여전히 놀라움을 금치 못했다. "그 독이 양들에게는 아무 상관이 없는 것처럼 보여요. 그렇지 않다면 그 놈들은 본능적으로 자기들에게 좋은 것만 먹는 걸까요? 어쨌든 콜히쿰은 풀 하나만 먹어도 벌써 위에 문제를 일으킬 수 있을 정도로 유독해요."

산비탈의 기슭에서 갑자기 양들의 목초지가 끝이 났다. 식물에 관해서 잘 아는 이 3인조가 예의를 지키는 일정한 거리를 둔 채 하비비의 샤프롱들을 뒤로 하고 힘들게 산을 오르는 동안, 바닥에는 바위가 점점 더 많아지고 목초는 점점 더 적어졌다. 힘들게 산을 올라가는 게 정말 가치가 있는 일일까? 독일인 의학사가는 정상에서 발견하기를 희망하는 것에 대해 어쩌면 너무나 구체적으로 상상하고 있는 건지도 몰랐다.

그는 약용 대황(大黃)에 관한 아비케나의 글이 뇌리에서 떠나지 않

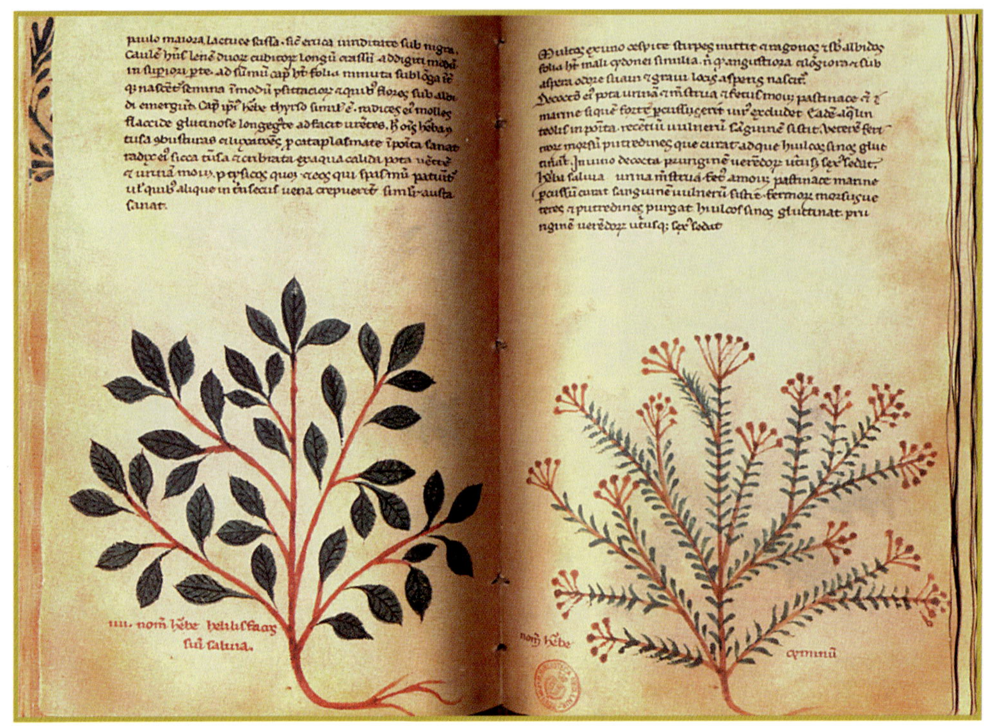

고 있다고 안내인에게 말했다. 근본적으로 중국 서부에서 유래한 것으로 추정되는 이 식물에는 여러 아종들이 있고, 그 중에서 아주 특별한 종이 페르시아에서만 생장하고 있는 것으로 추측됐다. 그런 대황을 찾아내 실험실에서 연구하기 위해 독일로 가져가는 것이 마이어에게는 연구여행의 지상목표에 속했다. 이런 요구에 대해 하비비는 노회한 것보다 좀 더한 표정으로 반응했다. 물론 그녀가 속한 부족의 사람들이 수십 년 전부터 여름이면 약초를 찾아 이 산으로 이동했다고 하지만 자기 손님의 특별한 바람이 이루어질 수 있을지 그녀로서는 보장할 수가 없었을 것이다. 특히 이 독일인은 어떤 식물이 치료 효능을 지니고 있는지에 대해 누가 봐도 기이한 생각을 하고 있었기 때문이다.

요하네스 마이어가 허리를 굽혀 표석들 사이 여기저기에서 자라

고 있는 샐비어를 뜯는 걸 보고 하비비는 어리둥절해 했다. "이 풀에
는 의학적인 효능이 없어요." 샐비어가 유럽에서 감기에 얼마나 값
진 것인지, 그리고 예컨대 고기요리에서처럼 요리할 때 향신료로도
사용된다고 말하자, 어깨를 으쓱거리며 설명하던 하비비는 깜짝 놀
라지 않을 수 없었다. 그런 전통이 유목민들에게는 전혀 없기 때문이
다. "그건 정말 의외입니다." 요하네스 마이어가 나중에 말했다. "어
쨌거나 샐비어잎이 서양에서는 고대로부터 영생의 상징으로 인정되
었고, 정말 만병통치약이라고 추켜졌어요. 유목민들이 이 식물을 전
혀 사용하지 않는다는 것은 서로 다른 민족들의 경험의학이 얼마나
다르게 발전할 수 있는지를 보여주는 겁니다."

산 정상에 이르자 살을 에는 듯이 차가운 바람이 얼굴을 때렸다.
계곡에는 유목민 천막들이 작은 갈색의 점으로만 보이고, 지평선에
서는 자그로스산맥의 눈 덮인 5000미터 봉우리들이 솟아 있었다. 산
봉우리들은 다가오는 일몰의 오렌지색 빛을 받아 빛나고 있었다. 그
러나 늦은 시각 때문에 우리의 시선은 땅바닥으로, 이 돌멩이 사막
에서 싸워서 한 자리를 차지한 몇 안 되는 식물들로 향했다. "풍토와
토양이 이상적이에요." 이라이가 중얼거렸다. "이런 곳이라면 당연
히…… 봐요, 저기 있네요!" 식물학자는 작고 마디가 있는 잎이 달린
지푸라기 색깔의 덤불을 들뜬 표정으로 가리켰다. 바로 오랫동안 찾
았고, 아비케나에 의해 기술되었던 약용 대황이 거기 있었다.

마이어는 주머니칼로 뿌리 바로 위쪽의 붉은빛 줄기 한 조각을 잘
라내어 조심스럽게 씹어보았다. 그는 이 식물의 맛이 우리네 토착 대
황과는 좀 다르다고, 말하자면 좀더 쓴 것 같다고 표현했다. 하비비
는 이 광경을 주의 깊게 관찰하고 있었다. 그는 대황 줄기가 이란에
서 아주 선호하는 봄철 보양식에서 중요한 역할을 한다고 했다. 요하
네스 마이어는 동행인의 설명을 한 마디도 빠뜨리지 않고 메모했다.

"아마 페르시아 대황은 정혈과 설사 작용을 할지도 모르겠어요. 아무튼 아비케나는 그렇게 적고 있어요. 이러한 의학적 효능이 치료제로는 거의 아무 역할도 하지 않는 유럽의 대황에 비해서 실제로 얼마나 강한지는 실험실에서 입증될 문제입니다."

우리가 다시 유목민들의 야영지에 도착했을 때는 깊은 밤이었다. 어둠이 찾아오면서 급작스레 추워져 모닥불에서 끓고 있는 차가 반가웠다. 바람을 막아주는 천막 지붕 아래 모여 담소하자는 집주인의 권유를 기꺼이 받아들인 우리는 고대 동방의 치료술과 그것이 여러 나라와 시대를 거쳐 온 기이한 행로들에 관한 전문지식을 펼쳐놓았다. 하비비의 종족에 속한 사람들은 우리가 그들과 얘기하고 그들이 천막 밖에서 지극히 일상적으로 뜯고 있는 것을 찾아내기 위해 지구의 반을 달려왔다는 데 크게 감명을 받았다고 말했다. 이 사람들이 그들의 약초의 보고가 얼마나 값진 것일지, 얼마나 많은 과학자들이 날마다 제약회사의 실험실에서 고되게 잔일을 하면서 새로운 치료제를 찾고 있는지 알기나 할까?

대황은 만병통치약인가

요하네스 고트프리이트 마이어 박사(뷔르츠부르크 의학사연구소)

그것을 좋아하는 사람도 있고, 그것을 싫어하는 사람도 있으며, 또 어떤 사람들은 설탕을 아주 많이 첨가하지 않고는 아예 그것을 먹을 수가 없다. 매년 설탕물에 절이거나 과자형태로 독일 식단에 오르는 대황. 그러나 여기에서 말하고자 하는 것은 우리네 정원에서 자라는 단순한 식용 대황이 아니다. 치료학에서는 이른바 약용 대황, 즉 식물학적으로 레움 팔마툼(*Rheum palmatum L.*)이라고 불리는 다른 종류의 대황(Rheum)이 사용된다.

이것은 중국 서부에서 나는데, 가장 높은 숲 층에서 번성한다. 그러나 약용 대황은 인도·파키스탄·페르시아에서

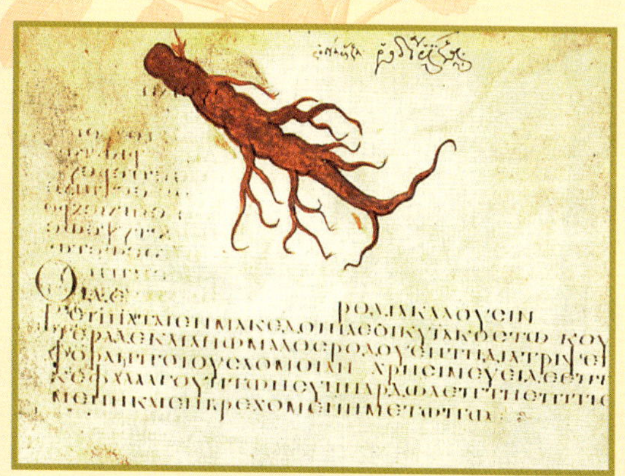

※ 독일에서는 대황 뿌리가 치료식물로서 주목받지 않았다.

도 나온다. 주로 그 뿌리가 사용되는데, 이란의 유목민들은 개화기에 이르는 봄에 줄기를 먹는다.

대황은 실제로 아주 오래된 약용식물이고, 이미 가장 오래된 중국의 의학서적들에 기록되어 있지만, 그러나 고대 그리스 의사들도 그 작용을 알고 있었다. 그러니까 위대한 아비케나가 약용 대황과 씨

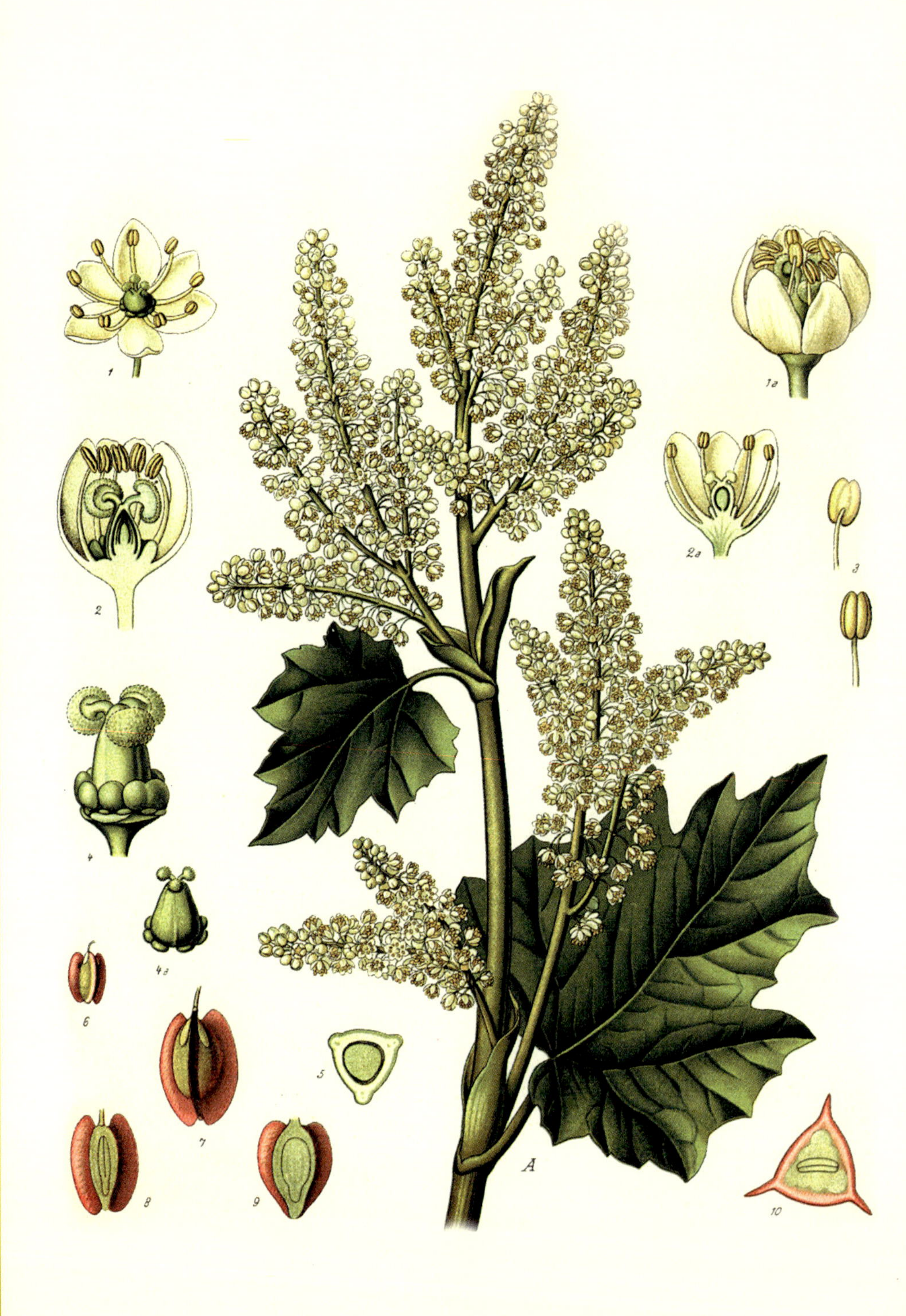

름을 한 것(제2권, 585장)이 놀라운 일은 아닌 것이다. 그러면서 의사이
자 철학자인 이 페르시아인은 우선 매우 까다로운 품질검사를 해야
한다고 말했다. 오늘날에도 그렇듯이 아마도 가짜들이 유통되었던
모양이다. 아비케나는 외적인 사용을 위한 징후 중에서 부종·상처·
궤양을 예로 들고 있다. 이것은 천식에 도움이 된다고 하는데, 그러
나 특히 소화기관을 강화해 주고, 여성의 경우 요폐(尿閉)·신장통·하
복통 및 예사롭지 않은 출혈을 제거해주는 작용을 보여준다. 나아가
서 만성적 열병(아마도 말라리아의 전조일지도 모른다)이나 독사에 물린 데를
치료하는 것이 투입영역으로 언급된다.

그러니까 아주 폭넓은 징후영역이 있는 것이다. 오늘날에는 유일
한 적용분야로서 흔히 말하는 변비증이 언급되고 있다. 이 식물의 뿌
리에는 빠르게 장을 통과하게 해줄 수 있는 안트라노이드(Anthranoide)
성분이 함유되어 있다. 이러한 설사작용은 물론 철저히 뿌리의 품질
에 달려 있다. 대황은 변비작용도 할 수 있기 때문인데, 유피제의 함
량이 너무 높은 반면 안트라노이드 함량이 너무 낮을 때 그렇다. 중
국의 연구에 따르면, 대황 뿌리는 급성 장출혈에서 지혈작용도 한
다. 실험실의 실험에서 몇몇 바이러스에 대해서는 항미생물 효과도
입증될 수 있었다. 대황은 어쩌면 항바이러스 효능도 지니고 있을지
모르고, 쓸개즙 생산을 자극하고 이뇨작용, 즉 탈수효과도 보인다고
한다. 동물실험에서는 혈압을 낮추는 효과도 관찰되었다고 한다. 그
러나 이러한 효과들에 관한 연구의 대부분은 중국에서 이루어졌다. 그
과학적 기준의 수준을 외부에서 평가하기란 힘들다. 그리고 독일의 연
구는 아직 시작단계에 머물러 있다.

여러 민족들의 전통적인 의술로부터 아주 상이한 징후영역들이
파악되었다. 예컨대 약용 대황의 뿌리가 인도네시아에서는 실제로
아비케나가 기록한 것처럼 천식질환에 사용되고 있다. 중국과 티베

트에서는 대황 뿌리로 심지어 황달을 치료하기도 한다. 그러나 목이 부었을 때, 부종이 생기거나 소화기관에 출혈이 있을 때, 그리고 입과 코에서 출혈이 있을 때에도 그것을 사용한다. 하복통·정(疔)·옹(癰)·피부부종 및 타박상에는 뿌리가 내복용으로 투여된다. 외적인 사용은 화상이나 피부질환에서 이루어진다. 이를 볼 때 중국과 아시아의 전통 의학은— 대황과 관련되는 한— 아비케나의 의학경전과 아주 동떨어져 있지 않다. 현대 과학에서 대황을 주제로 많은 연구를 할 필요가 있는 것이다.

약리학자들의 판정

이란에서 돌아와 몇주가 지난 뒤 우리는 예쁜 목골 가옥들이 있는 슈바벤 지방의 작은 도시인 헤렌베르크에서 만났다. 요하네스 마이어가 긴밀하게 협력하고 있는 압타이(Abtei) 회사의 자연치료제 연구부서가 여기에 있었다. 잊혀진 치료제를 찾는 그의 일은 일단 끝이 났다. 그는 이제 페르시아의 치료제의 성분분석을 화학과 약학의 전문가들에게 맡겨야 했다. 그리고 시장성이 있는 약물로 개발할 가치가 있는지에 대한 판정은 기업들의 수뇌부 수준에서 이루어질 것이다.

마이어가 약학자인 슈테판 노에 박사(Dr. Stefan Noé)에게 건네주는 특수가방 속에는 이란의 고산 계곡에서 가져온 아주 전망이 밝은 발견물들, 그중에서도 약용 대황, 악취 아위, '고양이풀' 이라 불리는 일종의 페르시아 쥐오줌풀(*Valeriana officinalis*)의 시료들이— 말린 상태로 위생 포장되어— 들어 있었다.

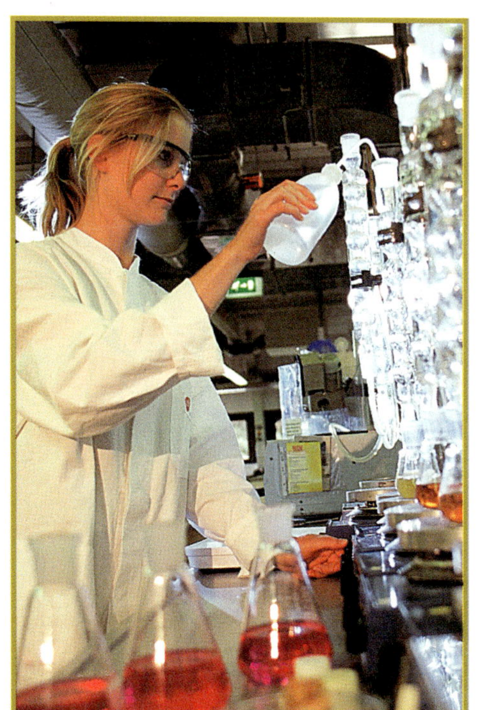

❀ 민간의학과 현대 과학이 만나는 곳에서. 헤렌베르크의 약리학 연구.

우리는 이 노련한 약사도 처음엔 비싼 분석기기들을 사용하지 않고 아주 단순하게 자기 코만을 신뢰하는 모습을 긴장하며 관찰했다. 그리고 실제로 노에는 자신의 첫인상을 "이 식물들은 첫눈에는 낯익어 보이는데"라고 표현했다. "하지만 제 느낌으론 이것들에서는 유럽의 표본들과는 다른 냄새가 나요. 그래서 다른 내용물을 지니고 있을 수 있어요. 이것들이 페르시아 의학에서는 분명 부분적으로 다르게 사용되고 있기 때문이지요. 그리고 그것이 바로 우리가

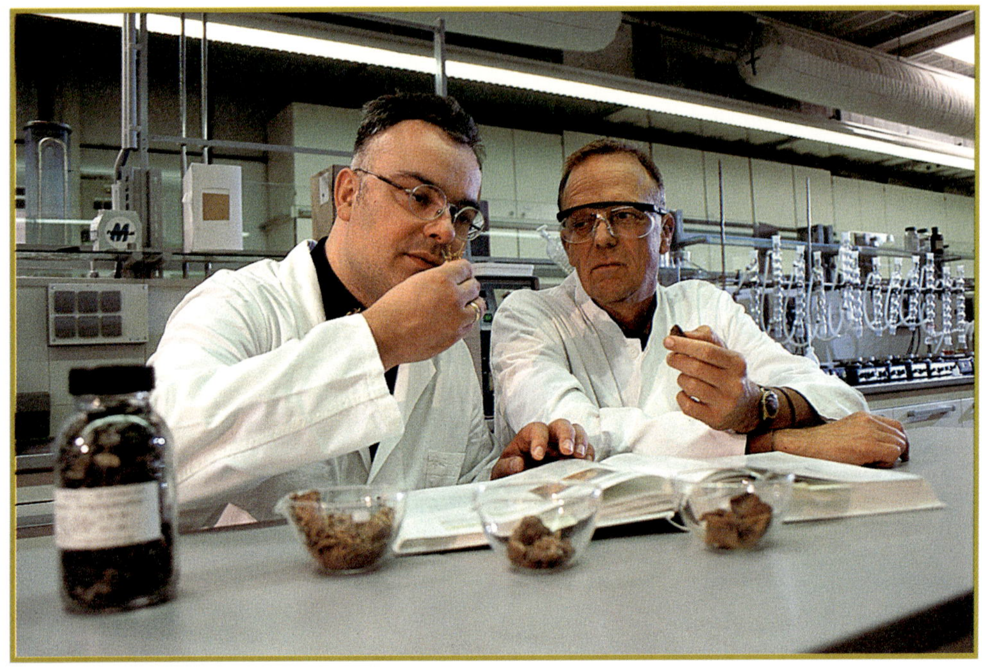

연구하려고 하는 것입니다. 우리는 알려져 있는 것으로 추정되는 식물들에 대한 잊혀지고 소실된 지표들을 찾고 있어요."

알지 못하는 새로운 치료약초를 찾는 것보다 이 방법이 성공할 확률이 더 높다는 것이다. 요하네스 마이어의 끈기 있는 문서연구는 예컨대 아마존 우림지대에서의 대규모 수집행위보다는 극적인 감이 덜할지 모르지만, 그러나 어쩌면 더 큰 효용성을 약속하는 것일 수도 있다.

이날 우리는 헤렌베르크에서 약리학을 통한 민간의학의 때늦은 재활을 관찰하는 데 매료되었다. 다중 성분의 혼합체를 분석하는 방법은 오늘날 아주 발달해 있어서, 약초의 효능에 관한 고대의 경험지식을 과학의 검사대에 올려놓는 것을 가능하게 해주었다. 그 방법 중 하나가 이른바 박막 크로마토그라피(thin layer chromatography)이다.

이 절차에서는 검사해야 할 풀을 먼저 갈아서 가루로 만들고, 다양한 성분들을 정확히 분리하기 위해서 용제를 섞는다. 30분만 지나도 노출된 사진판, 즉 크로마토그램에서 이 성분들의 종류와 양을 컬러 막대 기둥으로 읽을 수 있다. 숙련된 약학자라면 이 도표만 봐도 특정 약초가 예컨대 수면장애를 경감시켜 주는지 아니면 소화를 촉진시켜 주는지 알 수 있다. 그런 다음 요하네스 마이어 같은 의학 사가와 대화해 보면 추정된 작용이 문헌과 구전에서 나타나는 경험 지식과 일치하는지가 검토될 수 있다.

한 식물의 윤곽이 명료하게 드러날수록, 그 치료효능이 더 막강한 것처럼 보일수록, 그것을 이어서 정밀하게— 즉, 처음에는 세포 배양에서, 그런 다음에는 동물에게, 그리고 마지막으로 사람을 상대로— 검사할 수 있는 개연성은 더 높아진다. 식물에서 기원하는 약제들에 있어서 법적인 장애물은 화학적으로 생산되는 약품들과 마찬가지로 높다. 그리고 지난하고 비용이 많이 드는 허가와 시장도 입의 과정을 그냥 통과할 방법도 없다. 단 한 개의 약제라도 그것이 약국에서 판매되기 전에 이미 수백 개의 식물들이 헛되이 수집되고 검사되는 것이다.

약리학의 문외한으로서 우리는 슈테판 노에가 당장에 "이것으로 새로운 약품을 만들 겁니다!"라고 말하지 않는 데 약간 실망했다. 하지만 마이어의 말에 우리의 실망감은 누그러졌다. "어쨌거나 우리는 첫날부터 벌써 지독한 냄새가 나는 아위가 유황결합물과, 감기에 도움이 된다고 추정되는 유향류의 혼합물을 함유하고 있음을 확인했잖아요. 페르시아에서 이 식물이 사용되는 것도 바로 이를 위함인데, 이에 반해 유럽에서는 아직

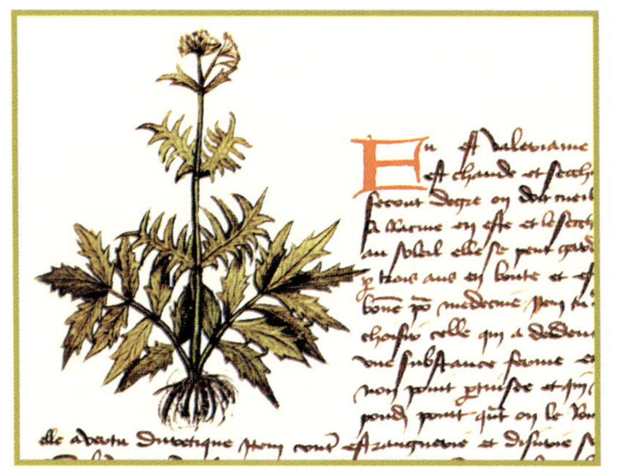

✤ 쥐오줌풀. 진정제로서, 그리고 부인병에서 효능을 보였다. 그러나 페르시아산 변종은 이보다 더 많은 효능을 보일 수 있을까?

한번도 시험해본 적이 없어요."

얼마 후 노에가 약용 대황과 페르시아 쥐오줌풀의 현미경 검사 결과를 가져왔다. 페르시아 대황은 분명 가능성을 지니고 있었다. 대황의 정혈(淨血)과 설사작용은 유럽에서 나는 그것의형제식물에서보다 더 두드러졌다. 설문한 유목민들에게 있어서 그것이 식료품보다는 오히려 약제로 통하는 데에는 이유가 있었던 것이다. 그리고 가져온 쥐오줌풀 또한 이 약리학자의 호기심을 자극했다. "이건 우리 쪽에서나 마찬가지로 이란에서도 진정작용을 위해 사용되기는 합니다. 하지만 더 나아가서 그곳에서는 생리통 경감을 위한 경우와 같은 부인병에서도 사용하고 있어요. 이 자취를 우리는 어쨌거나 계속해서 추적하게 될 겁니다."

제약회사들이 이와 같은 암시들을 왜 그렇게 열심히 쫓고 있는지 촬영작업 중에 분명해졌다. 식물성 제약이 환자에게는 대개 '보다 부드러운' 치료제로서 사전 신뢰를 얻을 뿐만 아니라, 경제적인 측면 또한 중요한 것이다. 약초는 계속해서 자라나고, 복잡한 방법의 합성에 의해 생산될 필요가 없는 약이기 때문이다.

얼마나 많은 비밀들이 발견되기를 기다리고 있을지? 수십 년 이래로 어떤 과학자도 더 이상 열어보지 않았던 필사본들에서? "내 생각에 그 수는 거의 무한대입니다." 마이어가 주저 없이 말했다. "여러 세대의 학자들이 지금까지 우리가 그저 짐작하기만 하거나 민간의학을 통해 알고 있는 이 모든 것들에 관한 그들의 지식을 확장하는 일을 할 것입니다."

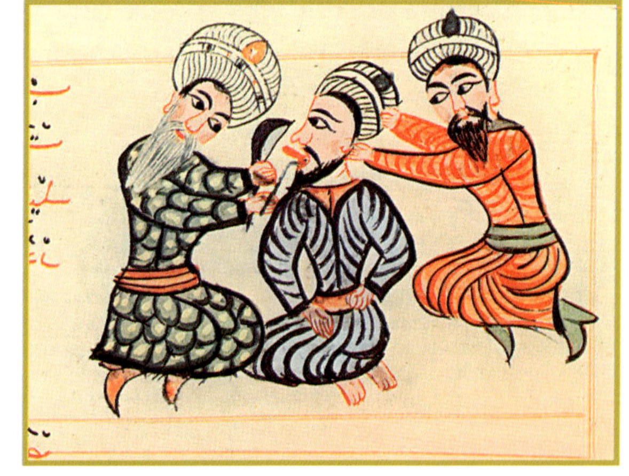

❋ 마취·지혈·상처치료를 할 때 그들은 식물 약제를 신뢰했다. 혀 아래 있는 '포낭'을 잘라내고 있는 중세의 외과의사.

역사상 위대한 의사들이 기록한 식물의 치료효능에 관한 고대의
지식 중 많은 것이 잊혀졌을지 모른다. 그렇다고 그것이 사라진 것은
아니다. 요하네스 마이어처럼 풍상을 겪은 문서들의 암호를 풀고,
거기에서 비밀을 빼내는 방법을 배운 사람은 스스로를 측량할 수 없
는 재물을 간직하고 있는 보고를 여는 고고학자처럼 느낄 수 있다.
우리는 그러한 '발굴'의 목격자, 미래의 치료제를 찾아서 과거 속으
로 긴장된 탐험을 떠나는 여행의 목격자였던 것이다.

— 토마스 히이스

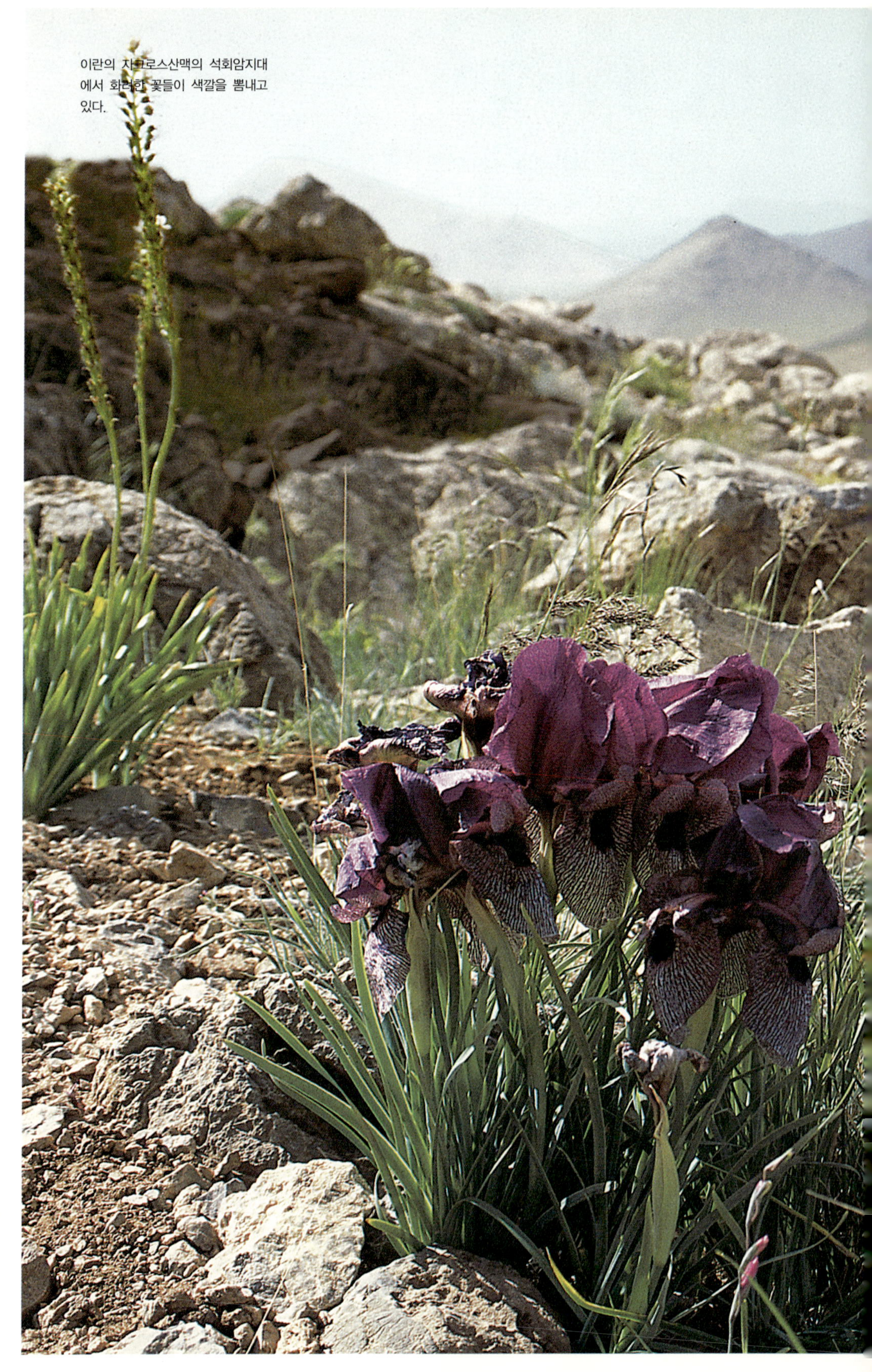
이란의 자그로스산맥의 석회암지대
에서 화려한 꽃들이 색깔을 뽐내고
있다.

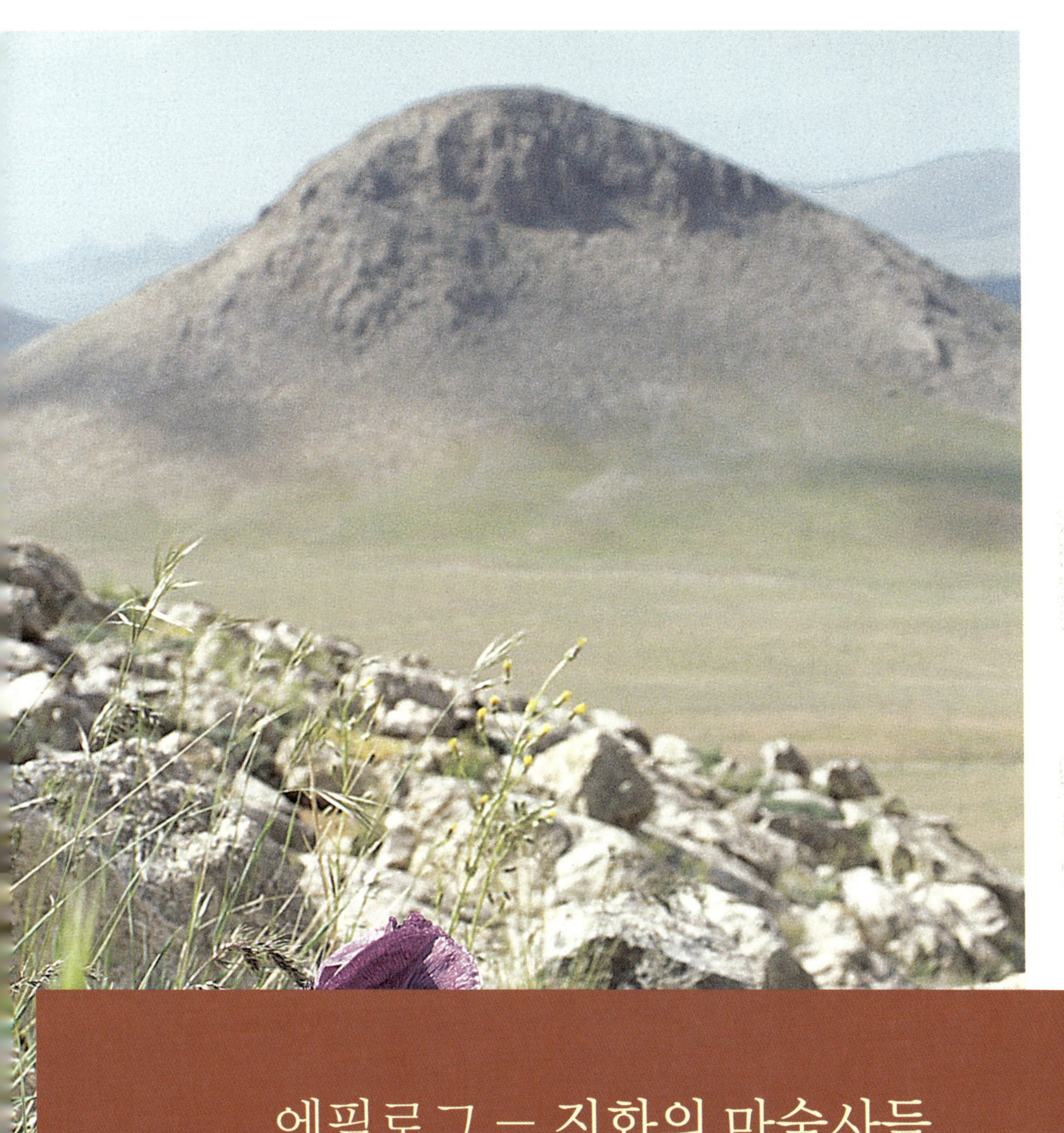

에필로그 − 진화의 마술사들

지금까지는 이 '초록'의 침입이 약 4억 년 전, 즉 실루리아기(紀)에 일어났다고 당연시했지만, 미국의 최신 연구결과들이 이 확실성을 흔들리게 만들었다. 펜실베이니아 주립대학의 과학자들은 최신의 연구에서 최초의 이끼류 육지식물의 나이를 7억 년으로, 최초의 지의류 육지버섯의 나이는 심지어 13억 년으로까지 잡고 있다. 이 수치들이 정확하다면, 원시시대 지구의 육지생물의 발달에 관한 주요 이론들은 새로 씌어져야 할 것이다!

지구의 역사에서 식물이 맡았던 핵심적 역할을 보다 집중적으로 연구할수록, 인간에 대한 식물의 '서비스역량'도 보다 확연해질 수 있을지 모른다. 거의 식물이 인간의 지구 도착을 준비했었던 것 같다는 느낌이 들기까지 한다. 왜냐하면 식물은 인간의 식량과 옷과 건축자재를 마련해 주었고, 무기와 도구, 독과 해독제를 제공해 주었고, 인간이 일상을 유지하며 자신의 영향권을 뭍으로 확대하도록 도와주었으며, 이윽고 옛날에 식물 자신이 왔던 곳으로 인간을 돌아가게 했기 때문이다. 여러 대양을 건너 발견탐사를 하면서 말이다. '호모 사피엔스'는 세계를 점령했고, 그러면서 식물계의 도움을 기쁘게 수용했던 것이다.

▶이 어마어마한 카포크 나무가 마야인들에게는 신성한 것이었다. 이 나무는 우주의 여러 영역들을 연결해주는 세계축의 화신이다.

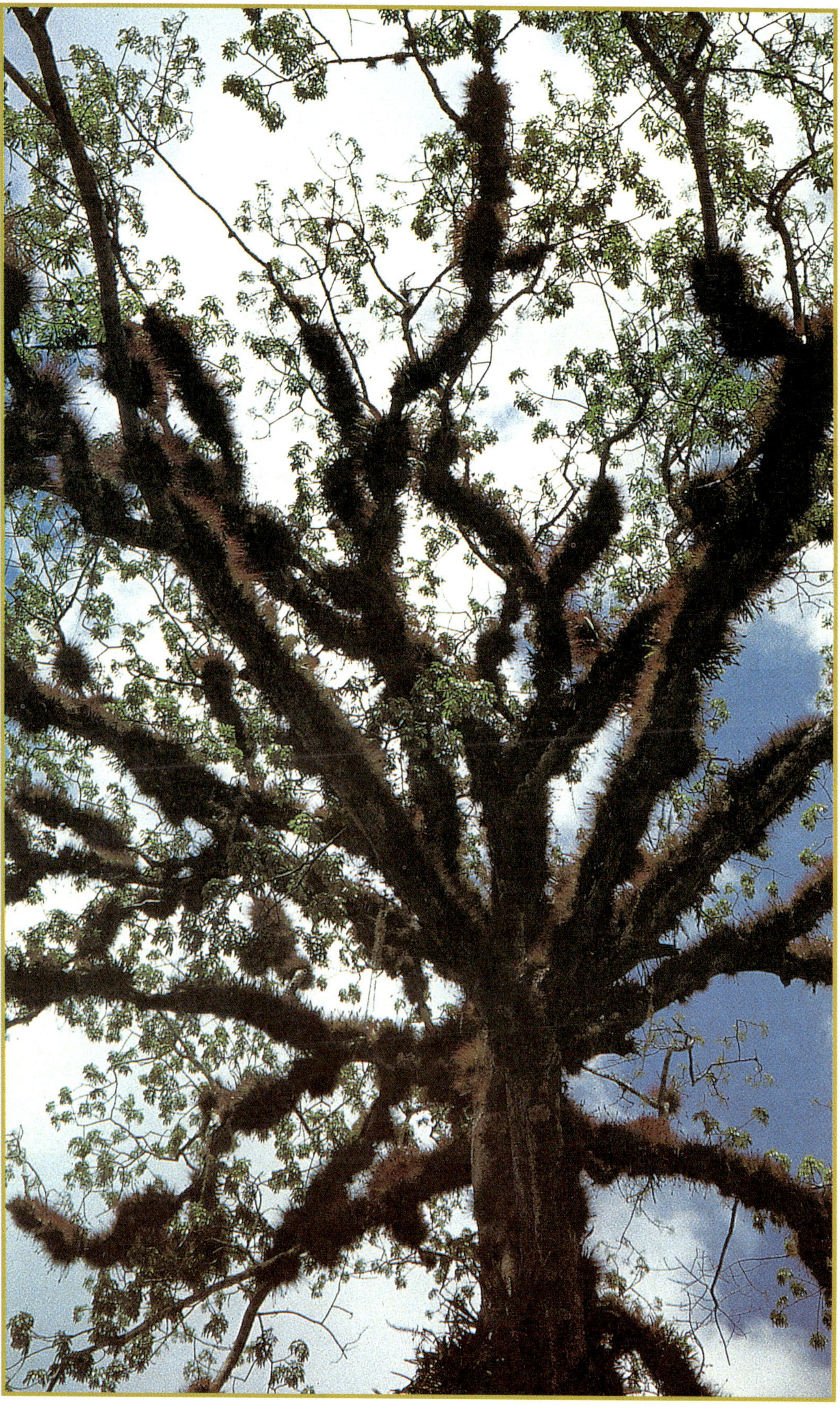

진화와 문명 촉진이라는 식물의 지위가치를 넘어서, 그것에게 결국에는 일종의 제3의 경력까지 보장해준 것은 따라서 감사와 경탄과 존경심이었을까? 식물이 인간의 언어와 신화, 동화, 그림과 상징, 종교, 문학, 예술의 세계 속으로 깊숙이 파고 들어오게 해준 것? 고마움이라는 게 꼭 인류학자들이 인간의 기본 소여로 감안하는 것이 아닌 터라, 그것은 오히려 포기할 수 없다는 것에 대한, 그리고 인간이 식물로부터 끌어올 수 있는 수많은 쓸모에 대한 단지 기회주의적인 통찰일지도 모른다.

어쨌거나 식물을 좌표계로 삼는 우주 전체, 독자적인 코스모스가 있고, 정신세계 속에는 상징과 반영이 있다는 데는 논란의 여지가 없다. 식물이 지구 및 자연의 역사에서 정복 행진을 성공적으로 이뤄낸 것이나 마찬가지로 문화사에 있어서의 '점거' 또한 어느 것에도 뒤지지 않고 멋지게 해낼 수 있었다는 것은 분명하다.

기독교 성서에 나오는 '인식의 나무'에서부터 '지크프리이트 전설'의 보리수 잎, '독일 참나무' 혹은 낭만파 문학의 동경을 상징하는 '파란 꽃'에 이르기까지, 뒤러의 〈잔디뗏장〉에서부터 고흐의 〈해바라기〉에 이르기까지, 그리스신화에 나오는 파리스의 사과에서부터 그림 동화의 《라푼첼》이나 《백설공주》에 이르기까지, 루트비히 우울란트가 한 사과나무에서 발견하는 "너무도 상냥한 집주인들"에서부터 폰타네의 배의 발라드 《폰 리벡 씨》에 이르기까지, 그리고 네 잎 클로버에서부터 성탄절 전나무에 이르기까지 식물과 관련짓기, 비유, 예우의 활이 팽팽해진다. 누구든 한 번쯤 "콩 심은 데 콩 나고 팥 심

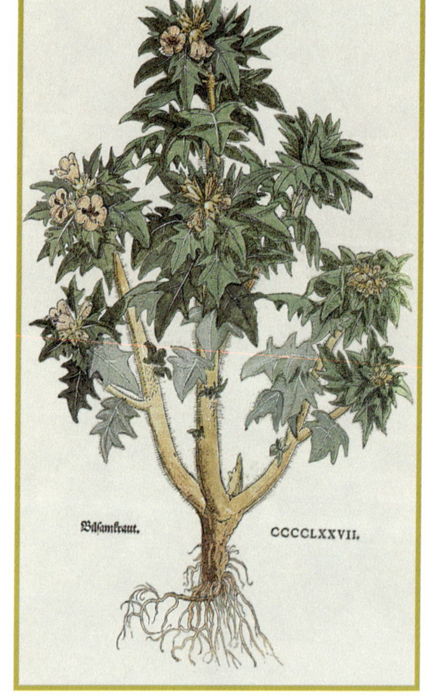

❋ 사리풀은 중세 치료학에서 이미 높은 가치를 지닌 것이었다.

은 데 팥 나는 거야. 너무 잘난 척하다 큰 코 다치지"라는 말로 협박을 받아보지 않은 사람이 있을까?

이런 식의 식물비유법의 배아세포 혹은 정신적 뿌리라 할 수 있는 것은 특별한 방식으로 문화의 기억 속으로 들어와서, 그 나름대로 다시 풍성한 가지치기와 어린 가지들을 만들어냈다. "일찍 피자마자 지고, 저녁에 베어져서 말라죽는," 그 유명한 풀의 최후 이미지가 〈시편〉 90편에 실려 있다. 인생과 인간의 무상함에 대한 이 식물학적 유비는 문화사를 관통하는 주된 모티브인 것 같다.

문학과 예술, 생각과 믿음 속에서 식물에 대한 이런 예우의 표현을 찾아내는 데 한 번쯤 몰두해본 사람이라면, 식물과의 연결점들이 만들어놓는 미궁에 대한 놀라움으로부터, 그리고 또한 이 미궁 자체로부터도 다시 빠져나오기는 아주 힘들다. 설령 빠져나온다 하더라도, 그에게는 또한 인간이, 비록 자신의 자아중심적인 부분에 있어서 비할 데 없이 탁월하다 하더라도, 오로지 식물계의 실생활상의 효용성 때문에만 이런 정신적인 고공비행을 하게 되었을지 모른다는 것이 의심스러워 보일 게 분명하다. 그리고 실제로, 인간과 식물이 이루는 이런 공동체는 상호적인 관계매듭 안에 전혀 다른 차원, 즉 물질세계와 정신세계 사이의 일종의 중간나라, 감각적이고 유혹적이고 마술적이며 신비적인 것의 나라가 없었다면, 그렇게 번성하고, 그렇게 풍부하고 다층적일 수 없었을 것이다. 이 신비로운 세계로 들어올 때만 비로소 생명의 계보에서 식물과 인간 사이에 존재하는 거의 공생적인 가까움이 이해될 수 있다.

일찌감치 깨달은 것이면서도 종종 다시 잊혀졌다가 뒤늦게 재발견되고 최근에야 체계적으로 연구되고 있는 많은 식물의 의학적 의미는 여기에서 탁월한 역할을 한다. 이 책은 그에 관해서 알려주고, 식물성 치료제의 마법의 나라를 폭넓게 볼 수 있게 해준다. 그러나

제 아무리 의학적 혜택이 많다 하더라도, 식물계의 매혹은 식물약국이라는 그 기능에서 소진되지 않는다.

"모든 시작에는 마법이 들어 있다"고 헤르만 헤세는 말하고, 이 말은 식물과 인간의 관계의 시작에 특히 더 잘 적용된다. 식물이 매일의 생존의 원료 제공자일 뿐만 아니라, 그러한 일상의 수고로부터 빠르고 효과적으로 해방시켜 줄 수도 있음을 인간이 아주 일찌감치 발견했다는 것은 명백하다. 식물은 유용하고 (때로는) 아름다웠을 뿐만 아니라, 인간의 감각을 홀리고, 인간에게 아양을 부리며, 인간을 우롱했다.

최초의 인간이 언제 순수한 영양섭취 혹은 구체적이고 실제적인 치료행위의 전(前)형태를 넘어서 식물을 의식의 확장, 도취상태의 창출을 위해서도 사용했는지는 어떤 역사적 연대표에도 기록되어 있지 않다. 그러나 향정신성 식물에 관한 지식은 지구상 어느 구석에서나 일찌감치 발전해서 신속하게 확산되었다는 데에 논란의 여지가 없다. 식물성 물질을 이용해서 자기 존재의 한계를 깨부숴서 마력의 세계로 들어갈 수 있는 가능성은 그때부터 인간을 그냥 내버려두지 않았다.

식물은 결국 또 한번 경력을 쌓게 되었던 것이다. 흥분하게 하고, 날개를 달아주며, 경계를 없애줌으로써 환상과 꿈을 일으키고, 인간을 지상세계에서 벗어나서 초월적인 경험을 하도록 해주는 식물로서, 어떤 의미에서는 신들의 식물로서 말이다.

전 세계적으로 그 향정신성 작용 때문에 소중히 여겨지고 사용되고 있는 풀과 뿌리, 버섯과 과일, 잎, 즙과 차의 이름은 어느 민족에나 있다. 적어도 이 재료 중 하나가 그 주민의 삶에 중요한 역할을 하지 않는 지역은 이 세상에 없다. 아프리카 가봉의 협죽도과(夾竹桃科, *Apocynaceae*)에서부터 파푸아뉴기니아의 생강뿌리에 이르기까지, 멕

시코 원주민의 선인장과 금작화(Ginster) 의식
으로부터 대단한 유라시아 위도의 환각제인
느타리(Fliegenpilz)에 이르기까지, 그리고 서인
도제도의 코로 들이마시는 코호바(Cohoba) 가
루에서부터 텍사스의 메스칼 콩(mescal beans)
에 이르기까지.

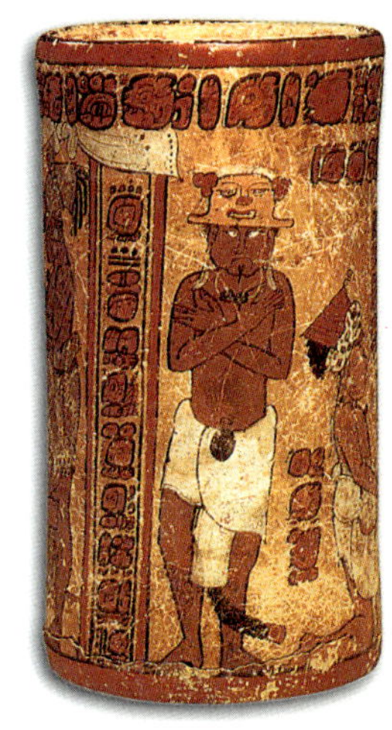

❋ 오래된 마야의 제의통에 그려
진 담배 피는 사람. 인디오들은
의식을 확장시켜 주는 물질들을
여러 숭배행위에서 사용했다.

50만 종의 지구상의 식물들 가운데서 환
각용 가루로 사용되는 것으로는 약 1000종
의 식물이 알려져 있다. 태곳적부터 사용되
었지만, 이에 대한 과학적 연구는 20세기 후
반기에 와서야 제대로 시작되었다. 그리고
세인의 주목을 끄는 새로운 발견이 늘 있었
다. 이를테면 실로사이브(Psilocybe) 버섯류에서와 같은 경우가 그런
데, 그 가장 크고 가장 효과가 큰 종은 1979년에야 오레곤에서 발견
되었다. 실로사이브 마법버섯은 전 세계에 퍼져 있고, 예부터 소중
히 여겨지고 있으며, 환상적인 색상환각과 비행운동을 포함하는 흥
분상태들을 가져온다.

그리스 로마 문화권으로 눈을 돌리면, 가장 유명한 고대 마법의
식물이 되었을 뿐만 아니라 동시에 유럽의 모든 마법 혹은 기적의 식
물의 모체로 통하는 신비롭고 전설에 둘러싸인 풀을 금방 만나게 된
다. 몰리(Moly)가 그것이다. 그리고 명성이 자자한 이 풀이 세상에서
가장 유명한 책 중 하나인 호머의 《오디세이》에서 환기되었다는 것
은 놀랄 일이 아니다.

오디세우스가 마녀 키르케가 돼지로 둔갑시킨 동반자들을 구하
기 위해 출정했을 때, 그는 키르케의 궁전으로 가는 길에서 헤르메
스신과 마주친다. 그는 오디세우스를 반갑게 맞아주고는, 그에게 키

르케의 교묘한 간계를 경고하면서 이를 무력하게 할 수 있는 수단을 준다.

> 그 뿌리는 검고, 꽃은
> 젖빛처럼 하얗게 핀다.
> 몰리는 신들이 붙여준 이름이다.
> 죽을 수밖에 없는 인간에게는 그러나
> 캐내기가 힘들지만,
> 신들이야 못할 게 없느니.

오디세우스의 퇴마 식물에는 열매가 열린다. 이 마법의 몰리란 도대체 어떤 풀인가? 인색하기 짝이 없는 쪽지편지의 글 "뿌리는 검고, 꽃은 하얀"만 가지고는 제 아무리 지식이 풍부한 식물학자라도 시작할 수 있는 게 없고, 고대에도 이미 이와 관련해서는 혼란스럽기만 했었다. 이를테면 아리스토텔레스의 제자인 테오프라스토스(Theophrastos, 기원전 330년경)는 유명한 자신의 《식물의 자연사》에서 이렇게 적고 있다. "몰리는 호머가 말하고 있는 것과 같다고 한다. 그 뿌리는 둥글고 알뿌리 형태이며, 잎은 해총(海葱)의 그것과 비슷하다. 이것은 해독제로서, 그리고 마법용으로 사용한다. 그런데 이것은 이미 호머도 말했듯이 캐내기가 힘들다."

로마의 문학가이자 다작가인 플리니우스(Plinius, 서기 79년 사망)도 자신의 《자연사》에서 이 신비로운 풀을 다루고 있다. 그는 일단 테오프라스토스가 이미 한 말을, 그리고 이 마법의 식물의 고

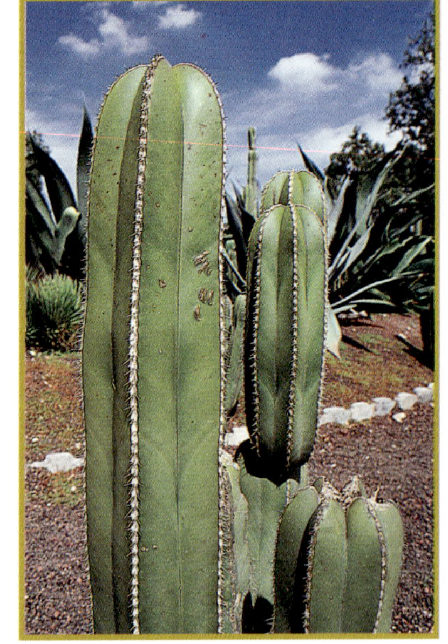

향이 그리스의 아르카디아라는 그의 암시도 반복한다. 그런 다음에 그는 그러나 "몰리 풀이 이탈리아에서도 자란다"는 말을 들었다고 주장한다. 그것을 "캄파니아로부터" 받았다고 하는 그는 "그곳에서 사람들이 굉장히 힘들게 바위에서 캐냈다. 뿌리의 길이는 30피트였는데, 그것도 전체가 아니라 잘려나간 상태에서 그랬다"고 말한다.

플리니우스가 말한 30피트(약 10미터—옮긴이)의 길이는 물론 터무니없는 과장이다. 고대의 의사와 식물학자들에 의거하는 17,8세기의 본초 서적들에서도 몰리가 나타나는데, 인간의 눈에는 띈 적이 없었는데도 심지어 그림으로까지 재현되어 있다. 사람들은 그것을 파의 일종일 거라고 가정했다. '식물학자들의 제왕'인 스웨덴사람 카를 폰 린네(Carl von Linné)가 1753년에 파의 일종인 *알리움 몰리(Allium Moly)*를 거명했었다. 그러나 때로 정원에서 키우기도 한 이 식물은 황금색의 노란 꽃을 갖고 있기 때문에, 결국 그것은 젖빛처럼 하얀 꽃을 피운다고 묘사된 호머의 몰리일 수가 없다. 또 다른 종 하나를 린네는 *알리움 마기쿰(Allium magicum)*, 즉 '마법의 파'라고 불렀다. 남유럽과 동방에서 나타나는 이 식물종은 흰 꽃을 가지고 있고, 따라서 오히려 이것을 몰리라고 생각해 볼 수 있을 것이다.

최근의 식물학자들은 전혀 다른 식물들을 가지고 신비로운 몰리라고 주장했다. 그러나 이 모든 해석들은 근거가 없는 것일 가능성이 아주 높고, 몰리를 신화의 창조물로 평가하는, 19세기말 이래로 점점 더 높아져 가는 목소리에 옳다고 손을 들어줘야 한다. 몰리라는 이름이 신들의 언어에서 유래한다는, 이미 인용한 호머의 말부터가 벌써 이를 암시한다.

그 자취를 기독교신화로까지 거슬러 밟아갈 수 있는 몰리는 이렇게 해서 어떤 의미에서 식물의 아틀란티스가 되고 말았다. 즉 수백 년, 수천 년 동안 찾았지만, 결코 발견하지 못한 아틀란티스처럼. 그러나 다른 것들은 곧잘 재발견되었다. 특히 환각성 식물을 즐겨 가까이 했던 고대의 전성기를 지배했고, 나중에는 ─ 다른 성분들과 더불어 ─ 마녀의 메뉴의 기본재료에 속했던 가지과식물인 알라우네(Alraune, *Mandragora officinalis L.*), 사리꽃, 독말풀(Stechapfel) 그리고 벨라도나(Tollkirsche) 등이 그랬다. 평생을 근원식물을 찾아다녔던 괴테는 "최대의 비밀은 말(言)과 풀과 돌에 있다"고 가정했다. 그리고 자신의 책상서랍 속에서 썩어가는 사과의 냄새를 맡지 않으면 시를 쓰고 싶지 않았던 쉴러는 자신의 《흩어진 경구들》을 유명한 식물학적 2행시로 시작했다.

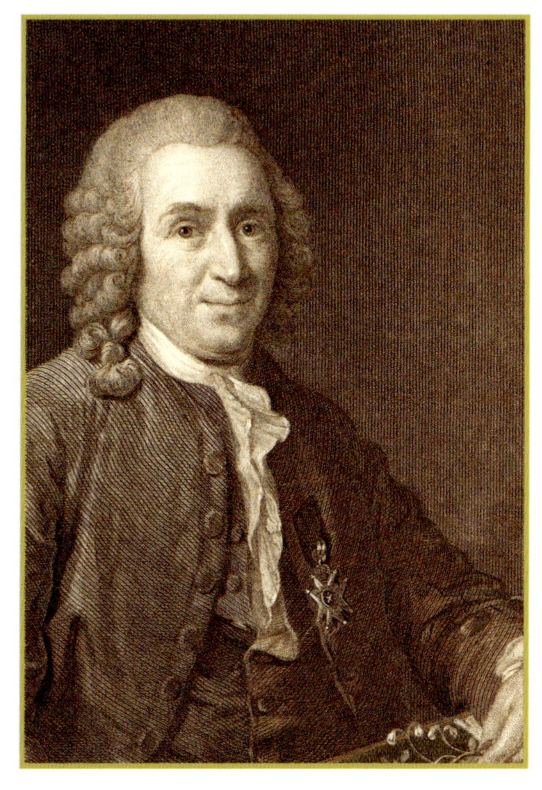

지고의 것, 최고의 것을 찾는가? 식물이 그대에게 가르쳐 줄 수 있다. 그것이 원하지 않는 것을 그대는 원하고 있느니 ─ 바로 이것이다!

인간과 식물 사이의 차이와 유사를 이보다 더 아름답게 말에 담은 적이 없었다. 생명의 프로그램이 자연의 법칙에 따라 규정되어 있는 필연의 나라에 속하는 식물을, 인간이 스스로 결정하면서 자신의 삶의 계획을 실현하는 자유의 나라를 위한 본보기로 삼았으니 말이다.

고귀한 식물계 이상들에 의해 그렇게 빽빽하고 영속적으로 둘러싸여 있는 이상, 이런 저런 이기주의로 가득 찬 인간은 아직은 다른 진화의 단계들도 더 이겨내게 될 것이다. 왜냐하면 누구나 알다시피

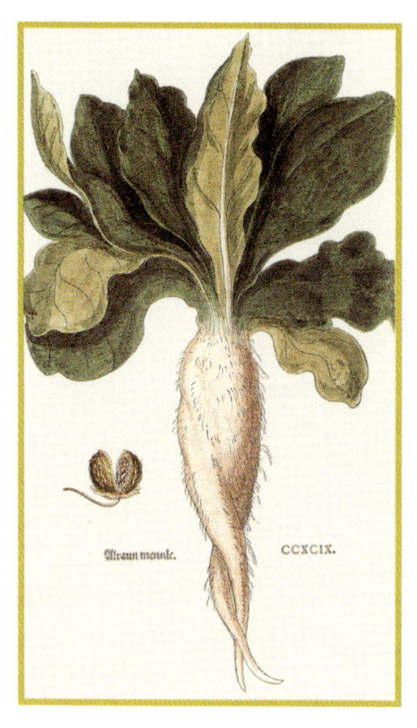

잡초는 스러지지 않으며, 주지하는 바와 같이 또 다른 인간의 특권인 어리석음에는 약이 없기 때문이다. (녹색) 신들조차도 이에 맞서 싸워보지만 부질없다.

그러나 인간이 제 아무리 자신의 고향 혹성에서 지탱해 나갈 수 있다 하더라도 수백 만, 수십 억 년에 이르는 식물의 생존기간에는 결코 이르지 못할 것이다. 식물은 인간 이전에 있었고, 그리고 인간 이후에도 있을 것이다. 진화의 마법사들과 비교할 때 인간은 여전히 그 제자일 따름이다.

— 한스 헬무트 힐리히스

❀ 알라우네라고 불리는 안드라고라의 땅 속 줄기는 수백 년 전부터 신화·문화·치료술에서 확고한 자리를 차지하고 있다.

◆ 참고문헌

서문—불사영생의 비밀을 찾아서

Fuchs, Leonhart : *The new Herbal of 1543*. Complete Coloured Edition, Koln 2001

제1장 파라오의 장명영약

Alpin, Prosper : *Plantes d'Egypte*, Institut Francais d'Archéologie Orientale, Nachdruck, Kairo 1980

Curic, Anton : *Die Medizin der Pharaonen*, Köln 1999

Fakharz, Ahmed : *The Oases of Egypt*, Kairo 1983

Germer, Renat : *Untersuchungen uber Heilpflanzen im Älten Agypten*, Hamburg 1979

Germer, Renate : *Die Heilpflanzen der Ägypter*, Düsseldorf/Zürich 2002

Grapow, Hermann/Westendorf, Wolfhardt/Deines, Hildegard von : *Grundriss der Medizin der Alten Ägypter*, Bde. I – IX, Berlin 1954 – 1973

Hawass, Zahi : *Das Tal der Goldenen Mumien*, München/Wien 2000

Omlin, Jeseph A. : *Der Papyrus 55001*, Turin 1968

Schweinfurth, Georg : "Neue Beitrage zur Flora des alten Agypten", *Berichte der Deutschen Botanischen Gesellschaft*, Berlin 1883

Schweinfurth, Georg : "Der Blumenschmuck ägyptischer Mumien", *Gartenlaube*, Berlin 1884

Weeks, Kent R./De Luca, Araldo : *Im Tal der Könige. Die große illustrierte Geschichte von Grabkunst und Totenkult der ägyptischen Herrscher*, Munchen 2001

Willeitner, Joachim : *Die ägyptischen Oasen*, Mainz 2003

자이페르트 교수의 전공 기고문 관련 출처 및 참고문헌

Bader, Gerd : *Pharmazie*, 49호, pp.391~400, 1994

Bernhardt, Mirko et al. : *Pharmazie*, 56호, pp.741 이하, 2001

Bhattacharya, A. et al. : *Journal of Ethnopharmacology*, 74호, pp.1~6, 2001

Chopra, Ramnath et al. : *Glossary of Indian medicinal plants*, 116, 1956

Diener, Harry : *Drogen in Übersichten*, Leipzig 1984

Frohne, Dietrich/Pfänder, Hans Jürgen : *Giftpflanzen. Ein Handbuch für Apotheker, Ärzte, Toxikologen und Biologen*, Stuttgart 1987

Germer, Renate : *Die Heilpflanzen der Ägypter*, Düsseldoft/Zürich 2002

Germer, Renate : *Dissertation*, Universitat Hamburg 1979

Hansel, Rudolf et al. (Hrsg.) : *Hagers Handbuch der pharmazeutischen Praxis*, Bd. 6, Berlin/New York 1994

Kaur, Parvinder et al. : *Indian Journal of Clinical Biochemistry*, 16호, pp.195~198, 2001

Marston, Andrew et al. : *Phytochemistry*, 27호, p.1325., 1988

Mutschler, Ernst : *Arzneimittelwirkungen. Lehrbuch der Pharmakologie und Toxikologie*, Stuttgart 1991

Reznicek, Gottfried/Jurenitsch, Johann : *Pharmazie in unserer Zeit*, 20호, pp.278~281, 1991

Rizk, Abdel-Fattah M. et al. : *Pharmazie*, 27호, pp.534 이하., 1972

Schopke, Thomas/Hiller, Karl : *Pharmazie*, 45호, pp.313~342, 1990

Seifert, Karlheinz et al. : *Phytochemistry*, 30호, pp.3395~3400, 1991

Shaker, Kamel Hussein et al.: *Phytochemistry*, 51호, pp.1049~1053, 1999

Shaker, Kamel Hussein et al. : *Zeitschrift fur Naturforschung*, 55c, pp.520~523, 2000

Steglich, Wolfgang et al. (Hrsg.) : *Rompp Lexikon Naturstoffe*, Stuttgart/New York 1997

제2장 마하라자의 의사들

Ammon, Hermann P.T. : "Ayurveda – Arzneimittel aus indischer Kultur", *Zeitschrift für Phytotherapie*, 22호, 2001

Aubert, Hanx-Joachim : *Nord-Indien. Richtig Reisen*, Köln 2002

"Indische Heilpflanzen", *Perspektive Indien – Monatshefte der indischen Botschaft*, 1999~2002

Lehmann, Arno : "Hallesche Mediziner und Medizinen am Anfang deutsch – indischer Beziehungen", *Wissenschaftliche Zeitschrift der Martin-Luther-Universitat Halle-Wittenberg*, 1995

Martinetz, Dieter/Lohs, Karlheiz/Janzen, Jörg : *Weihrauch und Myrrhe*, Stuttgart 1989

Tsultrim, Lobsang/Dakpa, Tenzin : *Fundamentals of Tibetan Medicine*, Men-Tsee-Khang 2001

Zin, Monika/Harrassowitz, Otto : *Devotionale und ornamentale Malereien*, Wiesbaden 2003

암몬 교수의 전공 기고문 관련 출처 및 참고문헌

Ammon, Hermann P.T. : "Salai Guggal — Boswellia serrata: From a herbal medicine to a non-redox inhibitor of leukotriene biosynthesis", *European Journal of Medical Research*, 24호, pp.369 이하., 1996

Ammon, Hermann P.T. : "Boswelliasäuren als wirksame Prinzipien zur Behandlung chronisch entzundlicher Erkrankungen", *Wiener Medizinische Wochenschrift*, 152호, pp.373~378, 2002

Kreck, Chritoph/Saller, Reinhard : "Indischer Weirauch und seine Zubereitung einschlieβlich H 15 als traditionelle moderne Therapeutika", *Internistische Praxis*, 38호, pp.857~872, 1998

Bocker, Dieter-Karten/Winking, Michael : "Die Rolle von Boswellasauren in der Therapie maligner Gliome", *Deutsches Arzteblatt*, 94호, pp.1197 이하, 1997

Gerhardt, Henning et al. : "Therapy of active Crohn disease with Boswellia serrata extract H 15", in: *Z Gastroenterol*, 39호, pp.11~17, 2001

Gupta, I. et al. : "Effect of Boswella serrata gum resin in patients with bronchial asthma", *European Journal of Medical Research*, 3호, pp.511~514, 1998

Safahyi, Hasan et al. : "Boswellic acids", *Journal of Pharmacological Experimental Theraphy*, 261호, pp.460 이하, 1997

Safahyi, Hasan et al. : "Inhibition by Boswellic acids of human leukocyte elastase", *Journal of Pharmacological Experimental Theraphy*, 281호, pp.460 이하, 1997

Winking, Michael et al. : "Boswellic acids inhibit glioma growth — a new treatment option?", in: *Journal of Neurooncology*, 46호, pp.97~103, 2000

제3장 신왕의 정글 약국

Badiano, Juan : *De La Cruz Libellus de Medicinalibus Indorum herbis. Manuscrito Azteca de 1552*, Nachdruck, Madrid 1991

Grube, Nikolai (Hrsg.) : *Gottkönige im Regenwald*, Köln 2000

Heinrich, Michael : Ethnopharmazie und Ethnobotanik. Eine Einführung , Stuttgart 2001

Riese, Berthold : *Die Maya—Geschichte, Kultur, Religion*, München 1995

하인리히 교수의 전공 기고문 관련 출처 및 참고문헌

Alt, Kurt W./Rauschenberger, Natascha : *Ökohistorische Reflexionen. Mensch und Umwelt zwischen Steinzeit und Silicon Valley*, Freiburg/Br. 2002

Ankli, Anita/Sticher, Otto/Heinrich Michael : "Medical Ethnobotany of the Yucatec Maya: Healers' Consensus as a Quantitative Criterion", *Economic Botany*, 53호, 1999

Bernard, Claude : "Physiologische Untersuchungen über einige amerikanische Gifte. Das Curare", *Ausgewählte physiologische Schriften*, pp.84~133, Bern 1966

Bundesminister für Umwelt, Naturschutz und Reaktorsicherheit (Hrsg.) : *Konferenz der Vereinten Nationen für Umwelt und Entwicklung im Juni 1992 in Rio de Janeiro—Dokumente*, Bonn 1992

Heinrich, Michael : "Arzneipflanzen Mexikos—Ethnobotanik, Phytochemie, Pharmakologie", *Deutsche Apothekerzeitung*, 136 (21), pp.1739~1754, 1996

Heinrich, Michael: "Indigenous Concepts of Medicinal Plants in Oaxaca, Mexico: Lowland Mixe Plant Classification Based on Organoleptic Characteristics ", *Journal of Applied Botany*, 72호, pp.75~81, 1998a

Heinrich, Michael et al. : "Medicinal Plants in Mexico: Healers' Consensus and Cultural Importance", *Social Science and Medicine*, 47호, pp.1863~1875, 1998

Humboldt, Alexander von : *Die Forschungsreise in den Tropen Amerikas*, Studienausgabe Bd. 2, Teilband 3, Darmstadt 1997

Posey, Darrell A. : "Indigenous knowledge and conservation: missing links and forgotten knowledge", *Topics in Primatology*, Vol. 2, pp.329~343, Tokyo 1992

제4장 아비케나—칼리프의 의사

Avicenna-Zitate : nach einer Textzusammenstellung von Dr. Konrad Goehl, ubersetzt von Johannes Gottfried Mayer

Berendes, Julius : "Des Pedanios Dioskurides", *Anazarbos Arzneimittellehre in fünf Büchern*, übersetzt und mit Erklärungen versehen, Stuttgart 1902 (Nachdruck Graz 1988)

Brandenburg, Dietrich : *Die Ärzte des Propheten. Islam und Medizin*, Berlin 1992

Jones, Peter Murray : *Heilkunst des Mittelalters in illustrierten Handschriften*, Stuttgart 1999

Mayer, Johannes Gottfried/Uehleke, Bernhard/Pater Kilian Saum : *Handbuch der Klosterheilkunde*, München 2002

Mayer, Johannes Gottfried/Goehl, Konrad (Hrsg.) : *Kräuterbuch der Klosterheilkunde. Der 'Macer floridus'—Medizin des Mittelalters*, Holzminden 2003

마이어 박사의 전공 기고문 관련 출처 및 참고문헌

Mayer, Johannes Gottfried : Klostermedizin — *Die Kruäutergärten in den ehemaligen Klosteranlagen von Lorsch und Seligenstadt*, Regensburg 2002

Saum, Kilian/Uehleke, Bernhard/Mayer, Johannes Gottfried : *Fasten in der Klosterheilkunde*, München 2004

Mayer, Johannnes Gottfried : "Zur Geschichte von Baldrian und Hopfen", *Zeitschrift für Phytotherapie*, 24호, pp.70~80, 2003

Mayer, Johannes Gottfried/Goehl, Konrad : "Das Standardwerk der Klostermedizin: der 'Macer floridus'", *Zeitschrift für Phytotherapie*, 5호, pp.264~269, 2001

Mayer, Johannes Gottfried/Czygan, Franz-Christian : "Arnica montana L., oder Bergwohlwerleih. Ein kulturhistorischer Essay und über die Schwierigkeiten, einen solchen zu verfassen", *Zeitschrift für Phytotherapie*, 21호, pp.30~36, 2000

Mayer, Johannes Gottfried : "Das 'Leipziger Drogenkompendium' (Leipzig, Universitätsbibliothek, Cod. 1224) und seine Quellen", Mayer, Johannes Gottfried/Goehl, Konrad (Hrsg.) : *Editionen und Studien zur lateinischen und deutschen Fachprosa des Mittelalters*, Festgabe fur Gundolf Keil, pp.207~263, Würzburg 2000

◆ **식물 색인**

식물의 한글 명칭과 학명을 우선 표기했다. 한글 명칭이 없는 경우 독일어 명칭을 한글 발음으로 표기한 후, 독일어 원어와 학명을 괄호로 묶어 표기했다. 원문에서 학명 없이 독일어로만 표기되어 있는 식물 명칭의 경우에도 독자의 이해와 계속적인 연구의 실마리를 제공한다는 취지에서 해당 학명을 찾아 적어두었다. 학명은 한글, 원어 모두 기울임체를 사용하여 구분했다. 또한 독자에게 오역 추적과 용어비교검토의 가능성을 제공하기 위해 해당 영어낱말을 찾은 경우, 이를 맨 뒤에 진하게 적고 (영)이라는 표시를 해두었다. 마야어의 경우 (마)로, 산크리스트어는 (산)으로 표기했다. 각 언어의 표기 중 한 식물에 두 개 이상의 용어로 통용되는 경우에는 대각선표시(/)를 이용해서 나열했다.

◆ 저자 소개

기젤라 그라이헨(Gisela Graichen)

슈텐달 출생. 언론학·법학·국가학을 전공하고, 경제학으로 석사학위를 받았다. TV작가로서 수상의 영예에 빛나는, 고고학 연구결과에 관한 방송 시리즈 〈슐리이만의 유산(Schliemanns Eerben)〉 〈훔볼트의 유산(Humbolts Eerben)〉 〈C14〉을 ZDF에서 개발했다. 〈C14〉 시리즈의 구성으로 독일기념물보호상을 수상했고, 2002년에는 바이에른 TV상을 받았다.

한스 헬무트 힐리히스(Hans Helmut Hillrichs)

1945년생. 독어독문학·예술사·언론학·철학·심리학을 전공하고, 1977년 박사학위를 받은 후 ZDF에서 활동하고 있다. 1990년부터 1993년까지 ZDF의 문화·교육·사회 편집부의 부장이었고, 1993년부터는 ZDF의 '문화와 과학' 편집국을 이끌고 있다. 문화사 관련 주제와 미디어 관련 문제에 관한 수많은 간행물의 저자이자 편집자인 그는 기젤라 그라이헨과 공동으로 특히 〈C14 − 과거 속으로의 돌진(Vorstoß in die Vergangenheit)〉 〈C14 − 교황의 유골(Die Gebeine des Papstes)〉 〈골드러쉬(Goldfieber)〉, 그리고 〈그리고 만약 그들이 죽지 않았다면: 동화의 주인공들에게 보내는 편지들(Und wenn sie nicht gestorben sind... Briefe an Marchenfiguren)〉을 발표했다.

토마스 히이스(Thomas Hies)

1967년 비이스바덴에서 출생. 언론학·법학·정치학 전공. 1990년에 헷센 주 라디오방송에서 라디오방송 리포터로 일하기 시작한 뒤, 뉴스진행자로서 RTL방송 지역프로그램으로 옮겼고, 이어서 3년 동안 ZDF의 〈아우스란즈저널(Auslandsjournal)〉 프로그램에서 편집자로 활동했다. 1년 간 세계여행을 하고, 프리랜서 작가 및 ZDF 연출자가 되어 돌아온 뒤 부터 20개가 넘는 나라들에서 다큐멘터리와 리포르타주를 촬영했다.

안드레아스 오르트(Andreas Orth)

1957년생. 함부르크의 조형예술 전문학교에서 건축학·시각커뮤니케 이션·자유예술을 공부했다. 1979년 이후 여러 에이전트와 일간지, 잡 지들에서 편집자 겸 작가로서 활동하고 있다. 1987년부터는 공영방송 과 민영방송에서 주로 방송작가와 프로듀서로서 일하고 있다. 1997년 에는 TV 보도방송에 대해 수여하는 독일상공회의소의 에른스트 자이 델 상(Ernst-Seidel-Preis der Deutschen Industrie – und Handelskammer für Fernsehberichterstattung)을 수상했다. 방송 시리즈 〈훔볼트의 유산〉 〈C14〉 〈골드러쉬〉 이후 〈사라진 문명의 치료지식을 찾아서〉는 기젤라 그라이헨과 공동으로 기획한 네번째 프로젝트이다.

페터 프레스텔(Peter Prestel)

1962년생. 뮌헨의 TV 및 영화 전문학교의 다큐멘터리영화 학과에서 공 부했다. 1986년 이후 작가 겸 감독으로서 바이에른 주 방송, 남서방송, ZDF를 위해 다수의 TV 다큐멘터리를 만들었다. 기젤라 그라이헨의 중 요한 팀원으로서 ZDF 시리즈물인 〈C14 – 독일의 고고학적 발견들 (Archäologische Entdeckungen in Deutschland)〉 〈슐리이만의 유산〉 〈훔볼트 의 유산〉 〈골드러쉬〉에서 함께 일했다.

인류의 나이만큼이나 오래되어 친숙하기까지 한 각종 염증과 감기 같은 질환들을 치료하기 위해 사람들은 기꺼이 합성제제를 몸속에 받아들였다. 그러나 부작용·내성·후유증에 충분히 시달려 보고 난 후 지금은, 주로 합성제제에 의존하는 현대의학만으로는 점점 더 자주 한계에 부딪칠 수밖에 없다는 사실을 알게 되었다. 그리고 난치병과 불치병의 치료에 대한 희망은 사라진 것 같고, 에볼라열과 조류독감 같은 신종 전염병들을 퇴치할 수 있는 약은 아예 없는 것처럼 보이면서 현대의학에 부여된 신뢰는 심하게 상처를 입었다.

이러한 현대의학의 고민은 미래음악을 꿈꾸게 한다. 유전자치료 소재의 개발이나 배아줄기세포 추출기술의 성과에 기대와 갈채를 보내는 이유가 여기에 있다. 이에 발맞춰 우리 정부는 꿈의 의학을 실현할 수 있다고 믿는 BIT, 즉 생명공학(BT)과 정보기술(IT)의 융합기술에 천문학적인 숫자의 연구비를 지원하고 있다. 또 한번 '꿈은 이루어진다!'를 외치면서 말이다.

그러나 현재의 실망은 또한 과거 속에도 빛이 있음을 환기시켜 주기도 한다. 새로운 것에 너무 쉽게, 너무 빨리 신뢰를 몰아주었던 지난날의 성급함에 대한 자각이리라.

실제로 서양의학에 기초한 합성신약 개발의 한계에 대한 깊은 자각에서 출발하는 이 책은 과거의 치료지식과 현존 식물들에 감춰져 있을 치료효능을 첨단기술의 도움으로 재발견하는 데서 또 다른 희망을 찾고자 한다. 여러 차례 수상 경력을 지니고 있는 여성 TV작가 기젤라 그라이헨과 저명한 저자 및 과학자들로 이루어진 팀은 독일 ZDF TV 다큐멘터리시리즈 〈초록 신(神)들의 주문에 사로잡혀〉의 결과물인 이 책에서 자연치료제 개발에 대한 투자의 가치를 확인시켜주기 위해 힘든 탐사를 떠난다. 그들에게 식물은 인간의 의식주를 책임지고, 질병치료를 관장하고, 심지어 환각작용을 통해 초월세계로까지 인도해 주기도 하기 때문에 '초록의 신' 이다.

이집트 파피루스와 마야 왕들의 석관에서 최초로 암호를 해독하고, 몰락한 문화에서 보물처럼 사용된 약초들을 재발견하고, 값진 발굴물의 치료효능을 알아낸다. 그럼으로써 고대의 지식은 현대의 우리에게 치료를 위한 새로운 빛을 던져주고, 현존하는 식물에 담겨 있는 커다란 잠재력을 드러내준다.

우리에게 알려져 있는 모든 화학구조 중 단 1퍼센트만이 자연물질이라고 한다. 반면 작용물질 가운데 자연물질과 그로부터 파생된 화합물들이 35퍼센트의 시장점유율을 차지하고 있다고 한다. 이를 생각할 때 이 분야에 내재되어 있는 잠재성이 얼마나 큰지는 명백해진다. 수백 만 년의 진화 과정에서 생겨난 바이오분자들이 인간 심신의 복잡계를 만들어 오면서 중요한 상호작용을 했다는 사실을 생각하면, 식물 속에 함유된 이 분자들이 많은 인공물질들보다 훨씬 더 높은 효능을 지니고 있을 수밖에 없다. 바로 이런 작용물질성의 재발견을 위해 과거의 지식은 질병극복의 실마리를 주는 것이다.

과거 속에서 희망을 찾을 수 있다는 것을 대한민국 사람만큼 실생활에서 절실하게 확인하면서 사는 민족도 드물 것이다. 한의학과 민간요법의 지혜, 자연약제 사용의 노하우가 우리의 일상에 얼마나 깊이 배어 있는가? 이는 무엇보다도 과거와 첨단기술과의 공생의 결과이다. 이런 의미에서 이 책이 우리 독자들에게 주는 의미는 크다. 그래서 질문한다. 사라진 시대의 의사들은 서양의학을 한계에 봉착하게 만드는 질문들에 대한 답을 현재의 전통의학이 제시할 수 있는 것보다 훨씬 더 많이 알고 있지 않았을까 하고.

요절했다는 이유로 고고학적 범죄사건의 주인공이 된 투탕카멘의 황금 데스마스크에는 꽃과 풀로 엮은 목걸이가 걸려 있었다. 수천 수만 년이 지나도 썩지 않도록 방부 처리된 미라를 위한 장식물이라고 하기에는 이 식물장식은 너무나 덧없는 사치가 아닌가. 혹 위대한 파라오의 시의들이 알고 있었을지 모를 식물성 장명영약의 비밀이 그 속에 있었던 것은 아닐까? 아잔타동굴 벽화에 그려진 부처의 주치의인 듯한 사람이 들고 있는 작은 약병 속에는 무엇이 들어 있었을까?

이런 질문들을 갖고 나일 강과 고대이집트의 오아시스, 인도의 고산지, 마야의 정글, 그리고 아비케나의 중세아랍 세계로 떠나는 연구팀은 우리에게도 이렇게 묻는 것 같다. 한반도의 사라진 왕조들과 함께 잊혀진 치료지식을 새롭게 발견할 수 있다면 전통의 재발견이 질병치료의 희망의 씨앗을 줄 수 있지 않을까? 태곳적부터 한민족이 즐겨 사용해 오던 식물 중에서, 혹은 잊혀진 과거에 사용되었던 그 어떤 약초가 난치병과 불치병 치료에 단서가 될 수 있지 않을까? 게다가 오늘날의 첨단기술까지 동원된다면 전통의학이 알고 있는 답은 더 정교해지고 확장될 뿐만 아니라, 난치병과 불치병 치료의 단서 포착에 상상 못할 가속이 붙지 않을까?

네 개의 몰락한 문화가 있던 곳, 파라오, 마야인, 전통 인도 아유르베다, 중세 오리엔트의 세계, 유사 이래 인간에게 먹을 것과 살 곳, 현실을 초월할 수 있는 물질, 갖은 비유의 원천으로 인간의 정신과 영혼을 살찌운 꽃과 풀들, 그래서 감히 '신'으로 추앙해도 부족함이 없는 식물계의 비밀이 잊혀진 채 잠들어 있는 곳으로 모험을 떠나는 이 책은 우리에게도 인간이 찾고 있는 불사영생의 영약까지도 찾을 수 있을지 모른다는 기대를 갖게 한다. 그래서 나는 이 책을 한반도의 '초록 신들이 사는 곳'으로 보물을 함께 캐러 가자는 멋진 초대로 받아들인다.

재발견된 치료지식과 몰락한 고급문화들의 신비적 유산을 조금씩 조금씩 펼쳐 보여주는 책을 따라가다 보면, 독자는 파라오의 장명영약을 찾고 있는 한 여성 고고식물학자와 동행하게 될 것이다. 마하라자의 시의를 만나서 아유르베다에 관해 배울 것이다. 한 고고학자와 더불어 멕시코 정글을 가로질러 고대 마야인들의 약초를 찾아 나서게 될 것이고, 또 10세기 페르시아의 '의사의 제왕' 아비케나의 자취를 따라 여행하게 될 것이다. 그러면서 독자는 인체가 다른 사람의 내장기관에 대해 나타내는 반발반응을 막아준다고 하는 파고니아 인디카 같은 낯선 식물을 처음 접하게 될 것이다. 자동면역반응은 오래 전부터 이식(移植) 외과술의 큰 숙제이기에, 독자는 고대이집트인들이 사용하던 이 식물의 추출물을 쓰면 인체가 생명을 구해주는 장기를 받을 준비를 갖출 수 있게 된다는 사실을 알게 된다. 또한 독자는 유향과 아몬드처럼 귀에 익은 식물들의 놀라운 효력도 배우게 되는데, 인도에서 거의 만병통치약으로 사용되고 있는 유향은 정말 수백 만 명의 만성 환자들에게 희망의 불씨를 줄 수 있으리라는 기대를 공유하게 만든다.

자연은 이렇듯 아직도 예상 못한 많은 것을 감추고 있는 세상에서 제일 큰 화학공장이다. 수천 년 전통의 의학을 진지하게 받아들이고, 자연과학적 방법으로 작용물질을 찾아내야 하는 이유가 바로 여기에 있다. 그러나 이 화학공장에서 길을 잃지 않고 난치병과 불치병을 비롯한 많은 질병들을 성공적으로 치료할 수 있는 높은 효능의 신약을 개발하기 위해서는 지구상의 여러 지역의 방대한 민간의학 지식에 대한 다양한 분야의 융합연구가 필수적이다. 생생한 현재의 삶의 고민을 해결할 수 있는 실마리를 찾기 위한 너무나 인간적이고, 범지구적인 모험에 아낌없는 투자를 해야 하는 이유가 바로 여기에 있다.

현재 전 세계에서 의학의 미래를 과거의 지식 속에서 보는 많은 학자들이 잃어버린 치료지식과 잊혀진 효능을 지닌 식물성 약제가 다시 세상 빛을 볼 수 있도록 하기 위해 노력하고 있다. 그들은 재발견된 물질들이 수백 만 명의 환자들에게 정당한 희망을 줄 수 있다고 믿는다. 그래서 과거로의 시간여행은 미래의 치료지식과 약제를 찾는 일인 것이다. 이 점을 생각할 때, 특히 우리 정부도 섣불리 국민적 희망이라는 이름으로 못 박아 한곳으로만 올인하는 투자습관을 재고할 필요가 있다. 왜냐하면 과거의 지식은 찾아올 손님을 하염없이 기다리고만 있지 않고, 약초의 보고는 언제든 위협받을 수 있기 때문이다.

이 책의 공동집필자 중 한 사람인 힐리히스는 생물진화 역사에서 인류의 태초가 얼마나 보잘것없이 짧은지를 강조한다. 생물계의 시초를 열었던 식물계는 인간을 살찌우고, 잠자리를 주고, 병을 치료해 주었다. 진화역사에서 연령으로나 비중으로나 초라하기 짝이 없는 존재로서 인간은 그러나 지금 특히 자신의 의식주를 책임져 왔던 식물계 위에서 수장으로 군림하고 있다. 이 사실은 진화역사의 아이러니가 아닐 수 없다.

생물계 전체의 수장이 된 현재의 인간이 지금까지 생명현상에 가하고 있는 행동에는 생명촉진과는 거리가 먼 것이 많다. 생명공학자들은 자신들이 생명을 촉진하고 질적으로 고양한다는 고귀한 사명

감으로 무장했음을 수시로 천명한다. 그러나 그 기초가 되는, 인간을 만물의 영장으로 보이게 만드는 주된 요인일 뿐만 아니라 우주의 지배자로까지 등극하게 해준 과학기술이 생명계에 미친 영향이 긍정적이지만은 않다는 사실은 굳이 강조할 필요가 없을 것이다.

과학기술의 발달은 인류의 집요한 선택과 집중 전략의 결과물이다. 가시적이고 신속한 효능을 보이는 가설을 선택해서, 보유하고 있는 잠재력을 집중적으로 지원해줌으로써 현대의 첨단 과학기술이 현재의 수준에 이르게 된 것이다. 이렇게 발전해서 만인의 경탄을 아낌없이 받고 있는 첨단 과학기술의 성과의 결과는 생명계의 파괴를 동반했다. 복구될 수 없을 정도로 파괴된 생태계와 오존층, 점점 더 멀어져가는 일상의 자연성, 한갓 '먹거리'의 수단으로만 다가오는 가장 친했던 동물친구들. 이들은 우리가 우리의 이성이 만든 선택과 집중의 전략으로 이루어놓은 과학기술의 자리에서 외마디 절규도 없이 가만히 물러나준 생명의 역사의 동반자들이다.

동반자를 잃은 인간의 귀소본능과 회귀욕구는 이루지 못한 사랑의 추억만큼이나 강인한 것일까? 몇년 전부터 유행하는 '웰빙'의 바람을 타고 식생활과 보신과 여가를 위해 자연 속으로 달려가는 사람들이 많아졌다. 식물세계의 정복과 약탈, 지구 위에서 인간이 배타적으로 지니는 권리를 재확인하는 계기로 삼지 않을까 염려되는 '웰빙'의 바람은 이제 '참살이'라는 새 이름을 달고 일상의 구석구석을 비집고 다닌다. 그런데 만약 인간의 참살이가 인간이 살고 있는 집인 지구공동체의 다른 구성원들에게는 참살이를 허용하지 않는 경우, 인간의 참살이는 거짓살이가 될 수밖에 없을 것이다.

이런 의미에서 나는 동물행동학자인 최재천 서울대 교수가 21세기의 새로운 인류상으로 제시한 호모심비우스 개념을 환기해주고 싶다. 인간의 본성, 의식, 문화 등 통상 특별히 탁월한 인간적 특성으로 분류되는 면모들을 최 교수는 그 어떤 도덕적 가치판단이 개입할 여지가 없는 진화의 산물로 규정한다. 인간의 현재 모습에서 자연선택의 결과를 보는 이러한 태도는 진화론적 생물학자의 입장에서는 지극히 당연하다. 그런데 이렇듯 가치판단의 여지를 허용하지 않는 자연선택의 과정에 대한 깊은 통찰로부터 최 교수는 호모심비우스, 즉 공생인이라는 당위적 규범을 끌어낸다. 인간은 지구를 한 집으로 삼아 살아가고 있는 다른 모든 생물종과 함께 조화롭게 살아가야 한다는 규범. 이로써 그는 각 생물종의 진화적 삶의 공간을 존중해주면서 내 종의 진화적 삶의 공간을 가꿔가는 존재가 되어야 한다고 주장한다.

각 생물종은 당연히 자기 종의 존속을 위해 이기적일 수밖에 없다. 필요에 따라 탈취하고, 파괴하고, 또 때로는 몰살시키기도 한다. 그러나 각 종은 서로에게 의존적일 수밖에 없는 사슬구조의 틀에서 벗어날 수가 없는 것이 또한 진화적 사실이다. 그리고 이러한 진화적 사실을 의식적으로 반성할 줄 아는 능력을 지닌 인간의 현명한 생존 지혜는, 나의 이기성을 적절한 수준에서 절제하고, 남의 이기성이 들어설 자리도 염두에 두는 것이다. 공생인으로서 인간은 진화역사에서 절대적으로 어린 나이임에도 불구하고 바로 이 점에서 다른 생물종과는 다른 자리값을 지니고 있다 할 수 있다.

바로 이것이 이 책이 우리에게 암시해주는, 진화의 역사에서 차지하는 식물의 위치에 대한 깊은 통찰이다. 진화역사의 한 끝인 현재 시점에서 우리가 식물계를 어떻게 대해야 하는지에 대한 심오하고 겸손한 지혜가 책의 마지막 장을 덮을 때 새어나온다.

끝으로 그러나 결코 덜 중요하지 않은 것을 하나 꼭 언급해 두고 싶다. 이 책의 탐사대상이 된 네 개의 몰락한 문화 일반에 관심을 가

지고 있는 독자에게 책 내용 전체는 주제 중심의 안내책자 역할도 해
준다. 물론 흥미 위주의 볼거리에 초점을 맞춘 안내책자이기를 기대
하는 독자에게는 다소 실망스러울 수 있다. 그러나 문화탐방을, 그
리고 여행을 문화에 함축되어 있는 과거의 지혜, 또 그것과 현재와의
대화를 발견하는 과정으로 생각하는 독자에게 이 책은 진정 저 사라
진 문화에서 우리가 무엇을 어떻게 배우고 간직해야 하는지를 알려
준다.

2005년 6월

박해영

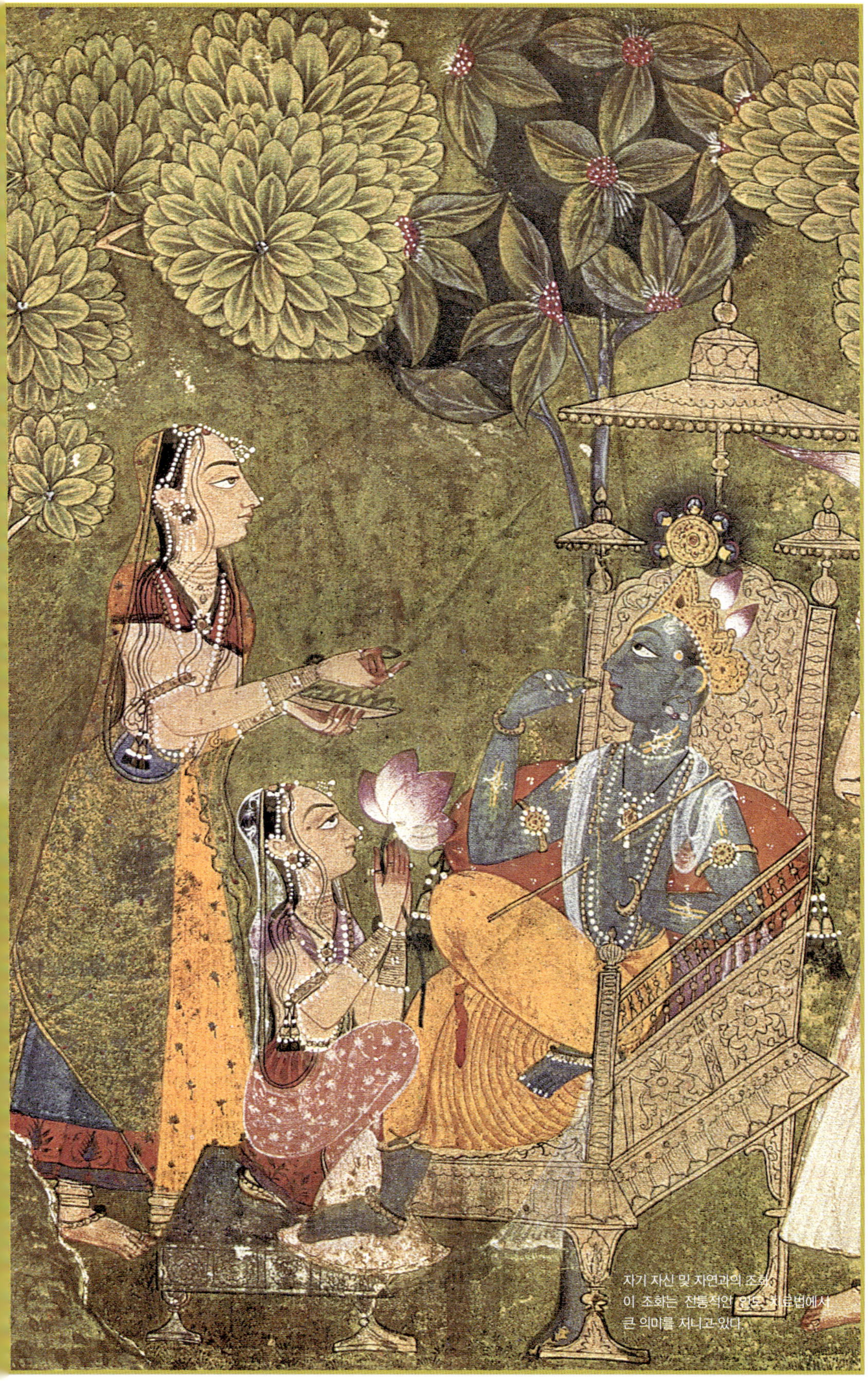

자기 자신 및 자연과의 조화.
이 조화는 전통적인 인도 치료법에서
큰 의미를 지니고 있다.

사라진 문명의 치료지식을 찾아서

초판 1쇄 인쇄일 ┃ 2005년 6월 3일
초판 1쇄 발행일 ┃ 2005년 6월 10일

지은이 ┃ 기젤라 그라이헨 편저
옮긴이 ┃ 박해영
펴낸이 ┃ 이숙경

펴낸곳	이가서
주소	서울시 마포구 서교동 370-15 1F
전화 · 팩스	02-336-3502~3 02-336-3009
이메일	leegaseo@naver.com
홈페이지	www.leegaseo.com
등록번호	제10-2539호

ISBN 89-5864-119-3 03510

가격은 뒤표지에 있습니다.
저자와 협의하여 인지는 생략합니다.